KB266768

황토(黃土)에 대하여

황토에 대하여

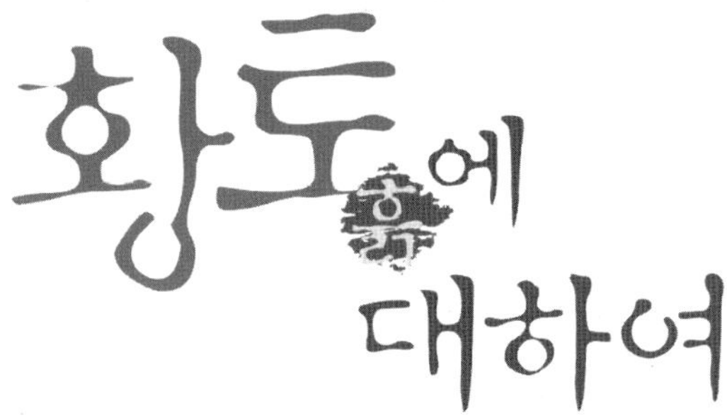

농학박사 **이광묵** 지음

이담 Books

우리는 유사 이래

하늘보다

황토 위에서 참되었습니다.

그런데도 우리는 역사를

이와 반대로 써 왔습니다.

민중이란 섬기는 사람이 아니라

날마다 일하는 사람입니다.

정든 쇠스랑 박고 바라보면

재 너머로 넘어가는

끝없는 황토 길이 우리 절경입니다.

/ 고은의 〈황토〉 중에서

서 문

지구상에서 가장 기본적이고 오래된 구성분인 흙은 지구표면의 암석이 공기, 온도변화, 물 등에 의해 자연분해되어 생긴 무기물의 형태로 대부분이 광물질이다. 이후에는 지표에서 축적되어 부패, 분해된 유기물도 포함되어 있으며 수많은 토양 미생물이 살고 있어서 먹이 사슬의 기반을 이루어준다. 흙은 그 색깔과 구성성분에 따라 **황토, 홍토, 흑토, 백토 등으로** 나누어지며 그 쓰임 또한 다양하다. 그 흙 중에서도 우리나라 어느 곳에서나 쉽게 찾을 수 있는 **황토는** 으뜸이라 할 수 있다. 본래 황토를 뜻하는 용어 Loess는 독일어이다. 의미는 느슨하게 교결(膠結)되어 있다는 뜻으로 1821년경 라인 계곡에 최초로 적용되었으며, 황토는 석영조면암, 안산암, 화강암 등이 열수작용 및 풍화작용에 의하여 분해되어 생성된 경우로, 화학식이 Al_2O_3, $2SiO_2$, $2H_2O$인 Kaolin족 점토류에 속하는 광물이다. 황토는 온대지역과 사막 주변부에 나타나는 건조지역에 가장 넓게 분포하며 지표면의 약 10%를 덮고 있다. 주로 실트($0.05 \sim 0.005\,mm$) 크기의 입자들로 구성되어 있으며 황토입자의 크기는 $0.02 \sim 0.05\,mm$(무게비율의 50%)이고, 균일하고 층리가 발달되어 있지 않으며, 공극률($50 \sim 55\%$)이 크다.

황토는 주로 가는 모래로 되어 있으며 다량의 **탄산칼슘을** 가지고 있다. 이 탄산칼슘에 의해 쉽게 부서지지 않는 점력을 지니고 물을 가하면 찰흙으로 변하는 성질이 있다. 또한 **황토는 석영, 장석, 운모, 방해석 등이** 들어 있어서 이들 물질이 철분과 함께 산화작용을 받아 **황색, 자색, 적색, 회색, 미록색** 등 색깔을 나타낸다. **황토의 분해력, 자장력, 흡수력, 투명성, 생명성,** 그리고 그 속에 녹아 있는 엄청난 약성까지 우리가 쉽게 상상할 수 없을 정도이며 **황토에서 내뿜는 원적외선이 우리 몸의 생리작용을 활성화시켜 건강 증진에 도움을** 준다는 사실은 이미 과학적으로 증명된 바 있다. 따라서 최근에는 건축, 생활용품 분야에서 황토의 응용이 다각도로 시도되고 있으며, 이른바 황토 붐이 일 정도로 실생활에 다양하게 적용되고 있다.

황토는 반건조지역에 가장 넓게 분포하고 있다. 예로부터 황토는 살아 있는 생명체라 하여 엄청난 약성을 가진 무병장수의 흙으로 사용되어 왔다. 특히 **황토 1g**에는 수많은 미생물이 살고 있어 다양한 효소들이 순환작용을 일으키며 인체에 유익한 균을 함유하고 있고 **황토** 속에는 일반 공기 중 산소량(20.8%)의 2배 이상 산소량(48%)을 포함하고 있으며 **원적외선** 기능으로 몸속의 혈액 흐름을 촉진시킨다. 그리고 진정, 안면효과를 높이며, 정화능력이 탁월하여 탈취, 항균, 방충, 곰팡이의 번식을 억제하고, 제습효과가 있다. 그리고 **음이온(생체 이온) 발생 효과,** 유해 전자파 차단 기능, 제독능력과 여과능력 등이 있다.

　한반도의 황토는 중국의 서북부 황토지대에서 북서풍을 타고 날아온 황토 모래(황사)가 오랜 세월 동안 퇴적되어 형성된 것으로 경주, 김해, 산청, 고성, 고흥, 해남으로 이어지는 남부 해안 지방과 목포, 함평, 장성, 화순, 익산, 논산, 당진, 여주, 의정부로 이어지는 서부 해안 지방에 주로 분포한다. 특히 나주와 화순 지방에는 적색토와 흑색토가 많이 있다. 우리 선조들은 이 땅에 널리 분포된 흙을 생활에 유용하게 활용했으며, 동의보감, 본초강목, 한약집성방 등에 그 약성(藥性)을 기록했다. 옛 선비들은 초당이라 하여 흙으로 집을 지어 은거했으며, 토정 이지함 선생은 한강변에 흙으로 정자를 지었다고 하여 그 호가 토정(土停)이라 전한다. 세종대왕은 황토로 만들어진 찜질방에 한의사를 배치해 중증의 고혈압, 당뇨병, 난치병 환자들을 치료하도록 배려했으며, 왕과 왕자들이 피로할 때 쉴 수 있도록 3평 정도의 황토방을 궁내에 만들어 운영했다고 한다. 현대 황토방의 원조인 셈이다. 이와 같이 우리나라 황토는 중국대륙에서 수십만 년 동안 날아온 황사로 이루어져 있고 황토의 효소성분에는 카탈라아제, 디페놀 옥시다아제, 사카라제, 프로테아제 네 가지가 포함되어 있다. 이 효소들은 각기 독소제거, 분해력, 비료요소, 정화작용의 역할을 하고 있다.

　황토의 가장 근본적인 효능은 황토에서 파장되는 원적외선이다. 원적외선은 세포가 생리작용을 활발히 하고, 열에너지를 발생시켜 유해물질을 방출하는 광전(光電) 효과가 있다. 정화력, 분해력이 있는 황토는 인체의 독을 제거해주어 제독제, 해독제로 사용되고 있다. 최근 들어 황토침대와 한증막이 각광받는 등 황토에 대한 연구와 관심이 급증하고 있으며 앞으로 황토는 우리의 생활에 적용되어 큰 효력을 발휘할 것으로 전망된다. 또한 환경 면에서 농약으로 오염된 토양의 지력을 회복하고, 지장수를 가정에서 이용하여 하천을 맑게 하는 방법도 모색되어야 할 것이다. 아울러 전통가옥에서 삶의 질을 높이고 친환경으로 오염을 방지하는 환경 좋은 나라를 만들기 위한 관심을 집중하기 위해 황토(흙)에 대한 일반적인 상식선에서 중요한 내용에 대해 발췌하였다.

2010년 8월
농학박사 이광묵

Ⅶ. 황토 가옥 건축

Ⅷ. 운모(雲母, Mica)에 대하여

I

황토(흙)의 개념

1. 황토(흙)란?

1) 황토의 개요

풍성퇴적물('황사'라 불림)의 의미인 이러한 황토의 특징은 균질하고 0.05~0.005㎜인 미사(微砂, silt)가 50% 이상이 되고 일반적으로 탄산염의 결핵체를 포함하고 있다. 이러한 황토는 중국 북부, 유럽, 북미, 뉴질랜드 등에 널리 분포하고 있다. 그러나 우리나라에는 이러한 것이 잘 발견되지 않으므로, 우리나라에서 일반적으로 통용되는 황토의 의미는 아니다. 우리나라에 있어서 황토의 산출상태와 구성물질에 대한 조사결과, 황토의 의미는 암석이 화학적 풍화작용을 받아 변질되어 토양화된 황색 내지 적갈색의 풍화잔류토(풍화토)이다. 이처럼 우리나라에서 언론 및 각종 정보지 등을 통해 주로 인용되는 황토는 풍화잔류토의 의미를 가지는 것으로, 똑같은 발음으로 학술적인 용어인 황토(loess, 풍성퇴적암)와는 전혀 다르다. 즉, 학술적 용어로 사용되는 황토(loess)는 "바람에 의하여 운반되고 퇴적된 담황색 내지 황회색을 띠는 실트질 퇴적물"로 정의하고 있지만, 우리나라에서 산출되는 토양이나 황토에 대하여 연구한 학자들의 결과를 보면, 풍성 기원의 퇴적물에서 나타나는 광물조성이나 특성이 거의 없으므로 학술적으로 사용되는 황토와는 다르다는 것을 알 수 있다. 우리나라에서 여러 가지 용도로 사용되는 황토는 주변의 산에서 쉽게 볼 수 있는 황색 내지 적갈색의 풍화토이다. 이와 같이 우리나라 황토는 풍화잔류토이기 때문에 기존의 영어 'loess'보다는 새로운 용어 'Hwangto'를 사용하는 것이 더욱 타당하다고 판단된다. 그리고 우리나라의 암석은 화강암과 편마암이 주류를 이루니 황토의 조상이라 볼 수 있다.

특히 황토를 말할 때 제4기 홍적기의 자갈·모래·점토·이탄(泥炭)·현무암·조면암을 살펴보면, 강원·경기·경북·황해·제주도를 염두에 두어야 한다. 각지의 충적평야 속에 자갈·모래·점토·이토(泥土)·바위 부스러기를 유심히 살펴봐야 한다.

우리나라의 황토는 대부분 백악기 말엽을 전후하여 화강암, 한록암, 섬록암, 석영반암, 규장반암[珪石]과 명반석 등이 풍화되어 그 구성의 주류를 이루고 있다. 우리나라 황토의 표면은 편서풍을 타고 중국대륙에서 수십만 년간 황사가 날아와 지표의 일부를 이루고 있는 것도 사실인데 아무튼 우리나라는 선캄브리아기에 속한 지질이 대종을 이루고 있다는 것이 주된 학설이다. 우리나라의 흙과 황토 속에는 규석(珪石)과 장석(長石)이 많이 혼합되어 있으며, 그다음 석회석도 눈여겨볼 만하다. 양주, 포천, 서산, 당진, 강진, 여주, 충북 봉양 일대의 규석은 황토와 어우러져 생명물질 구실을 한다. 석영이 많이 포함된 언양 지방의 황토는 자수정과 연관 지어 매우 귀중하다. 황토에 대한 대강의 성분은 규산 71.2%, 산화알루미늄 10.5%, 산화나트륨 3.66%, 산화제2철 3.26%, 산화칼륨 2.47%이다. 이는 어린이 천식, 신경통, 손의 습진, 전립선비대, 암의 통증, 만성간염, 고혈압, 당뇨 등에 활용되었고, 언양 이외에도 춘천, 경주, 지리산, 홍성지방의 규토성 황토를 이용할 만하다.

이렇듯 형성된 우리나라의 황토(동황토, 동벽토, 복룡간)는 동남아시아의 약황토보다 효력이 뛰어나다. 긁어 볶아서 광천수에 타 먹고 난치병을 치료한다는 중국 만리장성의 흙벽돌도 우리나라 황토보다 품질이 떨어진다(중국 만리장성의 재료가 된 황토는 태양에너지를 수천 년간 흡수한 약황토인 복룡간이 되고 있으며, 최고의 생명물질이다). 차후 대체요법 시대에 사용될 농산물과 약초를 기를 중요한 토양이며 농토인 황토는 주식이 될 양곡을 자급자족하여 양곡 생산국의 위상을 유지함으로써 무참한 식량노예국에서 벗어나게 할 수 있다. 또한 확대될 대체의료에 사용될 천연물을 기르는 우리 약성황토는 참으로 중요하다.

이 지구상에서 가장 기본적이고 가장 오래된 구성분은 흙이고, 그중에서도 황토는 흙의 근원이라 하겠다. 이와 같이, 황토는 지구 표면에 있는 60여 종의 흙 가운데 가장 우수한 광물질로 평가받고 있다. 영어로 이 지구를 흙의 뜻인 Earth라고 한다. 실제 지구는 일반적으로 말하는 흙 외에도 돌과 바위, 광물과 생물, 고체와 액체 및 기체 등 다양한 성분으로 구성되어 있다. 그러나 이것들을 대표하는 것이 흙(Earth)이다. 인간이 흙에서 출발하여 흙으로 돌아간다고 보아야 한다. 흙은 우리가 사는 지구의 근원이고 이 지구상에 존재하는 만물의 근원이다. 그중에서도 황토는 흙 중의 왕이다. 황토는 본디 색[正色]을 지닌 흙으로 약성이 가장 뛰어나 널리 중요하게 쓰인다. 이 흙을 쓸 때는 반드시 땅에서 3재[尺] 아래의 것을 취해야 한다. 맛은 달고, 독이 없다. 사람이 흙 기운을 오래 접하게 되면 안색이 황색으로 변한다. 이것은 그만큼 흙이 인간과 서로 기감(氣感)이 된다는 것을 말해준다. 황토에는 가장 대표적인 황토(黃土) 외에도 적황토(赤黃土), 홍황토(紅黃土), 청토(靑土) 등이 있는데, 서해안 지방에는 적황토가 많이 있고, 붉은색이 연한 홍황토는 강원도 홍천 등에서 많이 보인다.

▶ FAO와 유네스코에서 규정 명명한 우리나라 황토의 명칭

① Chromic[xerochrept PP]

② Vertic[Vertic Tropept]

③ Ferralic[Oxic Tropept]

④ Orthic, Humic

▶ 황토의 형태

① 빛깔이 누르고 거무스름한 흙[yellow soil]이다.

② 대륙의 내지(內地)에서, 풍화(風化)로 인하여 부스러진 암석의 세진(細塵)이 바람에 날려 와서 지표(地表)를 두껍게 덮고 있는 누르고 거무스름한 흙을 말한다.

③ 또한 보통 점토(粘土)에 혼합되어 있는 가루 모양의 산화철(酸化鐵)로서, 안료(顔料)·도료(塗料)·리놀륨(linoleum)이나 종이의 원료로 이용되는 것[ocher, ochre, 丹石]을 의미하기도 한다.

④ 황천(黃泉)을 이르기도 한다고 한다.

⑤ 황토는 주로 실트[silt, 모래보다 곱고 진흙보다 거친 침적토(沈積土)인 침니(沈泥) 내지 미사(微砂)] 크기의 지름 0.02∼0.005㎜의 입자로 이루어져 이 크기에 대한 무게비 50% 정도에 해당하는 퇴적물이며, 풍성층(風成層)의 한 종류로서 황갈색(黃褐色)의 흙을 의미한다.

⑥ 점토는 입자크기가 0.005㎜ 이하의 흙을 말하는데, 황토에서 차지하는 구성비율은 5∼10% 정도이며 이것이 의류에 쓰이는 광물성 염료로 가치가 있는 부분이다.

2) 황토 형성의 환경조건

전 세계의 토양 중 황토는 약 10% 정도를 차지하고 있다. 이 중 우리나라는 호(好)황토 15%, 황토질 20% 정도를 보유하고 있다. 이러한 황토가 형성되는 지역의 환경조건들은 동물의 뼈, 동물의 은신처, 달팽이의 패각, 꽃가루, 목탄 조각 등에 의해 밝혀지며, 많은 경우는 구석기시대 인류의 도구와 거주지에 의해 밝혀진다. 황토에서 밝혀지는 흔한 포유동물의 잔해에는 매머드, 아메리카들소, 사향소, 레밍쥐, 마못, 시베리아쥐, 북극여우, 동굴곰, 사슴, 말코손바닥사슴, 순록 등이 있다. 이들은 춥고 나무가 많은 스텝지대인 북극 근처의 툰드라에 살았다. 황토 내에 포함되어 있는 달팽이류 군집(群集)은 춥고 습윤한 기후와 춥고 건조한 기후 모두를 반영하는 주기적인 종(種)의 변화를 나타내며, 또한 제한된 지역에 한해서는 극히 건조했던 기후조건을 나타내기도 한다.

황토 단위층들 사이에 협재되어 있는 롬질 고토양에 존재하는 달팽이들은 대체로 보다 따뜻했던 기후였음을 나타낸다. 숲과 스텝지대에 사는 달팽이들의 주기적인 변화는 황토가 형성되는 동안의 기후조건이 일괄적으로 춥거나 건조하지만은 않았음을 시사하며, 황토 내에 포함되어 있는 동물 잔해들의 증거도 마찬가지이다.

꽃가루 분석을 하면 과거의 식물생태에 대한 포괄적인 특성을 밝힐 수 있다. 꽃가루의 밀집은 황토의 퇴적환경이 한랭한 초원, 스텝, 나무가 많은 스텝, 나무가 많은 툰드라 중 하나였음을 알려 준다. 이들 기후대들은 광범위하게 펼쳐져 있던 홍적세의 빙상(氷床) 주변 남쪽에 놓여 있었으며, 편서풍대와 함께 이들의 정상 위치(비빙하기의 위치)로부터 상당히 떨어져 있었다[柳道鈺(1995),

『黃土의 神秘』, 행림출판].

3) 황토의 일반적 유익성

일반적으로 '황토'라고 통용되고 있는데, 이는 '붉고 차진 흙', 즉 '진흙'을 지칭하는 것이다.

사전적인 의미에서는 "누렇고 거무스름한 흙으로 집을 짓는 재료"를 말하고 공학적인 정의로는 지름 0.01~0.05㎜의 점토보다는 거칠고 모래보다는 고운 흙으로 탄산칼슘에 의해 비교적 느슨하게 교결(交結)되어 있는 퇴적물이다. 그러나 우리나라에서 흔히 사용하는 황토라는 용어는 일반적으로 암석이 풍화되어 지표 근처에 만들어진 황색 내지 황갈색을 띤 토양을 말하고, 바람에 의해 운반되어 오랫동안 쌓인 황토가 지표에서 토양으로 된 것도 있다.

▶ 우리나라의 황토 한 숟갈 분량에는 약 2억 마리의 미생물이 들어 있고 미네랄이 500배 이상 풍부하여 주거 생활뿐 아니라 식생활, 건강요법 등에서 다양한 효능을 낸다.

▶ 황토의 미립자 상이의 무수한 공간이 불순물과 오염물질을 흡착 분해하고, 상온에서 생체 세포를 활성화시켜 현대병을 예방하고 오장(五臟)을 안정시키는 원적외선을 많이 방출한다.

▶ 적조현상이 생긴 바다에 황토를 뿌리면 인 성분(적조를 일으키는 조류의 먹이)을 흡착해서 가라앉는 것이 확인되었다. 또한 크롬, 구리, 납 등 중금속의 제거율이 매우 높다는 사실도 증명되었다.

▶ 넓게 보면 인류문화의 발생과 발전도 황토와 밀접하게 관련되어 있다. 황

토의 주요 분포지역은 북위 22도에서 55도 사이에 위치하는데, 세계 문명의 발상지인 인더스, 황하, 메소포타미아, 이집트 등이 이 지역에 포함된다. 우리나라의 경우 세계 평균을 훨씬 웃도는 35%의 토양이 황토로 이루어졌다. 산해경(山海經), 본초강목(本草綱目), 향약집성방(鄕藥集成方), 제민요술(齊民要術), 산림경제(山林經齊) 등에는 옴이나 종기 등을 치료하는 데 황토 요법을 사용했다는 기록이 있고, 아궁이 속의 흙은 복룡간(伏龍肝)으로 습종, 부종, 대하, 해수, 토혈, 악조(입덧), 중풍 같은 병에 약으로 쓰였다고 기록되어 있다. 또한 상사병(相思病)을 앓고 있는 사람에게는 황토를 은단처럼 만들어 먹었다고 하고 복어를 먹고 죽어가는 사람을 오동잎·비파잎·뽕잎·박하잎 등을 바닥에 깐 뒤 여기에 눕히고 황토로 몸을 덮어 하룻밤을 지내게 하면 치료가 되었다고 하며 온몸에 중화상을 입은 사람은 얼굴을 제외한 몸 전체를 땅에 묻고 황토물(지장수)을 먹이면 화상이 치료됐다고 기록되어 있다.

고려 때 조판된 팔만대장경이 그 정확성과 정교함을 보존하고 있는 것은 보관 장소인 장경각이 황토로 지은 흙집이기에 습도 조절과 완벽한 통풍 조절이 되었기 때문이다. 이 밖에 왕실양명술(王室陽明術)에 의하면, 임금의 병을 치료하는 데 황토방이 사용되었다. 황토는 심신을 안정시키는 효력이 있어서, 철종 임금이 고향에 두고 온 첫사랑을 못 잊어 상사병에 시달릴 때 요양했다는 기록도 있다.

흙은 심은 대로 거두게도 하고 땀 흘린 대로 그 대가를 충실하게 보답한다. 땅은 영원하며 거기에 속하여 모든 생명활동이 이루어진다. 흙으로부터 탄생되고 흙으로 돌아가는 우리네 인생들은 흙에 대하여 모성과 같은 감정을 갖게 된다. 생명활동에 근원적인 존재, 흙에 대한 이해에 늙고 병들고 죽어가는 삶을 송두리째 바꿔주기도 하는 흙을 활용하는 것은 당연한 이치다. 황토는 흙 중에서도 중심적인 위치에 있다. 모든 흙이 오염되어 해독되고 재생되는 시간은 다양하다. 하지만 황토는 다르다. 오염도 잘 되지 않지만 오염되어도 회복이 무척 빠르다. 황토의 구조 자체가 무수한 모공으로 이루어져서 에너지활용이 가장 잘 이루어지므로 모든 원인에 대한 회복이 빠를 수밖에 없다. 이러한 연유로 우리 사람들은 황토를 건강재료로써 앞다투어 활용하고 있다. 심지어 지장수처럼 식용으로 만들어 먹기까지 한다. 동의보감에서 호황토(好黃土, 좋은 황토)는 성질이 평(平)하고 맛이 달며[甘] 독이 없다. 설사와 적백이질[痢赤白], 열독으로 뱃속이 비트는 것같이 아픈 것을 치료한다.

지표의 약 10%를 덮고 있는 황토는 다량의 탄산칼슘($CaCo_3$)을 가지고 있다. 이 탄산칼슘에 의해 황토는 쉽게 부서지지 않는 점력을 지니고 있으며 물을 가하면 찰흙으로 변하는 성질이 있다. 실리카(SIO_2), 알루미나(Al_2O_3) 등등으로 구성되어 있다. 이러한 성분비와 다양한 효소들로 조성된 황토는 동식물의 성장에 꼭 필요한 원적외선을 다량 방사하므로 일명 황토를 살아 있는 생명체라 부른다. 황토는 표면이 넓은 벌집구조로 수많은 공간이 복층구조를 이루고 있다. 이 스펀지 같은 구멍 안에는 원적외선이 다량 흡수, 저장되어 있어 열을 받으면 발산하여 다른 물체의 분자활동을 자극한다. 즉, 황토는 유수한 세월 동안 태양에너지를 흡수하는 규소성 광물로서 쉽게 말해 '태양에너지 저장고'라고 할 수 있다. 오늘날 지표면의 10%를 덮고 있는 황토는 반건조지역에 가장 넓게 분포하고 있다. 이러한 황토의 기본적 상식은 이해가 되었으므로 산야들의 황토활용법은 모두 천연재료를 활용하여 실전에서 직접 임상하고 체험한 방법들이므로 아픈 몸에 시달리며 투병 중인 많은 환자들에게 상당한 도움이 될 거라는 확신을 한다.

4) 점토질(粘土質) 황토의 원료(原料) 분석(分析)

▶ 황토(黃土)

전체 원료 중 높은 비율을 차지하는 주원료로 점토질 황토를 사용한다. 일반적으로 인식하고 있는 산과 들의 붉은색 황토는 철분 함유량이 지나치게 많은 적토이며, 지역과 위치에 따라 그 성분과 소성온도가 일정하지 못하여 개발하고자 하는 원료로 적합지 못하다고 판단되어 분석 시험과 시제품(試製品) 제작상 이 지역의 옹기원료(甕器原料)인 균질의 점토질 황토를 선택하였다.

▶ 카오린(Kaoline)

내화도(耐火度)가 SK32 − 36인 카올린(Kaolin)은 주원료인 황토가 타일 원료로서 여러 가지 부적합한 부분이 많다고 판단되어 이를 보완하기 위함과 소성온도를 높여주고자 선택하였으며 대표적인 화학식은 $SiO_2 \cdot 2Al_2O_3 \cdot 2H_2O$ 로 대표되고, 일반적으로 점력(粘力)이 좋고 소성(燒成) 색상은 흰색에서 엷은 회색이며 불순물이 적은 점토이다.

카오린은 화강암을 구성히고 있는 장석, 석영, 운모 등 성분들이 분해되어 생성된 1차 점토로 비교적 입자가 크고 점력이 적은 것을 말한다. 카오린은 가열하면 120°C에서 열을 흡수하여 결정들 사이의 수분을 내보내며, 600°C를 전후하여 분자구조가 지니고 있는 결정수를 내보내기 위해 많은 열을 흡수하고 900°C에서 발열한다.

▶ 올라스토나이트(Wollastonite)

올라스토나이트(Wollastonite)는 규회석(硅灰石)이라 불리며 그 특징으로는 염기성 성분과 산성산화물이 결합되어 있는 형태로 되어 있어 SK18, 용융온도 1,540℃로 규석에 비하여 훨씬 낮은 온도에서 용융된다. 또한 자연 상태에서 SiO_2와 CaO가 결합되어 있어 개개의 원료를 소성에 의하여 반응을 일으키는 것보다 훨씬 효과적이므로 소지나 유약 내의 이것은 CaO 상태로 존재하므로 열분해에 따른 결함들을 제거할 수 있다. 규회석을 이용, 종래의 원료배합을 개량하여 품질 및 제조공정을 개선한 것에 일부를 규회석으로 대치하여 쓰면 자기의 조직이나 결함의 제거에 매우 효과적이다.

2. 황토의 특성

황토는 지구 표면에 있는 60여 종의 흙 가운데 가장 우수한 광물질로 평가받고 있다.

첫째, 입자가 곱고 많은 산소를 함유하고 있다.

둘째, 정화능력이 뛰어나고 탈취, 탈지의 성질이 있다.

셋째, 가열하지 않은 상태에서는 일반 흙과 비슷하다.

일단 가열(60℃ 이상)하면 원적외선 방사(5~15㎛)가 월등하여 인체에 가장 유익한 에너지 곡선에 근접하고, 인체의 중심 부분이 35℃ 체온을 유지하며, 혈류량을 증가시켜 신진대사의 촉진으로 피로를 풀어주는 역할을 돕는다. 황토가 인간의 물리적 환경에 미치는 영향을 살펴보면 다양한 약성작용 외에 냉난방을 위한 에너지 절약 또한 큰 장점 중의 하나이다. 건물의 지붕과 벽체, 방바닥 등 집의 사면을 모두 둘러싸고 있는 황토는 그 자체가 단열재의 역할을 하고 있기 때문이다. 이는 황토의 중요한 특성 중 탄산칼슘의 강한 응집력 및 접착력의 효과와 함께 물체 중에 온도차가 발생하면 열이 고온 측에서 저온 측으로 흐르는 원리에 따라 열전도가 발생된다. 한편 흙의 열전도율은 함수 정도에 많은 영향을 받으며 습윤 상태의 흙은 건조 상태의 흙보다 열전도율이 7배나 증가한다. 흙의 열적 성능은 단열효과보다는 오히려 축열효과에 의해 크게 좌우된다. 지중 온도가 외기 온도 변화에 늦게 반응하는 것은 바로 이와 같은 축열효과에 기인한 것이다. 또 흙의 축열효과는 가정의 냉난방을 위한 에너지 절약 효과 이외에도 흙의 수축팽창과 같은 피해로부터 건물을 보호하는 역할도 한다. 흙의 열적인 효과는 지중온도를 살펴보면 분명히 알 수 있다. 지표면의 온도 변화 폭은 외기 온도 변화의 폭과 같으나 지중 깊이 들어갈수록 온도 변화의 폭은 급격히 줄어든다. 또한 흙은 소음과 진동을 줄이는 효과를 가지고 있다. 물론 외부의 소음을 촉진시키는 효과는 건물을 둘러싼 흙의 두께에 달려 있겠지만 도시환경의 소음원 가까이에 있는 밀집된 주택에서는 큰 효과가 있나. 득히 황토 속에 있는 구조물은 일반적으로 표면 구조체에 미치는 지진과 같은 심한 수평력의 영향을 덜 받는다는 연구결과가 나와 있다. 따라서 흙은 인간 환경을 조성하기 위한 경제적인 장점을 가지고 있다. 또한 미적인 측면에서 볼 때 흙(황토)으로 만든 건물은 대지와 잘 조화되어 시각적 즐거움을 줄 뿐만 아니라 인간 환경이 자연 생태계의 일부임을 깨우쳐주기도 한다.

3. 황토의 기능

황토를 색상에 있어서 크게 두 가지로 분별하자면 누런색(황토)과 붉은색(홍토)으로 구분할 수가 있다. 그러나 통상적으로 누런 색상이나 붉은 색상이나 효율적인 기능성은 크게 다르지 않다. 다만 그 황토 성분의 흙을 채취하게 된 위치가 오염물질이나 여타 불순물의 침출 등 혼합되어 있는지에 따라 효능적 기능성 차등이 다를 수 있겠으며 이를 가공처리 또는 건축재로 활용하면서 어떠한 방법으로 제조하여 사용되는가에 따른 차등이 있다. 따라서 황토의 채취는 우천 시 주변의 오염물질을 함유한 물질과 함께 침출되는 지역을 선택하지 않아야 하며 암석에 가까운 응결석 종류를 분쇄한 황토가루를 선택하지 않아야 할 것이다. 그러므로 경사진 지면의 지하 **30cm** 이하의 황토가 가장 타당한 소재라고 할 수 있다. 또한 그러한 황토를 열처리하거나 화학성을 가진 성분을 함유해서도 안 될 것이다, 또한 황토가 주거환경 및 인체와 근접한 곳에서 상온에 접할 때 원적외선이라는 성분이 방출되는데 그 원적외선은 온도가 상승되면 더욱 활발한 방출이 진행되어 인체의 고유리듬인 9.4미크론에 육박한 9.0미크론으로 건강증진을 도모하여 신진대사의 촉진과 혈액순환 활성화를 돕게 되는 것이다. 따라서 황토가 숨을 쉬게 된다는 것은 위에서 언급한바와 같이 황토의 입자구조가 벌집형태의 복층구조로서 강한 흡수력과 배출력을 가지고 있으므로 미세한 환기로가 이어지는 특성이 있는 것이지 황토의 성분이 외부가 차단되면 그 효능이 없다는 것은 잘못된 인식이다. 하지만 주거용 주택이나 찜질방 효과를 보기 위하여 황토방을 조성할 때는 이 같은 황토벽 호흡을 기대할 필요는 없다. 황토의 효능적 특성인 높은 항균력과 제독력 등 원적외선의 효과는 그대로 나타내게 된다.

황토의 성분적인 기능성 효능은 예부터 동의보감과 중국의 본초강목 등에 각종 질병치유에 적용된 사실적 근거가 있으며 조선시대 왕궁에 황토찜질방을 조성하여 임금의 질병치유에 효능을 보았다는 기록도 있다. 또한 국내의 (산·학) 연구팀과 국가가 공인하는 과학실험에서도 황토의 기능성이 밝혀졌고 일본의 가네자와 다카이 교수팀이 연구한 결과로 이미 오래전에 밝혀진 바도 있다. 단, 생황토이어야 하고 화학성이 첨가되어서는 안 된다는 점에 유의하여야 할 것이다. 오래전부터 황토는 고가옥의 벽, 바닥, 부엌아궁이 등의 건축재료, 적벽돌, 토기 및 기와의 요업원료, 논의 객토용, 즉 토양개량제, 양어장 바닥, 외양간 바닥 깔개 등으로 이용되고 있다. 최근에는 황토방이라고 하여 고급아파트의 바닥 및 벽재, 황토욕탕, 황토침대, 황토방석, 의약용, 적조제거용 등 그 용도가 유행적으로 다양해지고 있다. 이에 따라 여러 분야에서 황토에 대한 관심을 갖기 시작하였다. 황토는 암석의 풍화산물인 것이므로 지질학적 형성과정과 구성물질의 광물학적 특성에 대한 기본적인 이해가 없이는 올바른 활용이 될 수 없다. 성급하게 너무 상업성에만 치중한 나머지 여러 가지 효과와 그 문제점에 대해서는 다소 검토가 미흡한 상태에 있지 않을까 우려된다.

건축재료와 요업원료로의 사용은 황토에 포함된 점토물질의 가소성 성질을 주로 이용한 것이다. 물고기 양식에 있어 어병의 예방 및 치료에 이용한 것과, 황토의 미립 현탁액(일명 지장수라고 함)의 의약용 사용 등은 점토광물의 흡착성 및 이온교환성이 큰 역할을 하는 것으로 점토광물이 체내에 들어가서 세균 및 노폐물을 흡착 혹은 이온교환을 하여 배설하게 되기 때문으로 생각된다. 왜냐하면 고령석과 스멕타이트 등 점토광물은 이러한 특성을 이용하여 이미 오래전부터 위장약 등의 내복용 약품으로 사용하고 있기 때문이다(倉林三郎, 1980).

특히 고품질을 위하여 천연의 점토광물을 고순도로 정제를 하든지 인공 합성하여 만든 것을 현대 의약품에 사용하고 있다. 해양 적조의 제거에 이용된 황토의 역할에 대해서는 아직 확인하지는 못하였지만 예상컨대 주로 점토광물의 흡착 및 응집현상에 기인된 것으로 보인다. 왜냐하면 점토광물 이외의 석영, 산화철 광물 등의 다른 물질로는 이러한 현상을 설명하기 더욱 어렵기 때문이다. 황토방의 이용은 습도조건에 따라 수분의 흡수 및 탈수가 용이한 점토광물의 결정구조에 관계되는 것으로 생각된다. 건조 시에는 점토광물 내의 흡착수 및 층간수가 납수하여 바깥으로 나오고 습도가 높을 시에는 광물 내에 재흡수하기 때문에 일정한 습도가 유지되는 것이 가장 큰 효과인 것으로 생각된다. 이에 부가하여 온도의 완충작용과 광물의 결합상태에 따른 전자파의 흡수 및 방출도 미약하나마 인체에 어떤 효과를 줄 수도 있을 것이다. 그러나 이에 대해서는 확실한 과학적 실험결과는 없는 것으로 안다. 이와 같이 황토에 포함된 광물의 성질을 고려해볼 때 현재 황토가 많이 이용되는 이유는 어렵지 않게 설명될 수 있는 것으로 생각된다. 따라서 황토에 대한 올바른 이용을 위해서는 구성광물에 대한 검토 및 연구가 필수적으로 병행되어야 한다.

황토(黃土)의 용어는 크게 두 가지 의미로 사용되고 있다. 우리나라에서 일반적으로 널리 사용되는 의미로서 "빛깔이 누르고 거무스름한 흙"(국어사전)을 말한다. 즉, 글자의 뜻처럼 황색 내지 황갈색을 띠는 흙을 말한다. 최근에 유행하는 황토방, 황토침대 등에 이용하는 황토의 의미가 여기에 해당되는 것으로 생각된다.

황토의 또 다른 의미는 학술적으로 알려진 것으로 "바람에 의해 운반되어 퇴적된 담황색 내지 황회색을 띠는 실트질 퇴적물(loess)"을 말한다[地學事典]. 이러한 황토의 특징은 균질하고 $0.05 \sim 0.005\,\mathrm{mm}$인 미사(silt)가 50% 이상이 되고 일반적으로 탄산염의 결핵체를 포함하고 있다. 이 황토는 중국 북부, 유럽, 북미, 뉴질랜드 등 널리 분포하고 있다. 우리나라에도 풍성퇴적물로서의 황토가 제4기층에 국부적으로 나타날 수 있지만 어디서나 쉽게 찾을 수 있고 다량으로 산출하는 것은 아니다. 전술했듯이 일반인들이 사용하는 황토는 가까운 산에서 쉽게 볼 수 있는 황색 내지 적갈색의 풍화토를 말하며 특수한 장소에 퇴적된 풍성퇴적물(loess)을 말하지는 않는다. 암석이 풍화작용을 받아 변질되어 토양화되는 과정에 형성되는 풍화잔류토를 일반인들은 황토로 취급하며 이를 이용하고 있다. 이 두 가지 황토의 의미는 그 산출상태로 쉽게 구분이 가능하기 때문이다. 우리가 사용하는 황토는 풍화산물이므로 본래 암석의 종류와 풍화 정도에 따라 색, 성분, 물리·화학적 성질 등이 다양하게 나타날 수 있다. 따라서 황토의 이용에 앞서 이러한 점을 이해해야 할 것이다. 이하에서는 황토의 용어를 일반인들이 말하는 풍화잔류토로서의 황토로 기술한다.

황토는 우리나라 거의 전역에서 쉽게 발견할 수 있는 것으로 우리의 기후조건하에서 암석이 풍화된 잔류토양으로 대개 B층의 토양에 해당된다. 모암의 종류와 장소에 따라 산출상태가 다르지만 일반적으로 지표면에서 유기물을 다량 함유한 것일수록 검은색을 띠고 풍화작용이 덜 진행된 약간 깊은 부분에서는 황색에 가까운 색을 띠는 경향이 있다.

4. 황토의 물리·화학적 성질

1) 황토의 구성물질

풍화잔류토로서의 황토는 석영, 장석, 점토광물, 산화철광물 등 여러 가지 광물들로 구성되어 있으며, 그 산출지점에 따라 광물종과 그 함량이 다르다. 주로 적색을 띠는 것은 소량의 산화철광물에 기인되는 경우가 많다. 이 중에서 점토광물이 일반적으로 가장 많은 함량을 나타내며, 점토광물로는 버미큘라이트, 고령석광물, 일라이트, 스멕타이트 등 많은 종류가 포함된다. 대략적으로 추정한 점토광물의 함량은 30~70% 정도에 이르는 것으로 보인다. 본래의 모암에 포함된 장석 및 운모 등의 광물이 화학적 풍화작용을 받으면 일반적으로 고령석광물, 일라이트 등 점토광물로 변하기 때문에 황토에는 점토광물이 많이 포함된다. 이러한 점토광물은 비교적 많은 함량을 차지할 뿐만 아니라 다른 광물에 비해 주변 환경에 대한 반응성이 매우 높은 물질이기 때문에 황토에서 나타나는 대부분의 물리·화학적 특성은 주로 이 점토광물에 의해 기인되는 것으로 생각된다. 즉, 점토광물의 특성인 미립성, 가소성, 이온교환성, 흡착성, 촉매성, 현탁성 등에 의해 그 성질이 여러 가지로 다르게 나타난다. 황토 그 구성화학성분에 있어서는 유래된 암석의 종류와 생성과정에 따라 다소 다양하게 나타날 수 있다. 일반적으로 주로 Si, Al, Fe, Mg, Ca, Na, K, Mn의 산화물성분이 대부분을 차지하고, 그 외에 소량의 미량성분들이 포함된다. 또한 황토에는 아파트 내부의 유해물질인 휘발성유기화합물(VOCs: Volatile Organic Compounds)와 포름알데히드(Formaldehyde: HCHO) 등 미세먼지 Pmlo(부유세균) 톨루엔 및 라돈의 생성을 차단하고 제독하는 성분이 있으며 또한 황토에 함유되어 있는 대표적인 물질로서 카탈라아제(katalase)는 인체 내 대사과정에서 과산화지질이라는 독소가 발생하면 노화현상이 오게 되는데 그 과산화지질이라는 성분을 분해시키며 중화시키는 효능을 가지고 있다.

VOCs는 상온, 상압에서 액체상이나 고체상으로 존재할 수 있지만, 대기 중에서는 가스상으로 존재하는 모든 유기화합물질로 정의할 수 있다. 탄소와 수소만으로 구성된 탄화수소류와 할로겐화 탄화수소, 질소나 황함유 탄화수소 등 상온·상압에서 기체상태로 존재할 수 있는 모든 유기성 물질을 통칭하는 의미로 사용되며, 넓은 의미로는 반휘발성 유기화합물도 포함될 것이다.

2) 황토의 구조

황토 크기에 해당하는 입자크기는 0.02~0.05㎜이며 조립질의 먼지를 포함한다. 다양한 방법들에 의한 입자크기 분석에 의하면 이러한 크기의 비율은 무게비로 50% 정도이다. 점토크기(0.005mm 이하)의 입자들은 5~10%를 구성한다. 일부 황토지역에서 입자크기의 분포는 먼지의 공급지로부터 멀어짐에 따라 세립질 입자들로 전이해가는데 예를 들면 미국 네브래스카 주의 샌드힐스에서는 동쪽으로 가면서 입자크기가 점차 세립화된다. 먼지 점토 모래의 상대적인 함량은 하나의 황토 단위층에서 다른 황토 단위층에 이르기까지 수평적으로 변할 뿐만 아니라 수직으로도 변한다. 황토 내의 수분 함량은 10~15%로 낮으며 공극률이 감소함에 따라 증가한다. 황토의 공극률은 50~56%이며 깊이 약 10m까지는 미약하게 감소한다. 이 깊이 이하에서는 공극률이 입자크기 분포에 따라 다양하게 변하는데 황토 내에 점토가 풍부하면 공극률은 34~45%로 감소한다.

사실 황토의 공극률은 약 60%이고 밀도는 1.5g/㎤이며 비중은 평균 2.7이다.

- ▶ 크기: 0.02~0.05㎜(20~50μ)

- ▶ 조립질(組粒質)과 중립질(中粒質)의 먼지 포함

- ▶ 점토 크기(0.005mm 이하)의 입자: 5~10% 정도 함유

- ▶ 한반도의 남쪽과 북쪽의 입자 크기 차이가 나는 것은 중국에서 이동

※ 황토는 담황색 또는 회황색의 사립과 점토 입자의 중간 정도 입경을 가진 입자가 주성분인 실트(silt)질로 고결도가 낮은 지층을 이루고 있다.

(예, 국제적으로 정해진 토양입자의 기계적 조성의 기준으로 삼은 입경 구분법에 의하면 지름 2㎜를 사립자의 최댓값으로 보고 2~0.2㎜를 조사; 0.2~0.02㎜를 세사; 0.02~0.002㎜를 실트, 즉 황토라 하고 0.002㎜ 이하를 점토라고 한다.)

3) 주요 성분

- ▶ 일반성분

최근 들어 황토가 사람에게 유익하다는 것이 과학적으로 증명되면서 전라남도 농업기술원에 황토의 성분분석을 의뢰한 결과 게르마늄(Ge)의 함유량이 평균 1.43㎖/㎏(1.96~0.30)으로 다량 검출되었고, 또한 중금속 오염을 가져오는 구리(2.3㎎/㎏), 아연(19.9㎎/㎏)이 소량 함유되어 토양오염이 없는 청정 토양으로 타 시군 황토에서 생산되는 농산물보다 청정한 무공해 농산물임이 입증되었으며, 칼슘, 철, 나트륨, 칼륨, 마그네슘, 비타민(B1) 등 다량의 무기질을 함유하고 있어 전국에서 가장 우수한 황토로 인정받은 바 있다.

〈표 1〉 황토의 무기질 함유량

(단위: mg/kg)

망간	철	구리	아연	몰리브덴	게르마늄
97.2	70.9	2.3	19.9	2.5	1.43

▶ 황토의 광물조성 및 화학조성

〈표 2〉 황토의 광물 및 화학조성

석영	60~70%(40~80% 면화한다), 규소와 산소가 화합한 돌의 하나(유리, 도기의 재료로 쓰임, 차돌), 석영은 순수한 실리카임
장석과 운모	10~20% 운모: 널빤지 꼴 또는 비늘 꼴의 함수. 규산, 광물, 화강암 등에 함유되어 산출되고 박리되는 성질이 있음. 내화성이 강하고 진주광택이 있음(유리의 대용, 전기, 절연체 등 용도가 큰 돌비늘)
탄산염 광물	5~35%, 탄산칼슘 – 칼슘의 탄산염 – 대리석, 석회석, 방해석, 종유석, 조개껍질 등의 주성분 – 탄산의 용액에 녹음 – 섭씨 817도에서 분해하여 탄산가스를 발생
탄산염 광물	– 석회의 지층을 통과하는 천연수는 이것을 함유함. 이것이 경수의 일종 – 생석회, 시멘트의 원료, 탄산석회 탄산칼륨 – 생석회와 코크스와의 화합물을 전기로에서 고온도로 가열하여 만드는 회색의 고체물과 작용하면 아세틸렌가스를 발생시킴 흔히 카비이트라고 일컬음, 탄화석회
실트(Silt)	각섬석, 인회석, 흑운모, 녹니석, 남정석, 녹렴석, 휘석, 금홍석, 규선석, 십자석, 선기석, 지르콘 등과 같은 광물로 구성됨
이산화규소(실리카 SiO_2)	50~60%
알루미나(Al_2O_3)	8~12%
3가 산화철(Fe_2O_3)	2~4%
2가 산화철(FeO)	0.8~1.1%
이산화티탄(TiO_2), 산화망간(MnO)	0.5%
산화칼슘(CaO)	4~16%
산화마그네슘(MgO)	2~6% 등 비율로 흔하게 나타남
방해석	탄산석회가 가라앉아서 된 무색투명한 차돌('니콜의 프리즘'과 같은 편광기를 만드는 데 사용)

▶ 기타성분

수분함량이 10~15%이고 공극률이 50~55%이다. 또한 유기물질인 다양한 종류의 효소들이 존재하고 있고 최근 들어 황토는 상기와 같은 무기물의 작용에 의하여 인체에 유익한 원적외선을 방사하고 효소작용에 의해 수질개선효과, 치료효과, 미용효과 등 많은 용도가 발견되어 황토로 만든 주택 또는 황토바닥재 등으로 활용되고 있다(한국과학기술정보연구원 제공).

4) 황토에 포함되어 있는 광물이 몸에 미치는 효능

① 칼슘(Ca): 대부분 뼈와 치아의 무기염류 내에 존재. 근섬유 수축, 혈액 응고에 필수적, 세포막 투과성 증대 등 우유, 유제품, 녹색 잎 채소에 많이 들어 있다.

② 인(P): 대부분 뼈와 치아의 무기염류 내에 존재, 거의 대부분 대사반응에 관여하는 성분이다.

③ 핵산: 많은 단백질. 몇 가지 효소, 몇 가지 비타민의 구성성분 세포막 ATP. 체액의 인산염에 존재. 육류, 가금, 생선, 치즈, 건과, 우유, 콩류에 많이 들어 있다.

④ 칼륨(K): 넓게 분포, 내부세포에 집중되는 경향이 있다. 세포 내 pH 조절을 돕는다. 대사 촉진하고, 신경충격전도와 근섬유수축에 필요하다. 마른 살구, 육류, 건과, 감자, 바나나에 많이 들어 있다.

⑤ 염소(Cl): 나트륨과 밀접한 관계가 있다. 세포외액의 삼투압 유지와 pH

의 조율을 돕고 전해질 균형을 유지, 염산의 생성에 필수적인 적혈구에 의한 CO_2 수송을 돕는다. 나트륨과 같다.

⑥ 마그네슘(Mg): 뼈에 풍부하다. 미토콘드리아에서 일어나는 대사 반응에 필요하고 ATP 생성과 관계있다. ATP가 ADP로의 전환에 중요한 역할을 한다. 우유, 유제품, 콩류, 건과, 녹색채소에 많이 들어 있다.

⑦ 나트륨(Na): 넓게 분포, 세포외액에 높은 비율로 존재하고 뼈의 무기염에 결합한다. 세포액의 삼투압유지를 돕고 수분의 균형을 조절한다. 신경충격전도와 근섬유수축에 필요하다. Ph의 조절과 품질의 세포막 투과를 돕는다. 김치, 치즈에 많이 들어 있다.

⑧ 유황(S): 넓게 분포한다. 여러 아미노산, 디아민, 인슐린 바이오틴 유의 필수적 부분, 우유, 육류, 달걀, 콩류에 많이 들어 있다.

5) 황토의 금속이온에 대한 흡착능

① pH가 높아질수록 증가한다.

② pH＝6에서 가장 흡착능이 높으며, 점토광물의 함량이 많은 미립분일수록 금속이온의 제거율이 높다.

③ 금속이온 중에서도 Pb의 제거율이 가장 높으며, clay에서 가장 높은 제거율을 보인다.

④ 즉, 전체적인 흡착능은 Pb 〉 Cu 〉 Ba 〉 Zn 〉 Cd의 순이며, Pb는 silt, coarse clay, fine clay에서 아주 우수한 흡착능을 보인다.

⑤ Coarse clay에 대한 등온 흡착특성 분석결과, Freundlich 흡착식에 의한

1/n 값이 0.16～0.27로서 Freundlich 흡착식에 잘 적용되어 흡착제로서
의 이용가능성이 충분하다.

⑥ 적조제거와 폐수처리 등 황토가 지니는 흡착성을 이용해서 황토를 사용
할 경우 유용하다.

황토의 광물학적, 물리·화학적 특성으로 보아 황토의 다양한 특성의 근본은
구성광물, 특히 점토광물의 특성에 많은 영향을 받는다. 왜냐하면, 점토광물은
다른 광물에 비해 가장 활성도가 높고, 가소성, 이온교환성, 흡착성, 촉매성, 현
탁성, 전자파 흡수 및 방출, 높은 비표면적 등의 다양한 성질을 가지고 있기
때문이다. 이와 같이 황토의 올바른 이해와 효과적인 이용을 위해서는 구성광
물로서 특히, 점토광물의 성질을 이해해야 한다. 그럼으로써 황토가 지닌 다양
한 특성을 극대화할 수 있다. 이를 위하여, 천연상태의 황토를 그대로 이용하
는 것보다는 입도분리를 통한 정제과정을 거쳐서 clay, silt 등과 같은 미립 점
토분 위주로 이용하는 것이 좋다.

6) 황토의 성질

우리 땅에는 호황토가 약 15%, 황토질이 약 20%에 이른다. 주로 실트(Silt,
微砂) 크기의 입자들로 구성되어 있으며 탄산칼슘에 의해 느슨하게 교결되어
있다. 황토는 지역에 따라 몇 종류의 변종이 나타나는데 이들은 진짜 황토와
함께 황토질 모래, 황토질 롬(loam) 등을 포함한 황토계열을 구성한다. 황토를
구성하는 몇 가지 퇴적물의 유형은 지역이나 국가에 따라 서로 다르게 해석된
다. 황토는 탄산칼슘에 의해 느슨하게 교결(膠結)되어 있는 연황색의 퇴적물로

서, 대개 균질(均質)하고 층리(層理)가 발달되어 있지 않으며 공극률(孔隙率)은 50~55%로 크다. 따라서 황토는 흡수력이 크고 미세입자와 결합 시 공극을 채워 단위중량을 크게 하는 성질이 있다. 또한, 퇴적층을 수직방향으로 갈라지게 하는 수직 열극(裂隙)들이 발달해 있다. 미시시피 강과 라인 강 유역 및 중국 북부 지방 등지에서는 풍적황토를 일컬어 'loess(뢰스)'라 부르는데, 'loess'는 풍성퇴적(風成堆積, 바람에 의한 퇴적작용)의 기원이라는 의미를 내포하며 '느슨하게 교결(膠結)되어 있다'라는 독일어에서 비롯되었다. 이 용어는 1821년경 라인계곡에 최초로 적용되었다. 두꺼운 황토층은 두께 1~5m의 황토 단위층으로 구성되어 있는데, 각각의 황토 단위층은 황토층 또는 황토와 유사한 퇴적층을 협재(挾在)하고 있으며 고토양층(古土壤層, 과거 지질시대의 토양층), 모래층 및 이들과 유사한 물질을 포함하고 있다.

- 가는 모래로 되어 다량의 탄산칼슘($CaCO_3$)이 함유되어 있어 쉽게 부서지지 않고 점력을 지니고 있으며, 물을 가하면 찰흙으로 변하는 성질이 있다.
- 석영(石英), 운모(雲母), 방해석(方解石)

7) 우리나라 황토의 우수성

- 우리나라 황토에서 자란 인삼, 은행잎은 세계적으로 우수성을 인정받고 있다.
- 김치, 된장, 간장, 새우젓 등 황토 표층 밑에서 자란 것이야말로 제대로 발효작용을 이룸(농산물, 산야초, 약초 등도 같다).

동양의 지혜가 담긴 의서(醫書)에는 황토의 약성은 크고 독을 해독시킬 수 있는 해독제라고 본초강목(本草綱目), 동의보감(東醫寶鑑), 향약집성방(鄕藥

集成方), 증류본초(蒸溜) 등에 기록되어 있다.

8) 황토의 역할

황토는 반 건조지역에 가장 넓게 분포하고 있으며 살아 있는 생명체라 하여 엄청난 약성을 가진 무병장수의 흙으로 사용되어 왔다. 우리나라 황토는 수십 만 년을 받아 태양에너지로 축적한 다양한 점토성광물의 풍화체를 의미한다. 이러한 황토의 역할은 다음과 같다.

▶ 지장수를 만들어 씻는 데 사용한다

지장수는 황토를 걸러 받은 물을 말한다. 눈이 피로해 눈곱이 끼거나 가벼운 안질에 걸렸을 경우에 지장수에 씻으면 효과가 있다. 채소나 과일에 남아 있는 농약을 씻어 내리는 데도 화학세제보다 더욱 안전하다.

▶ 황토욕법으로 몸속 노폐물을 제거한다

황토욕법은 야산에서 흙을 경사지게 1m 정도 파고 그 안에 들어가 목만 내놓은 채 흙으로 온몸을 덮고 휴식을 취하는 것을 말한다. 황토욕을 하기에는 여름철이 좋으며, 일 년에 단 한 번만 해도 충분히 건강을 유지할 수 있다.

▶ 목욕물에 담가 우려낸다

온 가족이 함께할 수 있는 방법으로 무명 자루에 황토 한두 되 정도를 담아서 묶고, 이 자루를 욕조에 담가 사용한다. 욕조에 몸을 담근 후 15분 정도 지나면 몸속의 노폐물이 제거되고 피부미용 효과가 있다.

▶ 원하는 부위를 찜질한다

황토를 무명 자루에 5kg 정도 넣어 아랫목에 묻어둔다. 시간이 지나 자루가 뜨거워지면 꺼내서 팔, 다리 등 부분과 같이 아픈 곳에 갖다 대거나 베고 누워도 좋다. 한 번 만든 황토 자루는 1주일 정도 쓸 수 있으며, 감기에 걸렸을 때에도 황토 자루를 만들어 등에 대고 하룻밤 자고 나면 몸이 가벼워진다.

▶ 피부마사지 원료로 쓴다

황토 마사지는 여성들의 미용법으로 사용되는 황토요법이다. 작은 주머니에 죽염이나 볶은 소금, 레몬 즙, 황토를 섞어 반죽한 것을 집어넣는다. 세수를 한 직후에 이 주머니를 얼굴 군데군데에 대고 꾹꾹 눌러주었다가 피부에 흙의 감촉이 느껴지면 떼어낸다. 피부가 매끈해지는 효과가 있으며 지장수를 이용하여도 같은 효과를 볼 수 있다.

▶ 약탕기로 사용한다

황토의 원적외선은 전통 약탕기에서도 찾아볼 수 있다. 황토를 이용한 전통

약탕기는 약을 달이는 이의 정성뿐만 아니라 열 침투력이 일반 약탕기보다 높고 약효 추출 효과 또한 높아 약의 효험이 뛰어나다.

9) 황토의 효과와 효능

▶ 효과

① 황토 속에는 많은 미생물이 서식하는데 그 미생물 속에는 과산화수소, 과산화지질을 분해하여 주는 효소가 있다.

② 산소는 생물이 살아가는 데 필요한 에너지대사에 불가결한 것이지만 과식, 지방식, 육식에서 오는 영양과잉, 지질(脂質)과 결합하여 콜레스테롤을 몸속에 축적해 노화를 촉진하고 검버섯의 주범이 되기도 한다. 이런 과산화 산성체질을 중화시켜 주는 것이 황토의 약효이다.

③ 황토는 수정, 장석, 화강암, 운모의 혼합 풍화체여서 25종 이상의 필수 미네랄이 풍부해 우리 인체에 미네랄을 공급한다. 황토의 여러 가지 혼성 미네랄 중에도 특히 산화규소(SiO)는 인체의 혈관, 뼈, 모발을 구성하는 주성분이어서 규소 없는 인체란 있을 수 없다.

④ 황토는 평상 온도에서도 원적외선을 방출한다. 황토 초가집은 여름에 시원하고 겨울에 따뜻하다. 황토 진흙을 되게 반죽하여 음식을 싸서 숯불, 잿불에 구우면 황토 속의 원적외선으로 타지 않으면서 속속들이 익고, 또한 미생물의 생명물질이 죽으면서 음식물에 침투하여 황토구이의 맛을 더욱 배가시킨다.

⑤ 황토에서 나오는 원적외선 효과로 성인병을 예방할 수 있다. 황토는 유익한 원적외선을 복사하여 인체에 흡수되므로 신진대사 작용이 원활하며 혈액순환 활성화로 인하여 인체의 노화방지, 신진대사촉진, 만성피로 등 각종 성인병 예방에 효과가 있다.

⑥ 지장수를 끓이면 보다 더 활성화(미생물이 죽으면서 생물원자극소 배출)되어 상당 기간 변하지 않는 신비한 성질이 있고 한약을 달일 때 지장수를 사용하면 약기운이 더욱 강하게 작용한다.

⑦ 황토에는 인체가 필요로 하는 수많은 점토광물(혼성미네랄, 활성효소)이 풍부하게 있다.

▶ 효능

① 혈액순환을 촉진시키고 신진대사를 왕성하게 한다.

② 관절염, 근육통, 요통, 자율신경 실조증(교통사고 후유증)에 좋다. 체내 노폐물을 분해하고 자정능력이 있어 피부미용에 좋다.

③ 체내 독소를 제거하고 통증을 완화한다.

④ 염증을 제거하며 비세포(암)를 억제하는 효능이 있다.

⑤ 마음을 진정시켜 심신을 튼튼하게 한다.

⑥ 아침에 일어나면 상쾌하고 활력이 넘친다.

⑦ 혈액 흐름을 촉진하며 통증을 완화하고 몸을 따뜻하게 한다.

⑧ 노폐물과 중금속 등 몸에 좋지 않은 것들을 방출시킨다.

⑨ 쾌변 효과와 피로회복(과산화지질 제거기능) 효과도 뛰어나다.

⑩ 항균 효과도 탁월하며 공기를 음이온화하여 건강에 좋은 영향을 미친다.

⑪ 노폐물과 냄새 등의 분해기능과 탈취효과가 뛰어나다.

⑫ 순수 황토의 보온성, 방음성, 소취, 탈취, 해충퇴치, 곰팡이 방지 효과가 뛰어나다.

⑬ 아늑한 황토 분위기와 더불어 원적외선 방출로 집에서 생활하는 것만으로도 건강에 매우 유익하다.

⑭ 황토 자체가 숨 쉬며 살아 있어 자연적으로 습도 조절을 해준다.

▶ **황토석 효능**

① **친환경 효능:** 실리카(SIO_2), 알루미나(Al_2O_3), 철분, 마그네슘, 나트륨의 성분은 다량의 원적외선이 방출되어 산소량 증가, 습도조절로 인체에 쾌적한 환경을 만들어 마음과 심신을 튼튼하게 한다.

② **건강 효능:** 노화방지, 혈액순환촉진, 만성피로회복에 좋으며 시멘트로 양성되는 강알칼리성과 과산화 지질을 중화시켜 체내 노폐물, 독소를 제거하며 신진대사를 왕성하게 한다.

③ **환기 효능:** 인체에 유해한 균류의 서식을 방지하는 항균력이 있어 청결한 공기를 순환시켜 항상 상쾌하고 활력이 넘친다.

④ **전자파 차단효능:** 황토석은 다른 석재와 다른 구조로 형성되어 가전제품의 전자파를 흡수한다.

5. 황토에 대한 생물학적 분석

▶ 황토/맥반석/부레옥잠/숯은 붕어의 생존능력에 어떤 영향을 미칠까?

〈표 3〉 물에서 붕어의 생존/활동/호흡수 비교

실험종류	황토	맥반석	숯	부레옥잠
생존일수	5.83일	4.87일	3.40일	4.03일
운동능력	가장 활발함	활발함	둔함	활발함
호흡수	123회	118회	88.67회	115.33회

황토에서 생존일수와 운동능력 그리고 호흡수도 가장 좋은 것으로 나타났고, 그다음으로는 맥반석에서의 활동이었다. 가장 생장에 어려운 조건으로는 숯으로 나타났다. 그동안 우리가 수족관환경으로 구성해 왔던 부레옥잠과 숯보다도 황토와 맥반석이 의미 있게 우수함을 나타냈다.

▶ 실험종류별 수족관의 수질개선에 과학적 영향은 어떠할까?

황토가 환경기준 중에서도 상수원의 수준에 근접해 있음을 알 수 있었다. 금붕어의 호흡 수나 운동능력에 있어서는 황토>맥반석>부레옥잠>숯의 결과를 보였다. 또한 생존일수에서는 맥반석>황토>부레옥잠>숯의 결과를 보였다.

(단위: mg/L)

분류/검체명	생물학적 산소 요구량(BOD)		부유물질량(SS)		3급수 국가 수질 기준	
	실험 전	실험 후	실험 전	실험 후	BOD	SS
황토	1.30	10.27	2.43	675	60 이하	60 이하
맥반석	1.30	42.27	2.43	129.33	60 이하	60 이하
숯	1.30	29.50	2.43	122	60 이하	60 이하
부레옥잠	1.30	22.07	2.43	55.10	60 이하	60 이하

검사업체명: 전라북도 보건환경연구원/전주시 상수도사업소(2004.03.10./2004.04.21.)

'**황토와 맥반석은 부유물질에서 기준치를 초과하면서도 왜 금붕어가 오래 살고 더욱 활발하게 움직였을까?**' 그것은 금붕어가 먹어도 이상이 없는 부유물질이라는 결론을 내릴 수 있었다. 황토와 맥반석에서 가장 활발했고, 가장 오래 살았기 때문이다.

▶ **실험 종류별로 묶어서 환경을 구성할 경우 금붕어의 생존에 어떤 영향을 미칠까?**

〈표 5〉 묶음별 금붕어 호흡수/생존일수 비교

실험방법	호흡수	생존일수
정수기	90.50	3.00
황토＋맥반석	126.70	6.67
황토＋부레옥잠	84.00	4.67
맥반석＋부레옥잠	97.00	5.33
맥반석＋숯	86.30	5.00
부레옥잠＋숯	86.00	4.33

　　황토와 맥반석에서 가장 오랜 생존기간을 보였다. 일반적으로 혼합 수에서 단일수인 정수물보다도 생존기간이 길었다.

▶ 적합한 환경구성을 위한 황토 측정실험

〈표 6〉 황토 수에 의한 pH 변화

구분 ＼ 날짜	처음	1일	2일	3일	4일	5일	6일	7일	8일	9일	10일
산성수질	5.86	6.08	6.56	6.78	6.81	6.98	7.01	7.02	7.04	7.04	7.04
염기성수질	8.02	7.82	7.61	7.43	7.25	7.14	7.05	7.01	7.0	6.98	6.98

　　⇨ **황토**는 산성인 물은 산성 → 중성으로 변화시켰고, **염기성 물은 염기성 → 중성으로 변화시켰다.**

　　⇨ **탁한 물(오염된 물)이 2일 후 깨끗하게 되었다.** 다시 말해서 오염된 물에 황토를 넣으면 오염물질이 밑으로 가라앉아 물이 맑아졌다. 그래서 **오염된 물에 황토를 넣으면 금붕어가 살 수 있게 수질이 변화되었다**(해피캠퍼스에 게재된 개인자료에서 발췌한 내용이다).

6. 황토 속의 유용한 미생물

　　황토의 구조는 미세분자의 구성이 벌집형태의 복층구조를 형성하고 강한 흡수력과 배출성을 나타낸다. 이러한 황토는 살아 있는 생물체 덩어리다. 황토 속에는 수억 마리의 생명체가 존재하고 있다. 최근 생화학분야에서 그 존재가 알려진 효소의 종류는 약 1,300여 종류에 달하고 흙 속에서 활성이 이루어지는 효소는 약 50여 종류가 된다고 한다. 그리고 대부분이 가수분해 효소에 속하며 이들 중 인체를 건강하게 유지하는 데 기초적으로 필요한 네 가지 흙 효소는 다음과 같다.

▶ 카탈라아제(Catalase)

흙의 효소 중 가장 중요한 기능을 하는 효소로서 생물에 대한 독소인 과산화수소(H_2O_2)를 제거하여 생물에 적절한 토양환경을 만들어주는 역할을 한다고 알려져 있다. 인체 내에서는 대사작용 과정에서 과산화지질이라는 독소가 발생하면 노화현상이 오는데 이때 양질의 황토(흙) 속에 몸을 넣고 있으면 흙의 강한 흡수력으로 체내 독소인 과산화지질이 중화 또는 희석되어 노화현상을 방지하는 작용을 한다. 즉, 정화력, 분해력, 활성력이 뛰어난 황토는 인체의 독을 제거해주어 제독제, 해독제, 지장수로도 사용되고 있는데 황토의 강한 흡수력으로 인해 체내 독소인 과산화지질이 중화 내지 희석돼 노화현상을 방지하는 작용을 한다.

▶ 프로테아제(Protease)

적토와 황토 속에 많이 함유된 이 효소는 단백질 속의 질소가 무기화될 때 단백질을 아미노산으로 가수분해시키는 역할을 한다. 그리고 동물성 폐기물의 단백질을 포함한 질소가 가수분해를 거쳐 아미노산으로 무기질화되면서 흙 속의 정화작용과 분해작용에 탁월한 역할을 한다. 특히 인체의 항원 면역력이 숨쉬는 한 면역력 밖의 불필요한 암, 종기, 기타 부패한 세포는 흙 속에서 프로테아제(**Protease**)의 도움으로 순식간에 분해, 파괴될 수 있다. 이와 같이 분해력이 뛰어난 황토를 환부에 바르거나 황토 토굴 속에 누워 있으면 환부가 분리 분해되고 새살이 돋아나는 작용을 한다(과산화 효소).

▶ 디페놀 옥시다아제(Diphenol Oxidase)

이 효소는 분자상의 산소를 이용하여 일어나는 산화반응을 촉매 하는 효소로써 생체 내에서는 여러 가지 유기·무기 화합물의 산화 환원이 일어나며 이 반응에 의하여 생활이나 생체 구성성분의 합성에 필요한 에너지를 얻는 데 필요한 효소다(산화 환원 효소).

▶ 사카라아제(Saccharse)

이 효소는 일반 흙토보다 황토 속에 많이 서식하며 수크로오스를 가수분해하여 글루코오스(포도당이라고도 하며 동물의 영양제, 해독제, 강장제 등으로 널리 사용함)와 프룩토오스를 만드는 효소로서 생물계에 널리 분포한 영양효소이다. 또한 각종 질병의 원인이 되는 세균을 없애는 데 도움이 되고 모세혈관을 확장시켜 혈액순환과 세포조직 생성에 도움을 준다. 또 세포를 구성하는 수분과 단백질 분자에 닿으면 세포를 1분에 2,000번씩 미세하게 흔들어줌으로써 세포조직을 활성화하여 노화방지, 신진대사 촉진, 만성피로 등 각종 성인병 예방에 효과가 있다. 그 밖에도 발한작용 촉진, 통증완화, 중금속 제거, 숙면, 탈취, 방균, 곰팡이 번식방지, 제습, 공기 정화 등 효과가 있어 주택 및 건축자재, 주방기구, 섬유 의류, 침구류, 의료기구, 찜질방 등 여러 분야에 쓰이는 효소다.

이 밖에도 흙 속에는 여러 가지 인체에 유익한 효소들이 많이 있지만 그것들은 모두가 흙 속에 공존하며 식물을 자라게 하는 등 자연계의 원소 순환을 돕는 역할을 한다[일본 미생물 연구회(1989), 『흙의 미생물』].

7. 황토의 구분

황토의 성분은 실리카(SIO₂), 알루미나(A1₂O₃), 철분, 마그네슘(Mg), 나트륨(Na), 칼륨 등으로 구성되어 있고 이러한 성분비와 다양한 효소들로 조성된 황토는 동식물의 성장에 꼭 필요한 원적외선을 다량으로 방사하므로 '황토를 살아 있는 생명체'라 하며, 동쪽의 햇살을 가장 많이 받은 동(東)황토는 황토 중의 황토라 불린다. 또한 황토는 표면이 넓은 벌집구조로 수많은 공간이 복층구조를 이루고 있어 이 스펀지 같은 구멍 안에는 원적외선이 다량 흡수, 저장되어 있어 열을 받으면 발산하여 다른 물체의 분자 활동을 자극한다. 즉, 황토는 유수한 세월 동안 태양에너지를 흡수하는 규소성 광물로서 쉽게 말해 '태양 에너지의 저장고'라고 할 수 있다. 결국 황토는 자연환경을 정화하고 인간의 건강을 증진시키는 기능이 있기 때문에 우리가 잘 보존하고 이를 효과적으로 이용해야 할 중요한 자원이다.

1) 한국의 황토

황토를 약으로 사용한 기록으로는 세종 때 권채(權採) 등이 쓴 ≪향약집성방(鄕藥集成方)≫(1431)과 선조 때 허준(許浚)의 ≪동의보감(東醫寶鑑)≫

(1613), 숙종 때 홍만선(洪萬選)의 ≪산림경제(山林經濟)≫, 고종 때 이재우의 ≪왕실양명술(王室養命術)≫이 그것이며 고대 역사서인 ≪삼국사기≫에서도 황토와 관련한 '우토(雨土)'에 대한 기록이 여섯 차례나 보인다.

우리 민족은 흙과 밀접한 관계를 가지고 있으며 흙을 어머니라고 부를 만큼 다양한 흙 문화를 간직하고 있고 옛 선조들은 초가집(토담집)을 짓고 아궁이에 불을 때고 흙으로 만든 구들방에서 생활했다. 하루 종일 힘든 일을 하여 피로에 지친 몸도, 흐린 날이나 장마에 무겁고 결린 몸도 흙 온돌방에서 땀 흘리고 나면 아침에 거뜬히 일어날 수 있었고 목욕 한 번 제대로 못 하고 항생제 없이도 큰 병을 모르고 살았다. 이 같은 조상들의 슬기로운 주거문화에 '흙'이 없어서는 안 될 귀중한 재산이었던 것이다.

우리나라의 황토를 살펴보면 황토의 발달 정도는 풍화 환경과 밀접히 연관되어 있으며 또한 모암의 종류나 구성광물 및 화학 조성과 밀접한 관계가 있어 대체적으로 서해안의 황토가 발달되어 서해안 지역에는 양질의 황토가 생성되었고 순수 황토는 고령토나 점토보다 찰력이 많은 입자로서 연황색이나 분홍색을 띠고 있는 고생대의 퇴적물로 실리카와 알루미나, 철, 마그네슘, 나트륨, 칼륨 등 수많은 무기질이 함유된 미세입자로 인체에 유익한 미네랄과 많은 약성을 깃고 있는 살아 숨 쉬는 흙으로서 원적외선을 다량 방사하는 인체에 매우 유익한 물질이다.

2) 세계의 황토

인류문화의 발생과 발전도 황토와 밀접하게 관련되어 있는데 세계의 4대 문

명지는 황토대 위에서 시작되었으며 세계에서 가장 큰 황토 분포지는 북위 2
2~55도 사이에 있고 이는 신기하게도 인더스, 황하, 메소포타미아, 이집트 세
계 4대 문명 발상지와 일치하고 우리나라도 이 지역에 포함되며 옛날 유적지
들이 가장 많이 발견되는 곳이 황토지대임을 볼 때 문명의 발상지가 황토지대
임을 알 수 있다. 특히 고인돌과 미라는 황토대에서 발견되었는데 이는 고대
족장의 무덤 고인돌이 집단 주거 생활의 터임을 알려주는 것이며 동북아 최대
의 고인돌이 있는 전북 고창읍의 성지대가 황토대 위에서 이루어졌음을 볼 때
선사시대의 주거 생활과 깊은 연관이 있음을 알 수 있다.

또한 세계 왕족의 무덤으로서 불가사의라 불리는 수천 년 전의 미라가 황토
대에서 등장하고 있는데 중국의 문헌을 보면 다양한 기록들이 있다. 기원전 78
년 한(漢)나라 진(進) 황제 때 "어느 날 아침 북서쪽에서 강한 바람이 불더니
붉고 노란 구름이 하늘을 덮고 황토가 아침부터 저녁까지 땅으로 떨어졌다"는
기록이 남아 있다.

하(夏) 나라의 우왕(禹王) 또는 백익(伯益)이 저술한 중국 최고(最古) 지리
서인 ≪산해경≫(山海經)을 비롯해 전한(前漢) 시대 유안(劉安) 이 쓴 ≪회
남자≫(淮南子), 후위(後魏·6세기) 가사협이 지은 ≪제민요술≫(齊民要術)
에도 황토에 대한 기록이 등장하며 명(明) 대의 이시진(李時珍)이 펴낸 ≪본
초강목≫(本草綱目)은 황토의 다양한 효능과 치료법에 대해 기술하고 있다.
결국 황토라는 말은 기원전부터 사용되었을 뿐만 아니라 오랫동안 약용으로 이
용되었던 것으로 보인다.

8. 황토(黃土)와 황토(皇土), 그리고 자수정의 차이

《본초집주》나 《본초습유》 그리고 《동의보감》에 나타나는 **황토(黃土)** 는 동황토, 서황토 합쳐 '호황토'를 지칭한다는 것이 일반론이다. 그러나 황토 는 광물이기 전에 수없이 많은 미생물이 서식하는 바이오물질이라고 할 수 있 다. 황토가 화산 마그마의 열수기운으로 6천만 년간 숙성되어 자라면 영롱한 수정이 되고 그 수정이 다시 1천만 년간 화산 마그마 열수로 숙성되면 **자수정** 이 된다. **자수정의 모체가 바로 황토**이다. 외국 자수정과 달리 한국산 자수정 이 생산되는 곳은 거의 마사황토 진흙으로 이루어져 있다. 이 황토에는 생리 활성물질이 가득 내포되어 있다. 황토를 만들어내는 점토광물은 규소, 티타늄, 알루미늄, 철분, 망간, 마그네슘, 나트륨, 칼륨이 들어 있고 석영과 조화를 일으 키는 자수정은 적당히 불소 성분이 혼합되어 있다. 이것이 바로 토종마사 황토 의 특색인데 이곳에서 1천만 년 열수에 결정된 한국산 자수정은 바로 황토의 씨앗인 것이다.

요사이 어떤 기전과 함수관계가 있는지, 최근 중국에서 엄청난 석유 매장층 이 바로 황토지질층 밑에서 발견된 것이 흥미롭다. 석유층 위에 마땅히 화석층 이 있어야 하는데 화석이 아닌 황토층이 있는 것이 매우 묘하다. 옛 중국의 고 대 백과사전인 《사문유취》의 기록을 보면 동양에서 각국 왕도(수도) 조영에 있어 제왕의 궁궐은 반드시 훌륭한 황토층 위에다 건축한다는 기본 공식이 있 다. 황토층 위에 백탄 참숯을 두껍게 덮고 그 위에 소금층을 깔고, 그 위에 자 갈, 왕사를 층층이 깐 후 다시 왕사와 황토를 덮어 흙을 다진 후 궁궐을 조영 하는 것이다. 왕도의 황토층은 이런 황토를 황토(皇土)라고 불렀을 것이며 조선조에서 왕이 행궁할 때 반드시 노선에 미리 황토를 깐다는 것은 황토가 '왕의 황토'이기 때문이었다.

지층 속 황토에는 조원료에 자칫 아크리스균이 섞여 있으면 요강을 끼고 평생을 살아야 하는 해소병을 앓게 되며 고대과학이 어찌 알았는지 황토의 라돈층이 있다는 것은 몰랐어도 일정한 독을 풀수 있는 조치를 했다. 황토뿐 아니라 석회흙 속에도 라돈광선(방사선)이 있어 시멘트 원료 지층에 라돈가스가 스며 있다. 중앙아시아 황토층에 아크리스균이 많아서 이집트의 파라오가 해수병으로 단명했다. 이래서 라돈가스 흡착과 환원 분해용으로 백탄 참숯을 왕궁궁궐 밑에 매설했다고 본다. 왕실 황토방고래 놓은 방바닥에는 황토를 깔되 그 밑에 참숯과 함께 솔방울 가루 그리고 은행잎을 깔았다. 은행을 일명 백과(白果)라고도 부른다.

황토 방바닥에 백과나무 잎을 깔았으니 백(白)이요, 왕(王)의 방바닥에 그것을 깔았으니 백(白) 플러스 왕(王)은 한자 풀이할 때 황(皇)이 된다. 그래서 왕이 사용하는 방바닥에 은행잎을 깔았으니 (몰탈, 컴파운드 형태의) 그런 방을 황토방이라 했던 것이다. '한국양명회'에서는 이렇게 왕들이 사용하는 약황토를 황토(皇土)라고 부른다. 한국에서는 황토(皇土)라고 할 만한 1천 년 이상 태양 진기를 받은 왕의 황토 매장지가 몇 곳 안 된다.

일화이지만 태조 이성계가 무술을 연마하며 왕의 품성을 닦기 위해 함흥동방 5리 밖 황토굴 속에서 산궁술을 연마했다고 한다. 또 백탄은 참나무를 탄화시켜 만든 참다운 숯으로 왕궁 조영 시 사용했으니 흑탄과 차별된 '왕의 숯'이다. 경주 왕족(신라)들도 백탄 참숯으로 수라상에 오를 음식을 조리했다. 백탄 속에는 고기 등 음식 맛을 내는 신비한 성분이 있어 백탄에 검정소(토종) 너비아니를 구우면 입안에서 그저 살살 녹는다고 했다. 일반 돼지고기도 백탄 참숯으로

구우면 제주도 흑돼지 고기 맛이 날 정도이다. 왕의 황토(皇土)를 길이 보존해
야 한다.

9. 황사

황토는 한자 말 그자체로 土[흙]이다. 황사는 말 그대로 모래바람이다. 더군
다나 황사는 바람에 날려 모래랑 먼지 대기오염까지 섞여서 날아오는 것이고
황토는 흙 속에서 고질의 흙만 따로 퍼낸 것이다. 황사는 사막 건조지역에서
발생하는 것이 대부분이어서 모래먼지가 많이 발생하고 발원지에서 배출되는
먼지 중 보통 30%가 발원지에 다시 가라앉고, 20%는 주변지역으로 수송되며,
50%는 중국대륙과 장거리까지 수송돼 한국, 일본, 태평양 등에 침전되는 것이
다. 황사는 통상 봄에 많이 부는데 그 봄에 부는 황사가 몸에 많이 안 좋다고
들 한다. 그 이유는 겨울 내내 얼어 있던 건조한 토양이 녹으면서 잘게 부서져
크기 20㎛ 이하의 작은 모래먼지가 만들어지게 되는데 이렇게 발생한 모래먼
지 위에 저기압이 지나가면 강한 상승기류에 의해 3천~5천m의 높은 상공으
로 올라간 뒤에 초속 30m 정도의 편서풍과 제트류를 타고 이동을 한다. 이후
풍속이 느려지는 한국과 일본(한국과 일본은 바람이 많이 안 분다)에서 하강하
고 간혹 가다가는 미국(1998년 4월)까지도 이동하기도 한다. 발원지에서 한반
도까지 오는 데 걸리는 시간은 2~3일 정도다. 좀 더 자세히 설명하면 황사에
는 사막지대에서 일어난 황사가 있고 황토지역에서 일어나는 황사가 있는데 황
사지역의 모래들은 입자가 크고 황토지역의 흙 입자들은 작기 때문에 황사지역

의 모래들의 입자는 그 자리에서 돌다가 그대로 떨어지지만 황토지역의 건조한 모래먼지는 강한 바람이 불면 조금씩 위로 올라가고, 더욱이 강한 햇빛까지 쐬면 지열로 인해 대류가 생겨 그 부력으로 인해 더 떠오르게 되는데, 이러한 조건이 어우러질 경우 누런 모래먼지는 아주 멀리까지 날아가 아시아 전역에 영향을 미치게 되는 것이다.

중국이나 몽골 등 아시아 대륙의 중심부에 있는 사막과 황토지대의 작은 모래나 황토 또는 먼지가 하늘에 떠다니다가 상층 바람을 타고 멀리까지 날아가 떨어지는 현상을 말하며 마그네슘 · 규소 · 알루미늄 · 철 · 칼륨 · 칼슘 같은 산화물이 포함되어 있다.

1) 황사의 정의

주로 중국 북부의 건조한 황토(黃土) 지대에서 먼지와 같은 세립질의 모래나 점토가 강한 바람에 의하여 고공으로 넓게 퍼져 온 하늘을 덮고 떠다니다가 상층의 편서풍에 의해서 한반도 부근까지 운반되어 서서히 하강하는 현상이다.

세계적으로는 '노란 모래'라는 뜻의 황사란 용어보다 '아시아 먼지'로 알려져 있다. 사막지역에서는 이와 유사한 현상들이 공통적으로 나타나는데, 아프리카 대륙 북부의 사하라 사막에서 발원하는 것은 '사하라 먼지'로 불린다.

2) 황사의 발원지

우리나라에 영향을 미치는 황사의 주요 발원지는 중국과 몽고의 사막지대(타클라마칸, 바다인자단, 텐겔, 오르도스, 고비지역, 만주)와 황하 중류의 황토지대이다. 이런 중국의 서북 건조지역은 연강수량이 400㎜ 이하(우리나라의 연강수량은 약 1100~1700㎜)이고 사막이 대부분이어서 모래먼지가 많이 발생한다. 좀 더 자세히 열거하면 황사는 동북아시아의 사막화에 의해 발생하고 있다.

▶ **중국의 사막화 현황 및 공간분포**

○ 중국의 사막화면적은 263.62만㎢('04년 기준)로서 전체 국토면적의 27.46%, 토양의 모래화[沙化] 지역은 173.97만㎢로서 전체 면적의 18.12%를 점유('05.6, 중국 국가임업국)

- 중국의 동북부 대흥안령산맥 서쪽에서부터 신장위구르 자치구 서북부까지 18개 성의 498개 현에 분포

○ 다만, 중국의 사막화 면적은 2000년대 들어 초목 보호 등 사막화 방지사업으로 일부 지역에서 정체 또는 소폭 감소

- '99년 대비 '04년에는 약 3.8만㎢(연평균 0.76만㎢) 감소('05.6, 중국 국가임업국)

〈표 7〉 중국의 사막화 면적 변화추세

구분	'94년	'99년	'04년	비고
사막화 면적(만㎢)	262.2	267.4	263.6	중국 국토면적: 960만㎢
전 국토대비 면적비율(%)	27.3	27.9	27.5	

○ 지난 20∼30년간 중국 북동부 반건조, 아습윤 지역의 농업과 목축 교차 지대에서 토양사막화가 가장 심각하게 진행

－특히 내몽고 중부 및 동부지역, 화북지역, 요령성과 길림성 서부지역은 기후온난화 등 환경요인과 과도한 토지이용 등 인위적인 원인으로 토양 모래화[沙化]가 심각하게 진행

－우리나라와 근접한 이들 지역의 사막화는 최근 우리나라에서 강력한 황사가 빈발하는 주요 요인이 됨

▶ **몽골의 사막화 현황과 공간분포**

○ 고비사막 등 몽골의 중남부 지역이 가장 심각하게 사막화 위협을 받고 있음

－지난 40년 동안 모래사막 면적이 3만 8천ha 확대됐으며, 88%가 고비사막 등 몽골의 중남부지역에서 발생('02 중국 기상수문연구소)

3) 황사의 발생 원인과 과정

황사는 중국 **황하유역 및 타클라마칸사막**(약 40만㎢), **몽고 고비사막**(약 30만㎢) 등에서 발생한 흙먼지가 편서풍으로 우리나라와 일본, 태평양까지 바람에 의해 떠다니다가 낙하하여 발생한다. 최근 중국의 급속한 산업화 및 산림개발로 인해 토양유실 및 사막화가 급속히 진행되면서 황사의 발생지역과 그 양이 증가하는 추세이다. 황사현상은 바람에 의해 퇴적된 모래와 진흙이 섞여 만

들어진 뢰스(loess, 황토)지대에서 주로 발생하는데, 대체로 건조지대와 반건조 지대에서 모래폭풍과 같은 바람에 의해 일어난다. 건조한 모래먼지는 강한 바람이 불면 조금씩 위로 올라가고, 더욱이 강한 햇빛까지 쐬면 지열로 인해 대류가 생겨 그 부력으로 인해 떠오르게 된다. 올라간 입자 가운데 크고 무거운 것은 더 이상 상승하지 못하고 부근에 떨어진다. 그러나 작고 가벼운 입자는 대기 상층까지 올라가 떠다니다가 상층기류를 타고 멀리까지 이동하여 아시아 전역에 영향을 미치게 된다. 황사현상은 3~5월인 봄에 집중적으로 발생한다. 이는 황사의 발원지인 유라시아대륙의 중심부가 바다와 멀리 떨어져 있고 강수량이 적어 매우 건조하고, 겨우내 얼었던 메마른 토양이 녹으면서 부서지기 쉬운 모래먼지가 많이 생기기 때문이다. 이렇게 잘게 부서진 모래먼지가 모래폭풍이나 강한 바람에 날려 황사가 형성된다. 한반도에 영향을 미치는 황사 역시 대부분 이 무렵에 발생한다. 건축공사 현장에서는 쌓아둔 모래가 바람에 날리거나 흩어지지 않도록 물을 뿌리거나 그물망으로 덮어놓는다. 마찬가지로 여름이나 가을에는 비와 식물의 뿌리가 모래를 붙잡고 있는 역할을 한다. 하지만 봄에는 겨울 내내 얼어 있던 건조한 토양이 녹으면서 잘게 부서져 크기 20㎛ 이하의 작은 모래먼지가 발생한다. 이렇게 발생한 모래먼지 위에 저기압이 지나가면 강한 상승기류에 의해 3천~5천m의 높은 상공으로 올라간 뒤 초속 30m 정도의 편서풍과 제트류를 타고 이동을 한다. 이후 풍속이 느려지는 한국과 일본에서 하강하고 간혹 미국(1998년 4월)까지도 이동하기도 한다. 발원지에서 한반도까지 오는 데 걸리는 시간은 2~3일 정도이다.

4) 황사의 크기와 구성성분

사막지대의 황사에는 큰 모래가 많고, 황토지대의 황사는 대부분 그 크기가 작다. 20㎛보다 큰 입자는 구르거나 조금 상승하다가 부근에 떨어지고, 그보다 작은 입자는 부유하여 상층까지 잘 올라간다. 한반도와 일본에서 관측되는 황사의 크기는 1~10㎛ 정도이다. 1㎛ 입자는 수년 동안, 10㎛ 입자는 수시간~수일 정도 공중에 부유할 수 있다.

사막지대의 황사는 석영(규소)이, 황토지대의 황사는 장석(알루미늄)이 주성분이다. 철 성분도 많이 함유되어 있다.

5) 우리나라의 황사 관측

매년 주로 3~5월에 3~6일 정도 관측된다. 전국적으로 전체 관측 횟수를 보면 전라도 지방(최다 횟수 발생지역은 광주)이 가장 많다. 발생일수로 보면, 서울·경기지역과 서해안지역이 길다. 드물게 서울에서 1991년 겨울(1991. 11. 30.~12. 3.)에 관측된 경우가 있다. 지난 1999년 1월 25일에 이른 황사가 발생되기도 했고, 2001년에는 1월 2일 오후 1시경에 극심한 황사가 발생하였다.

6) 황사현상의 이동 경로

중국과 몽골 지역에서 발생한 황사는 다양한 경로로 이동하는데, 한반도와 일본에 영향을 미치는 황사는 거의 아시아대륙 중심부에서 발원한 것이다. 중앙아시아에서 발생하는 황사는 하와이나 미국 본토, 심지어는 알래스카 북쪽 해안까지도 이동한다.

황사가 발원지에서 처음 발생할 때는 무시무시한 모래폭풍을 동반하기 때문에 희뿌연 모래먼지로 뒤덮여 아주 심할 경우 몇 백 미터 앞도 분간할 수 없다. 이때는 모래먼지뿐 아니라 입자가 큰 모래까지도 공중으로 휘말려 올라간다. 그러나 큰 입자는 얼마 이동하지 못하고 곧 떨어져 내리고, 작고 가벼운 누런 먼지만이 강한 상층의 편서풍을 타고 수천 킬로미터까지 날아가 떨어진다.

멀리 갈수록 영향력이 약해지기 때문에 황해를 건너 한반도와 일본으로 간 황사는 발원지에서처럼 강력한 바람을 동반하지는 않는다. 그렇다고 해도 희뿌옇거나 누런 먼지가 공중을 가득 메워 안개가 낀 것처럼 시야가 흐릿해지는데, 하늘이 황갈색으로 변한다는 점에서 안개와는 다르다. 심한 경우 자동차나 건물에 먼지가 쌓이기도 하고, 이때 비나 눈이 내리면 흙비나 누런 눈을 볼 수도 있다.

한국에서 흔히 발생하는 봄철의 황사는 보통 1～5일 전에 발원지에서 떠오른 것으로, 발원지에 따라, 혹은 상층바람의 속도에 따라 이동 시간이 달라진다. 보통 발원지에서 떠오른 먼지의 30% 정도는 그대로 발원지에 떨어지고, 20% 정도는 주변지역에, 나머지 50% 정도는 한반도를 비롯해 아주 멀리까지 이동하는데, 총량이 2천만 톤에 달한다.

7) 황사현상의 대책

황사의 발원지인 중국이나 몽골뿐 아니라 황사 피해를 직접적으로 받는 한국·일본 등에서도 황사 피해를 줄이기 위한 각종 대책이 수립되고 있지만, 아직 근본적인 해결책은 없는 상태이다. 현재까지 가장 많이 이용되는 방법은 방풍림 조성이다. 중국에서는 황사의 발원지인 사막지역에 꾸준히 방풍림을 조성해왔는데, 연구 결과 2m 높이의 방풍림을 조성할 경우 방풍림 뒤쪽 20m 이내의 황사를 완화시키는 것으로 나타났다.

그러나 중국의 전체 면적 가운데 15%가 넘는 1억 5,000만ha가 사막지역이기 때문에 이 방대한 지역에 방풍림을 조성한다는 것은 현실적으로 거의 불가능하다는 한계를 안고 있다. 따라서 최근에는 한국·중국·일본·몽골 등 관련국들이 공동으로 황사 문제에 대처하기 위해 학술적인 논의는 물론, 중국 서부지역의 사막화를 줄이고 나아가 사막화 지역 주민의 사회 경제적 문제까지 해결할 수 있는 방안을 추진하고 있다. 이러한 노력의 일환으로 2001년 2월 베이징[北京]에서 제1차 한·중·일 환경장관 회의가 열렸고, 같은 해 12월에는 서울에서 제2차 전문가 회의가 개최되었다.

이러한 본원적인 해결책 외에 기상위성 영상자료를 통한 황사의 수평분포 조사, 황사의 진로와 강도 예측, 레이저 레이더를 이용한 황사의 연직분포도 조사, 황사와 대기오염물질의 관계, 기후변화에 미치는 영향 등 황사 피해를 줄이기 위한 연구도 계속되고 있다.

10. 황사가 주는 오염 피해

1) 황사현상의 피해

발원지에서 모래폭풍이나 기타 강한 바람으로 인해 황사현상이 발생하면, 무엇보다도 발생 지역의 사막화가 급속하게 진행된다. 토양이 바람에 쓸려가면서 표토가 유실되고, 비옥한 토양이 메말라 식물이 자라지 못하게 된다. 이렇듯 식생이 파괴되면서 토양의 사막화가 빠르게 진행되는데, 황하 중류에서만도 매년 20억 톤에 달하는 토양이 휩쓸려가는 것으로 알려져 있다. 뿐만 아니라 중국 전체에 걸쳐 산림 감소, 표토 유실, 모래 이동 등으로 사막화가 진행되면서 중국 총면적의 15.9%가 사막화한 것으로 나타났다. 몽골의 경우는 더욱 심각해 국토의 90%가 사막화 위기에 처해 있으며, 1970년대 이래로 6만 9,000㎢의 목초지가 줄어들었고, 식물 종수(種數)도 1/4로 감소하였다.

또 멀리까지 이동해 한반도 등에 영향을 미치는 황사는 시정(視程)장애, 호흡기 질환, 눈 질환, 알레르기 등 각종 질환을 유발한다. 나아가 황사에 포함된 미세입자들이 대기 중에서 화학반응을 일으켜 각종 산화불을 생성하는 까닭에 흡연자들의 만성기관지염을 악화시키고, 노인과 영아의 호흡기 질환을 유발하기도 한다. 최근에는 중국의 산업화에 따라 납·카드뮴 같은 중금속과 발암물질 등 유해 오염물질까지 포함하고 있는 것으로 추정되지만, 환경관리청과 지방자치단체에서 분석한 결과에 따르면 이들 유해 중금속의 오염도는 뚜렷한 변화가 없는 것으로 나타났다.

그 밖에 누런 먼지가 햇빛을 차단해 시야가 흐려지고, 하늘이 황갈색으로 변해 항공기 운항에 영향을 미치며, 정밀기기에 황사가 들어가 오작동을 일으키기도 한다. 기타 강물이나 토양을 중화시키고, 식물의 기공(氣孔)을 막거나 생장 장애를 일으키는 등 황사로 인한 피해는 갈수록 늘어나고 있다. 이와는 반대로 황사 속에 섞여 있는 석회 등 알칼리성 성분이 산성비를 중화함으로써 토양과 호수의 산성화를 방지하고, 식물과 해양 플랑크톤에 유기염류를 제공한다는 이점도 있다.

한반도의 경우 주로 3~4월에 황사현상이 발생하는데, 예전에는 1년에 보통 3~6일 정도 관측되던 것이 점차 늘어나기 시작해 2001년에는 서울에서 황사 관측이 시작된 이후 가장 많은 25일의 발생일수를 기록하였다. 또 겨울철 황사는 1961년에 처음 관측된 이래 1991년까지 4회가 관측되었고, 이후 관측되지 않다가 10년 만인 2001년에 다시 관측되었다.

▶ 황사의 물리적 특성 및 피해

○ 발생지와 이동 경로에 따라 발생 및 침적하는 황사입자의 크기와 종류가 다르며, 황사입자의 물리적 특성과 기상조건에 따라 발생하는 영향과 피해양상도 상이
 - 중국이나 몽골은 강풍과 대규모 모래먼지 폭풍에 의한 물리적 영향이 큰 반면, 우리나라와 북한 및 일본의 경우는 미세먼지에 의한 대기환경 악화로 인한 영향이 크게 작용
○ 황사의 물리적 작용에 의한 1차 피해
 - 대기의 혼탁으로 인한 가시도 저하로 시정장애를 초래하여 항공기, 여객선 운항 및 어업활동 중단 또는 도로교통체증을 유발

- 미세먼지농도의 급격한 증가로 호흡기질환, 안질환 등 건강피해
- 식물 잎 표면에 먼지침적 및 투광률 저하로 식물생장 지장 및 가축의 호흡기계 질환 등을 야기
- 반도체 등 정밀산업의 불량품 발생률 또는 방지비용 증가, 야외생산, 레저, 스포츠 등 실외(Outdoor) 서비스산업의 일시적 중단 또는 둔화, 그리고 청소비용의 증가

▶ **황사에 부착된 오염물질에 의한 영향과 피해**

○ 황사먼지가 박테리아 등 미생물의 운반 매체 역할을 담당
 - 황사 발생지와 이동 경로 지역의 대기 중 미생물 종류 및 밀도를 변화시키고 도시와 농업의 생태계에 영향을 미칠 가능성 상존
 - 황사가 바다에 떨어졌을 때 해양생태계에 영향을 미칠 가능성 상존
○ 인체와 환경에 유해한 미세먼지 및 중금속의 증가
 - 황사의 이동과정 중 오염물질의 흡착으로 2차 반응을 통해 미세먼지 양이 증가
 - 황사의 중국 내 오염지대 통과과정에서 유해 중금속 오염도 상승가능성
 - 황사의 오염물질이 해수에 떨어졌을 때 미칠 수질 악화가능성

2) 황사 예방법

황사발생 빈도 및 강도가 증가함에 따라 환경부 등 관계부처 합동으로 수립

한「황사피해방지종합대책」에서 발췌한 내용이다.

<표 8> 황사피해방지종합대책

구분	발생 전	발생 중	발생 후
가정	황사가 들어오지 못하도록 점검 실내 공기정화기 및 가습기 준비	가급적 외출 삼가. 외출 시 보호 의복 착용 귀가 후 깨끗이 씻고 양치질 필수	실내공기의 환기 및 환경 정화 황사 노출 물품은 충분히 세척 후 사용
학교	학생 비상연락망 연락체계 유지 황사발생 피해예방 행동요령 지도	황사발생기간 중 실외학습 중지 및 연기	학교 실내외 방역 통한 먼지 제거 황사발생 후 전염병 예방접종
농가	방목장에 있는 가축 대피 준비 황사 세척용 장비 점검	가축 신속히 대피, 황사에 노출 방지 시설물의 출입문 및 환기창 닫기	황사 끝난 후 질병의 발생유무 관찰 구제역 증상과 유사한 병든 가 축 신고

II

황토(흙)는 흙 중의 중심

1. 황토의 장점

1) 약성과 건강성: 열을 가하면 원적외선을 방사한다는 황토의 약성

불에 굽지(소성) 않아 황토 고유의 약성과 각종 효소 및 효능을 그대로 보존한다. 그리고 이러한 황토의 약성에 대해서는 옛 의학서들에도 명확히 기록되어 있다.

이시진의 ≪본초강목≫을 살펴보면, "황토는 흙 중에서 가장 약성이 강하여 약재에 넣는 흙으로 많이 쓰이며, 대부분의 약재들은 어느 정도의 독성이 있는데 황토를 섞음으로써 독이 약화되고, 독성이 없는 약재일 경우라도 황토가 그 약재의 약성을 높여준다"고 쓰여 있다. 최근 일본 미생물 연구회에서 '흙 속의 효소'에 대한 연구 결과를 발표한 데서도 비슷한 내용을 찾아볼 수 있다. 이 발표는, "양질의 황토는 과산화수소를 제거하는 효소 카탈라아제를 함유하고 있어서 체내의 독소인 과산화지질을 중화시킨다"고 전한다. 이 효소의 작용으로 황토는 노화를 억제하고 젊음을 유지시켜 준다고 한다. 뿐만 아니라 황토 속에는 단백질을 아미노산으로 가수분해하는 효소 프로테아제도 함유되어 있어 생물체 내에서 암이나 종기, 기타 부패한 세포를 분해시킨다고 한다.

황토는 고대로부터 민간요법에서 흔하게 이용되어 왔다. 비단 우리뿐 아니라 황토를 가까이 접하던 민족에게는 황토를 이겨 발라 피부미용제로 썼다든지, 배가 아플 때 황토를 먹었다든지 하는 나름대로의 활용법들이 있었다. 황토에는 탄산칼슘이 많이 함유되어 있으며, 그로 인해 쉽게 부서지지 않는다. 물을 섞으면 찰흙으로 변하는 것도 이 탄산칼슘 때문이다. 한편 황토 한 스푼에는 약 2억 마리의 미생물이 들어 있다. 흔히 황토를 일컬어 '살아 있는 생명체'라고 하는 것도 이 때문이다. 황토 속에 있는 이끼, 곰팡이, 방사균, 세균 등 미생물은 유기물을 분해하는 역할을 한다. 미생물에 의해 분해된 유기물은 인간의 질병을 치료하는 약품으로도 활용된다.

흙은 사계절 쾌적한 온도를 유지하고, 여름철의 습기를 흡수했다가 건조한 계절에 뿜어내준다. 또 흙 미립자 틈 속으로 바람이 들어가 환풍도 해준다.

여름은 시원하게, 겨울은 따뜻하게 하는 이상적인 건축자재이다. 뿐만 아니라 흙은 인체의 독을 제거하는 등 탁월한 약성을 가지고 있다. 그런 약성의 황토 속에서 생활함으로써 건강도 도모하였다.

2) 안전성

① 시멘트, 콘크리트에서 발생하는 백화현상을 완전히 제거하였다.
② 콘크리트에 비해 균열 및 크랙이 거의 없다.
③ 화재에 대한 위험에서 완전히 해방시켰다.
④ 환경 친화적으로 만들어 폐기 시에도 황토로 돌아가 환경에 전혀 해를 주지 않는다.

3) 편리성과 건강성

① 시공 시 가공이 목재처럼 매우 용이하다.

② 기존의 건자재보다 대형이어서 공사기간을 획기적으로 단축시킨다.

③ 한 장 쌓기로 외벽, 내벽이 마감되어 시공비용이 매우 많이 절감된다.

④ 황토 고유의 특성이 그대로 살아 있어 스티로폼, 차폐 비닐 등의 시공이
   생략되어 공기의 단축 및 공사비용이 절감된다.

⑤ 방수 및 발수의 기능을 갖추어 별도의 방수처리 과정이 필요 없다.

⑥ 냉난방 비용이 평균 30% 이상 절감되어 건축물 유지비용이 보다 절감된다.

⑦ 겨울철 동파의 우려를 확실히 줄였다.

4) 황토의 좋은 점

흙 중에 황토는 우리 몸에 유익한 원적외선이 가장 많이 방출되는데 이것을
우리는 흙의 '氣'라고 말하며 현대의학에서도 생리작용을 활성하고 각종 질병
에 치유력이 있는 것으로 밝혀져 대학병원에서도 이 원직외신을 이용하여 많은
환자를 치료하고 있다.

전통가옥이 주를 이루었던 옛날 우리 조상의 주업은 농사였다. 조상들은 많
은 짐을 머리에 이고 등짐을 져가며 살았지만 늘 활력이 넘쳤었다. 한편 모든
일이 기계화되어 힘든 일이 거의 줄고, 좋은 음식에 편안한 생활을 누리고 있
는 지금, 우리는 항상 피로에 시달려 있다. 그 이유는 무엇일까? 조상들은 항
상 힘든 노동으로 하루를 보냈지만, 그러한 피로는 황토로 만든 황토바닥에서

단잠을 청한 뒤에 깨끗이 회복되곤 했다. 하지만 오늘날엔 사방이 콘크리트로 도배가 되어 땅의 '氣'를 적절히 받지 못하고 있는 것이다.

황토에서 파장되는 원적외선은 세포의 생리작용을 활성화하고 체내의 유해물질을 분해 정화하며 오염된 하천이나 어항, 적조현상으로 죽어가는 바닷물에 황토를 뿌려주면 점진적으로 회복하는 현상을 볼 수 있다.

5) 기 타

① 생육광선인 원적외선($6 \sim 14\,\mu\mathrm{m}$)을 다량 방출

② 원적외선의 다량방출로 인해 모세혈관이 팽창하여 피로회복에 효과적

③ 발색이 자연스럽고 우아하며 변하거나 퇴색이 되어도 안전한 색감으로 은은한 색상 창출

④ 독을 제거하는 제독제 역할

⑤ 항균, 항곰팡이성 탁월

⑥ 자기 몸체의 100배 이상의 산소 공급능력이 있어 생리활성화 및 세균박멸에 탁월한 효과가 있음

⑦ 열전도성 뛰어남

⑧ 순수 자연원료로 공해가 전혀 없으며 각종 피부병에도 효과적

2. 황토의 성능

① 어떤 광물보다 환원능력이 뛰어나다.

　산성을 알칼리성으로 강한 알칼리성을 약한 알칼리성으로 만들어준다. 우리 인체는 약알칼리성 pH 7.35～7.45일 때 갓 낳은 어린아이 상태라고 한다.

② 황토에는 독 제거에 탁월한 기능이 있다.

　시멘트 독이나 포름알데히드증후군 같은 새집증후군 제거 효과(완벽함).

③ 가습기가 굳이 필요 없다.

　습도 조절이 탁월하여 아토피 피부병과 실내건조로 인한 비염 등 각종 질병 자연치유 효과(2005.9.1. KBS · MBC TV 각 뉴스 방영).

④ 잡내 제거에 탁월한 효능이 있다.

　새집증후군(포름알데히드증후군)이라든가 음식 조리 후 잡 내 제거에 탁월한 효능.

⑤ 원적외선 효과 및 열전도율이 빨라 연료비 절감효과가 탁월하다.

⑥ 항균 효과가 탁월하다.

　일반세균의 번식은 물론 진드기 같은 제반 균을 죽어 아토피 피부병을 치료하는 기능이 탁월(항균율: 100%).

⑦ 화재예방에 적격이며 화재 시 유독가스 분출이 없는 탁월한 실내 내장재이다.

⑧ 공기청정기가 필요 없다.

　황토는 이중구조로 되고 인체에 필요한 활성산소를 다량으로 함유하여 물리적인 공기청정기가 없어도 항상 쾌적한 공기를 유지할 수 있어 비염 및 알레르기성 질환자에게 아주 효과적이다.

⑨ 황토는 빛을 흡수함으로써 정신적 안정감과 어린이의 정서적 성장에 지대한 영향을 준다.

⑩ 색감의 변화가 있다.

뛰어난 색 질감을 가진 황토는 한 색감으로 시시때때 변화하는 색감을 느낄 수 있어 신체는 물론 정신적 아늑함까지 안겨준다.

※ 원외선의 다량방출

원적외선(6~14um)은 세포의 생리 작용을 활발히 하고 열에너지를 방출시키면서 체온을 높이는 작용을 하며, 인체의 모세혈관을 확장하고 혈액순환을 활성화하면서 신진대사를 강화, 조직재생력을 증가시키며, 성장 촉진에 현저한 효과를 보인다.

그래서 원적외선을 생명관선 또는 생육관선이라고도 부른다.

1) 하동 황토의 특징

본드나 화학제품을 일절 섞지 않고 천연소재(한약재)로만 만들어 황토성분에 가장 걸맞게 만든 본 하동 황토만의 노하우로 그 특징은 다음과 같다.

① 흙의 기운을 받자!

② 시멘트 독은 저리 가라.

③ 원적외선 솔솔!

④ 숙면이여!

⑤ 방열비 절약.

⑥ 습도조절 완벽.

⑦ 색깔의 변화 즐감(빛 조절에 따라 변화하는 환상적인 색동감 만끽).

⑧ 아토피야 물러가라.

⑨ 잡냄새 뚝.

⑩ 시원 따뜻.

⑪ 화재 걱정 뚝.

3. 황토에 대한 조상의 지혜

1) 옛 문헌에서 황토와 관련된 내용

'황토'라는 말은 근래 매스컴에 가장 자주 오르내리는 용어 중 하나다. 그러나 이것은 새삼스러운 일이 아니다. 예로부터 황토는 우리 조상들의 생활과 뗄 수 없는 존재였기 때문이다. 황토를 활용한 치료법들이 고서적들에 남아 있고 민간에도 황토요법들이 많이 전해온다. 한반도에서 풍부하게 볼 수 있는 황토층은 어떻게 형성된 것인가. 성분은 어떻게 구성됐고 그 특징은 무엇인가. 황토는 과연 우리 몸에 효험이 있는 것인가. 우리 선조들은 황토와 관련된 기록을 상당히 많이 남긴 문헌에 대하여서는 우리나라 황토에서 언급한 바가 있다.

그러나 중국은 우리나라에 비해 기록이 더욱 오래되고 다양하다. 기원전 78년 한(漢) 나라 진(進) 황제 때 "어느 날 아침 북서쪽에서 강한 바람이 불더니 붉고 노란 구름이 하늘을 덮고 황토가 아침부터 저녁까지 땅으로 떨어졌다”는 기록이 남아 있다. 해(夏)나라의 우왕(禹王) 또는 백익(伯益)이 저술한 중국 최고(最古) 지리서인 ≪산해경(山海經)≫을 비롯해 전한(前漢)시대 유안(劉安)이 쓴 ≪회남자(淮南子)≫, 후위(後魏·6세기) 가사협이 지은 ≪제민요술(齊民要術)≫에도 황토에 대한 기록이 등장한다. 또 명(明)대의 이시진(李時珍)이 펴낸 ≪본초강목(本草綱目)≫은 황토의 다양한 효능과 치료법에 대해 기술하고 있다.

결국 황토라는 말은 기원전부터 사용되었을 뿐만 아니라 오랫동안 약용으로 이용되었던 것으로 보인다.

2) 한반도 황토 형성의 비밀

황토란 문자 그대로 황색을 띤 흙이다. 그러나 학술적으로 보면 황토(黃土)라는 말은 원래 바람에 의하여 운반되어 쌓인, 주로 실트(silt·0.05~0.01㎜)로 구성된 황색의 광물질(loess)을 말한다. 그러나 우리나라에서 흔히 사용하는 황토라는 용어는 이를 지칭하는 것이 아니라 일반적으로 암석이 풍화돼 지표 근처에 만들어진 황색 내지 황갈색을 띤 토양을 말한다. 물론 이것도 본래는 바람에 의해 운반돼 오랫동안 쌓인 황토가 지표에서 토양화된 것도 있다. 세계 최고의 황토지대는 역시 중국 대륙에서 볼 수 있다. 중국 본토에서 황토층은 북위 30도와 49도 사이에 주로 분포했다. 란저우(蘭州)와 베이징(北京) 사이에 가장 광범위한 황토대가 형성되어 있다. 또 베이징과 하얼빈 사이와 상하이~푸안(福安) 지역, 우루무치(烏魯木齊)와 산둥(山東)·청두(成都) 지역의 황토대도 대표적인 곳으로 꼽힌다. 중국 내 황토의 분포면적은 총 38만 840㎢. 유사황토의 분포면적도 자그마치 25만 4440㎢나 된다. 이는 각각 중국 대륙의 3.9%, 2.65%에 해당하는 면적이다. 그러면 황토층을 이루는 물질은 무엇으로 구성되어 있나? 또 그것은 어디로부터 온 것인가?

중국의 황토 분포상에서도 잘 나타나지만 중국과 한국의 황토는 중국 북부 지역의 고비사막(약 1500만㎢)과 밀접한 관련이 있다.

중국을 포함한 동북아 지역의 황토가 사막과 관련이 깊은 반면, 중부유럽(독일의 라인 강 지역)이나 북미(미시시피 강 지역)에 형성된 황토층은 이와 달리 육지 빙하와 관련이 있는 것이 차이점이다. 중국의 황토에서 또 하나의 관심거리는 탄산칼슘이 다량 함유돼 있다는 것이다. 탄산칼슘이 황토에 3.6~21%, 평균 11.6%나 함유돼 있는데 어떻게 이렇게 많은 양의 탄산칼슘이 존재하는가는 관심거리가 아닐 수 없다. 탄산칼슘은 주로 방해석(方解石)이며 0.05~0.005㎜의 실트 입자로 존재한다. 그 대부분은 고비사막의 건조한 환경에서 석영입자 표면에 피복되어 있다가 바람을 타고 운반된 것이다. 그러나 방해석의 일부는 대기층에서 침전되거나 지하수 및 생물체의 작용에 의해 생성된 2차적인 생성물이다. 건조기후에서는 침전작용보다 증발작용이 우세하기 때문에 황토에 탄산칼슘의 농집이 가장 적절하게 이루어진다. 황하 지역 황토에 섞인 탄산칼슘의 3~10%는 대기 중에서 침전되거나 지하수로부터 생성된 것으로 확인된다. 고비사막으로부터의 황사의 이동은 시베리아나 남부 몽골에서 형성된 냉기류 전선에 수반된 강한 바람에 의해 이뤄진다. 사막의 먼지들은 난기류에 실려 동남쪽으로 이동하다 우선 황하 지역과 북중국 지역에 가라앉고, 그 일부는 한반도와 일본열도에까지 영향을 미친다.

3) 풍화환경, 모암의 종류 등이 황토 발달 결정

　기본적으로 황토를 구성하는 물질은 주변 기반암(基盤岩)의 풍화 산물이 아니라 주로 중생대 및 신생대 쇄설성(碎屑性) 퇴적암으로 구성된 중국 북부의 고비사막으로부터 대기의 상층기류에 의해 운반돼 퇴적된 것이다.

　결국 한반도 황토의 일부는 주로 봄철에 중국으로부터 날아온 황사(黃砂)가 땅 위에 오랫동안 쌓인 것이다. 그러나 우리나라에는 그 양이 비교적 적게 날아오기 때문에 황토층을 이루지 못하고 지표에 얇게 쌓여 있다가 대부분 빗물에 씻겨 나간다. 한반도의 황토층이 중국에 비해 규모가 작은 것도 그 때문이다. 황토의 형성 비밀은 결국 토양의 형성 과정과도 밀접하게 관련돼 있다. 일반적으로 지구 표면의 지각을 구성하는 암석들은 빗물 및 지하수와 끊임없이 반응하여 부슬부슬하게 되고 마지막에는 토양을 만들게 된다. 이것이 풍화작용이다. 풍화작용은 특히 산성비에 의해 그 속도가 더욱 빨라진다. 풍화작용은 단순히 암석을 부서지게 하는 것만이 아니라 암석을 구성하는 광물들을 입자의 변두리로부터 용해시켜 마지막에는 암석 전체를 용해시켜 버린다. 또 용해된 용액으로부터 광물(주로 점토광물)이 새로이 침전된다. 결국 암석의 풍화가 오랫동안 계속되면서 단단한 암석의 점토광물이 많은 새로운 광물 집합체로 변하는 것이다. 암석이 풍화되는 동안 지질에서 자라는 식물도 풍화작용에 관여한다. 결국 토양에는 그 상부에 유기물을 다량 함유하는 검은 색깔의 표층이 덮고 있고 그 아래 엷은 색의 용탈대를 거쳐 주로 철분이 많이 잔류하는 다공질의 붉은색을 띤 토양층이 존재한다. 그 아래에는 다시 황색 또는 황갈색을 띤 치밀한 토양층이 있고 그 밑에는 기반암의 조직을 지닌 부슬부슬한 토양층이 존재한다. 최상부의 유기물대를 제외하면 대체로 황색 또는 황갈색, 적색을 띠는 것이다. 우리나라에서는 황색 또는 황갈색을 띤 토양을 보통 '황토'라고 부른다. 암석의 풍화작용에 의해 만들어지는 이러한 풍화단면 또는 토양단면의 구조는 모암의 종류·기후·지형·식생 등에 따라 다소 다르게 나타난다. 서해안 지역의 노년기 지형에 발달한 토양은 일반적으로 그 깊이가 깊지만 동부의 산악지형에서는 토양의 발달이 대단히 빈약하다. 또한 토양은 깊게 발달되어 있더라도 황토층은 거의 발달하지 않은 곳도 많다. 예를 들면 우리나라에서 흔히 볼 수 있는 화강암이나 변성암 지역이라 하더라도 서부의 해안 지방에는 깊은 곳까지 풍화가 이루어져 황토의 발달이 양호하지만 동부의 고산지대에는 황토층의 발달이 미약하다. 황토의 발달 정도는 결국 풍화 환경과 밀접히 연관되어 있으며 또한 모암의 종류나 구성광물 및 화학 조성과 밀접한 관계가 있다. 똑같은 환경하에 있어도 암석의 구성광물이 어떠하냐에 따라 서로 다른 토양이 만들어진다. 철분을 소량 또는 거의 함유하지 않은 하동～산청 지역의 화강암은 풍화작용에 의하여 상부에 황토, 하부에 백색의 고령토를 생성시켰지만 같은 지역에 있는 화강암질 편마암은 철분이 너무 많이 함유되어 저질의 황토만을 생성시켰다. 화강암 지역의 경우에도 강화도나 전남 서해안 지역에는 양질의 황토가 생성되어 있다. 그러나 경상남북도나 강원도 지역에서는 황토의 발달이 빈약하고 소위 풍화의 최하부층에 해당하는 '마사'가 크게 발달했다.

4) 산화철 광물이 황토의 색깔을 결정

우리나라의 황토는 토양의 발달 단계에 따라 광물 조성이 서로 다르게 나타난다. 황토는 보통 황색이나 황갈색을 띠지만 물에 젖으면 좀 더 진한 색깔을 띤다. 그 차이는 황토에 들어 있는 산화철 광물의 종류와 양에 따른 것이다. 보통 황색과 갈색은 침철석(goethite)에 의해 나타나며, 황갈색은 레피도크로사이트(lepidocrosite), 붉은색은 적철석(hematite)에 의해 생기는 것이다. 예컨대 하동~산청의 고령토 광산 지역에서 나오는 지표의 적갈색토에는 적철석과 침철석이 풍부하고, 소위 분홍색 고령토도 적철석에 의한 색깔이다. 그러나 토양에 존재하는 산화철 광물은 입도(粒度)에 따라 색깔이 다르게 나타나기도 한다. 예를 들면 침철석이 1~2㎛의 입자일 때는 황색이지만 0.2㎛ 이하일 때는 암갈색을 띤다. 또한 입자들이 치밀하게 집합하여 있으면 검은색을 띠며 적철석도 검은색을 띤다. 레피도크로사이트도 0.5㎛의 입도일 때는 적황색을 띠고 0.1㎛ 이하일 때는 붉은색을 띤다. 토양의 색을 검붉게 만드는 광물로는 적철석 외에 페리하이드라이트(ferrihydrite)·페록시하이트(feroxyhite) 등이 있고 황색을 띠게 하는 광물로는 침철석 외에 슈베르트마나이트(schwertmanaite)·자로사이트(jarosite)가 있다. 태백시 지역의 탄광 폐수로부터 침전되는 황색 물질이 슈베르트마나이트와 페리하이드라이트라는 광물이다. 자로사이트는 산성비와도 관련이 있는데 김해평야의 토양에서 종종 관찰된다.

　황토의 색은 그 속에 들어 있는 산화철 광물의 종류에 따라 결정되지만 산화철 광물의 종류를 결정하는 것은 토양 단면에서의 산화 상태와 관련이 있다. 산소의 유통이 용이한 지표 근처의 토양에는 침철석·적철석·레피도크로사이트·페리하이드라이트가 생성되며 철분의 이동이 나타나지 않는다.

　황토의 색을 좌우하는 것은 주로 산화철 광물이지만 그 함량은 극소량이며 황토의 주 구성광물은 점토광물과 석영·장석 등이다. 성분으로 볼 때 주로 석영이 50% 이상을 차지한다. 그 나머지가 점토광물과 방해석·중사광물 등이다.

석영과 장석은 토양의 진화 단계에 따라 그 함량도 변한다. 본래 원암에 석영과 장석이 함유되어 있었다 하더라도 오랜 기간의 토양화 작용을 받으면 석영과 장석이 모두 용해·유출되어 알루미늄 광물(점토광물)과 산화철 광물만이 남게 된다. 황토의 성질은 황토에 함유되어 있는 점토광물의 종류에 의해 결정되며 황토를 구성하는 점토광물의 종류는 황토가 형성된 지질환경과 수문환경, 지형 및 기후 등에 의하여 결정된다. 식생도 황토의 생성에 영향을 준다. 황토를 구성하는 점토광물로는 캐올리나이트·할로이사이트·일라이트·질석·녹니석 등이 대부분이다.

황토의 발달이 빈약하고 소위 풍화의 최하부층에 해당하는 '마사'가 크게 발달했다.

5) 地下水와 산성비 정화기능

과거부터 황토는 각종 건강요법에 이용됐고 최근에도 황토의 효능과 관련된 제품들이 쏟아져 나오고 있다. 황토란 무엇이기에 이러한 효능이 있는 것일까. 과연 과학적 근거는 있는 것인가. 대부분의 과학자들은 이에 대한 뚜렷한 해답을 내놓지 못하고 있다.

그러나 학자들은 광물학, 특히 환경광물학을 연구하면서 그 실마리를 얻을 수 있었다. 광물이 지닌 각종 성질에 대한 연구에서 이러한 이야기는 결코 낯선 이야기가 아닌 것이다. 환경광물학은 광물학 분야에서 특히 새로운 연구 분야로서 우리 자연환경에서 각종 광물들의 산출상태·성질·생성원리 및 인간의 건강에 미치는 영향 등을 연구하는 학문이다.

황토는 위에서 설명한 바와 같이 각종 점토광물, 산화철 및 석영·장석으로 구성되어 있다. 따라서 황토를 구성하는 이들 광물의 성질을 밝힘으로써 황토가 가진 특성을 해석해낼 수 있는 것이다. 황토에 각종 건강효과가 있는 것은 바로 이들 구성광물들의 독특한 성질 때문이다. 황토의 주 구성광물인 점토광물과 산화철광물의 성질을 살펴보자.

점토광물에는 여러 가지 종류가 있어서 그 성질이 다소 다르지만 일반적으로 이온교환 성질이 있다. 어떤 양이온 성분이 녹아 있는 용액에 점토광물, 즉 황토를 넣으면 점토광물의 결정구조 내에 존재하던 양이온과 물에 녹아 있는 양이온 간에 치환이 일어난다. 예를 들어 물에 중금속이나 방사성 물질이 녹아 있는 경우에도 스멕타이트나 제올라이트 같은 광물을 물에 넣으면 중금속과 방사성 핵종이 점토광물에 흡착되어 중금속이 없는 물이 된다.

점토광물은 또한 유기물과도 반응하기 때문에 머드팩(mud-pack)처럼 황토를 얼굴에 바르면 점토광물들이 피부에 있는 기름 등 유기물을 빨아들여 점토-유기물 복합체를 만든다. 지장수는 극히 미세한 점토광물이 물에 분산되어 있는 현탁액이기 때문에 이 물로 세수하면 현탁액의 미세한 점토가 피부에 있는 지방 등 노폐물을 흡수해 피부가 탄력을 갖게 된다. 황토 온천, 황토목욕의 효능도 이러한 원리에 근거를 두고 있다. 점토광물은 일반적으로 물을 함유하고 있지만 습도의 변화에 따라 점토광물이 가지고 있는 물분자를 방출하기도 하고 흡수하기도 하는 성질이 있다. 그래서 황토를 건물 내벽에 시공하면 방 안 공기의 습도를 자동으로 조절하며 방바닥에 시공할 경우에는 열을 받으면 원적외선을 방출해 건강에 도움을 준다. 황토는 산화철광물에 의하여 황색 또는 붉은색을 띠는 것이 특징인데 황색 또는 붉은색을 띠지 않는 백토와는 어떤 점이 다른가. 백토는 이상에서 설명한 점토광물의 성질을 다소 가지고 있지만 산화철광물이 없기 때문에 산화철 광물의 기능이 없는 셈이다.

산화철광물은 우리가 산을 오르다 쉽게 볼 수 있다. 표면이 붉은 색깔로 물들어 있는 바위들이 그것이다. 강원도 태백시의 탄광지대에 가보면 폐광의 갱도에서 골짜기로 흘러내리는 계곡물도 대부분 황색 또는 갈색의 침전물들로 얼룩져 있다. 또 토양 단면에서도 토양이 황색·황갈색·적갈색으로 물들어 황토가 만들어지는 것을 볼 수 있는데 이렇게 만드는 것이 주로 산화철광물이다. 그래서 이 산화철광물들을 보통 환경오염물질로 취급한다. 그러나 산화철광물(주로 침철석·페리하이드라이트·적철석으로 구성됨)에 의한 환경의 착색이 보기에는 다소 아름답지 못하더라도 주위에 존재하는 중금속이나 방사성 물질을 흡수하는 성질을 띠고 있다. 이와 같이 황토는 암석이 풍화될 때 생성되는 중금속 같은 유해물질을 잡아두는 역할을 하기 때문에 지하로 흘러 들어가는 지하수를 정화하는 성질이 있다. 또한 최근 들어 문제가 되는 산성비도 토양층을 지나는 동안 토양 및 암석구성 광물들과 반응하면서 중화되는 것으로 밝혀졌다. 황토는 결국 자연환경을 정화하고 인간의 건강을 증진시키는 기능이 있기 때문에 우리가 잘 보존하고 이를 효과적으로 이용해야 할 중요한 자원이다.

4. 황토와 우리 민족 역사와의 관계

황토는 우리 민족의 문화·역사와 깊은 연관을 맺고 있다. 선조들은 황토를 단순한 흙의 범주를 뛰어넘어 주거와 식생활에까지 이용했고 건강요법으로도 활용해 왔다. 넓게 보면 인류문화의 발생과 발전도 황토와 밀접하게 관련되어 있다. 이른바 세계 4대 문명 발상지도 황토 분포지와 연관돼 있다. 황토의 주요 분포지는 북위 22~55도 사이에 위치하는데 세계 문명의 발상지인 인더스·황하·메소포타미아·이집트가 여기에 해당하며 우리나라도 이 지역에 포함된다. 우리나라에서는 옛날부터 황토를 이용해 흙집을 짓고 살아왔으며 황토에 농작물을 경작했다. 황토로 그릇을 굽고, 각종 질병 치료에도 활용했다. 최근에는 건축재료와 양어장 정화제, 적조 제거, 가축사료 첨가제, 황토방, 황토침대 등 용도가 더 다양해졌다.

황토는 조선시대에는 질병 치료용으로 사용한 기록이 있다. ≪산해경≫에는 특히 소나 말의 질병이나 옴과 종기를 낫게 하는 데 황토요법이 사용됐다. ≪본초강목≫과 ≪향약집성방≫에는 아궁이 속의 흙을 부인의 어지러움이나 토혈·중풍 치료제로 썼다는 기록이 있다. ≪왕실양명술≫에도 임금의 병을 치료하는 데 황토방을 사용하였으며 세종·세조 임금은 왕과 왕자들이 피로할 때 쉴 수 있도록 3평가량의 황토방을 궁 안에 만들어 일종의 '피로회복실'로 사용하게 했다. 황토는 상사병의 치료에도 효력이 있어서 강화도령 철종 임금이 고향에 두고 온 첫사랑을 못 잊어 상사병에 시달릴 때 황토방에서 요양했다는 기록이 있다.

민간에서도 상사병을 앓고 있는 사람에게 황토를 은단처럼 만들어 먹였다고 한다. 이 밖에 복어의 독을 없애는 데도 황토가 이용됐다. 복어를 먹고 죽어가는 사람을 오동잎·비파잎·뽕잎·박하잎 등을 바닥에 깐 뒤 거기에 눕히고 황토로 몸을 덮어 하룻밤을 지내게 하면 치료되었다고 한다. 태종 때 함경도에서는 흉년이 들어 먹을 것이 부족하자 사람들이 진흙으로 떡을 만들어 먹고 기근을 면했으며 또 선조 때의 대기근에서도 황해도 봉산 땅에서 부드러운 진흙 70%에 싸라기 30%를 섞어 떡을 만들어 먹었다는 기록이 있다. 황토는 화상 치료에도 특효를 발휘했다. 온몸에 중화상을 입은 사람은 얼굴을 제외한 몸 전체를 땅에 묻고 황토수를 먹이면 화상이 치료됐다. 이 밖에도 황토를 이용한 건강요법으로는 지장수요법·욕법·목욕법·찜질요법·마사지요법 등이 있다. 지장수요법은 황토를 잘 걸러 고형물을 가라앉게 한 뒤 위쪽의 맑은 물로 눈에 눈곱이 끼거나 가벼운 안질에 걸렸을 경우 눈을 씻으면 효험을 보았고, 이 물로 세면하면 피부에 좋다고 한다. 황토욕법은 야산에서 흙을 약 1m 정도 판 후 그 안에 들어가 목만 내놓은 채 흙으로 온몸을 덮고 휴식을 취하는 방법이다. 황토욕은 온몸의 독을 제거한다고 한다. 황토목욕법은 무명 자루에 황토를 두 되가량 담아 묶은 뒤 이것을 섭씨 30~40℃ 정도의 물이 담긴 욕조에 넣으면 물이 노란색을 띤다. 이 물에 15분 정도 몸을 담그면 몸속의 노폐물이 제거되고 피부미용에 효과가 있다는 것이다. 황토찜질요법은 황토를 무명 자루에 넣어 아랫목에 묻어두었다가 자루가 뜨거워졌을 때 이것을 팔다리 등 아픈 부위에 갖다 대거나 베고 있으면 몸이 가벼워지고 감기에 걸렸을 경우, 황토 자루를 등에 대고 하룻밤 자고 나면 몸이 가벼워진다고 한다. 황토 마사지요법은 길이 7㎝ 정도 되는 작은 가제 주머니에 죽염·황토·레몬즙 등을 섞어 반죽한 것을 넣는다. 세수한 직후 이 주머니를 얼굴 군데군데에 대고 꾹꾹 눌러주었다가 피부에 흙의 촉감이 느껴질 때 떼어낸다. 이 미용법은 피부가 매끈해지는 효과가 있다. 지장수를 이용해도 같은 효과가 있다. 최근 인기를 끌고 있는 황토방은 옛날 시골의 황토온돌방에서 지혜를 얻은 것으로 황토를 간 방바닥을 따뜻하게 가열하여 그 위에 누워 있으면 황토로부터 원적외선이 나와 피부와 건강에 좋다. 똑같은 원리를 이용하여 최근에는 황토담요까지 제조되고 있으며 전기장치로 가열하여 그 위에 누워 있으면 여기서 나오는 원적외선 때문에 건강에 좋다.

5. 황토의 전망

최근 들어 황토침대와 한증막이 각광을 받는 등 황토에 대한 연구와 관심이 급증하고 있으며 앞으로 황토는 우리의 생활에 적용되어 큰 효력을 발휘할 것으로 전망된다. 또한 환경 면에서 농약으로 오염된 토양의 지력을 회복하고 지장수를 가정에서 이용하여 하천을 맑게 하는 방법도 모색되어야 할 것이다.

1) 세계 속의 황토 이야기

인더스, 황하, 메소포타미아, 이집트는 인류의 문화 발상지이다. 그러나 세계 4대 문명의 발상지가 모두 황토에서 시작되었다는 사실을 아는 사람은 많지 않다. 황토 이야기 두 번째에서는 세계의 문명 발상지와 황토의 연관성을 알아보아야 한다.

▶ 세계의 4대 문명지

세계의 4대 문명지는 황토대 위에서 시작되었다. 세계에서 가장 큰 황토 분포지는 북위 22~55도 사이에 있다. 이는 신기하게도 인더스, 황하, 메소포타미아, 이집트 세계 4대 문명 발상지와 일치하고 있다. 우리나라도 동일한 북위에 위치하고 있는데, 옛날 유적지들이 가장 많이 발견되는 곳이 황토지대임을 볼 때 문명의 발상지가 황토지대임을 알 수 있다.

▶ 고인돌과 미라

고인돌과 미라는 황토대에서 발견되었다. 고대 족장의 무덤 고인돌은 집단 주거 생활의 터이었던 것이다. 동북아 최대의 고인돌이 있는 전북 고창읍의 성 지대가 황토대 위에서 이루어졌음을 볼 때 선사시대의 주거 생활과 황토가 깊 은 연관이 있음을 알 수 있다. 또한 세계 왕족의 무덤으로서 불가사의라 불리 는 수천 년 전의 미라가 황토대에서 나타났다는 사실이 밝혀졌다고도 한다.

6. 문헌에 나오는 황토 이야기

1) 동의보감, 본초강목, 실용동의약학書 등의 고서에 기록된 황토

더위를 먹어서 죽게 된 자나 졸도한 자의 배꼽이나 가슴에 길가의 뜨거운 진토를 덮어주고 황토구덩이를 파서 그 속에 몸을 뉘어 놓으면 살아난다고 했 고, 음낭에 습양증이 있어서 땀이 날 때는 가래와 호미구멍에 낀 황토를 곱게 가루 내어 바른다고 한다. 천연두에는 황토가루를 아픈 곳에 발라주던 처방도 있었고 술을 빚을 때도 누룩이 담긴 항아리를 황토로 발라 밀봉함으로써 기를 보호하고 제독작용을 해 숙성이 잘되도록 했다고 하며 절인 김치를 보관할 때 도 항아리를 황토로 봉했다고 전한다. 옛날 사람들은 1년에 1~2회 몸속에 있 는 독을 빼기 위해 황토목욕법도 활용했다고 하고 세종과 세조 임금 시절에는 관절염, 요통, 허약체질, 부인병 치료를 위해 황토목욕과 황토방요법으로 큰 효과를 보았고 변비·숙변 제거에도 황토 염욕법이라는 민간요법을 사용했으며 전통선가의 수련비전에도 황토요법이 소개되고 있다고 한다. 옛 선인들은 황토를 늘 몸에 지니고 다니면서 구도생활을 했고 좌선할 때는 황토를 바닥에 깔아 기를 받았다고 하며 짐승들도 본능적으로 황토의 제독 항균작용과 지혈 응고작용을 알아 위기를 극복하는 치료제로 황토를 사용한다고 한다. 황실양명술에는 뒷날 세상 사람을 널리 구하는 데는 황토가 큰 힘을 발휘할 것이라고 예언했다고 한다.

좀 더 자세한 문헌 내용은 다음과 같다.

▶ 동의보감: 독이 없으며 설사와 이질, 열독으로 인한 배 속 통증, 야채 독소와 말고기 독과 간중독을 치료한다.

▶ 성호사설Ⅱ(만물문) 토이(土異)편: 정산 어느 지방 골짜기에 이상한 흙이 있는데, 토인들이 그 흙을 파다가 음식을 만들되, 쌀가루 한 말에 흙 다섯 되씩을 섞어서 떡을 만든다 한다. 어떤 이가 가져와서 나에게 보이는데, 복령(茯笭)처럼 하얗고 매우 진기가 있었다. 씹어보니 조금 흙냄새가 났지만 음식을 만들 만한 것이었다.

▶ 이수광의 지봉유설: 신라 태종 4년에 화산이 터져 불을 뿜은 지 3년이 지나 멎었다고 한다. 그때 분화로 무너진 산에서 바위가 부서져 쌀이 되었다고 하는데, 마치 진짜 쌀과 같았다고 한다.

▶ 질병치료에 효험을 보인 황토－산해경(山海經): 산해경에 기록되어 있는 황토는 대체로 질병치료에 효험을 보이는 것으로 묘사되어 있다. 특히 소나 말의 질병치료나 옴과 종기를 낫게 하는 데에 황토요법의 사용법이 기록되어 있다. 또한 산해경에서는 흙을 생과 사의 매개물로 다루어 황토수를 죽지 않는 물로 비유하고 있다.

▶ 복룡간의 효능 - 본초강목(本草綱目), 향약집성방(鄕藥集成方): 중국과 우리나라의 종합의학사전 본초강목, 향약집성방에는 복룡간의 효험을 중요시하고 있다. 복룡간은 아궁이 속의 흙을 말하며 이는 부인의 어지러움이나 토혈 및 중풍 치료제로 쓰였다. 아궁이에서 주방 일을 하던 옛날 여인들에게 암이나 기타 질병이 없었던 것도 복룡의 효험 때문으로 보고 있다.

▶ 임금님의 병을 치료하는 황토방 - 왕실양명술(王室養命術): 왕실의 비전 양명술에는 뒷날 세상 사람들을 구하는 데 황토가 큰 힘을 발휘할 것이라고 예언하고 있다. 특히 온천을 개발하여 눈병 등을 치료했던 세종, 세조 임금은 황토를 민간에 알리게 했으며, 왕과 왕자들이 피로할 때 쉴 수 있도록 3평 정도의 황토방을 궁내에 만들어 피로회복실로 사용했다고 한다. 황토는 상사병의 치료제로도 효력을 발휘했는데, 강화도령 철종 임금이 고향에 두고 온 첫사랑을 못 잊어 상사병에 시달렸을 때도 황토방에서 요양을 했다고 기록되어 있다. 민간에서는 상사병을 앓고 있는 사람에게 황토를 은단처럼 작게 만들어서 먹였다고 한다.

▶ 《향약집성방》에 의하면 여름철 땀띠가 날 때 황토를 가루로 내어 바르면 낫는다. 또 배와 명치가 아플 때 황토를 뜨겁게 하여 천에 싸서 찜질을 하면 곧바로 낫는다고 되어 있다. 황토 원적외선의 기를 받으면 산후통, 질병 등에 탁월한 효과가 있다고 한다.

▶ 《본초강목》과 《동의보감》에 의하면 땅의 기운을 지닌 황토온돌방에 솔잎을 깔고 자면 당뇨병, 고혈압, 중풍에 탁월한 효능이 있으며, 약쑥을 깔고 자면 산후부인병, 위장병, 비만, 빈혈 등에 효과가 있고 오늘날 냉과 지기의 부족으로 발생하는 냉증, 신경통, 관절염 등에 효과가 있다고 밝히고 있다.

▶ ≪명의별록≫에 의하면 황토는 독이 없으며, 폐, 비장, 방광에 좋은 영향을 끼치고 간에도 좋은 약 성분이 흡수된다. 또한 지혈, 어지러움, 경기, 설사에 잘 듣고 배 멀미나 특히 군살(비만)을 없애는 데 쓰였다. 기를 내려 살과 근육을 튼튼하게 했기에 강병술에서 항마군의 상비약이 되기도 하였으며 해독성이 가장 강하다고 했다.

▶ ≪신농본초경≫, ≪향약집성방≫, ≪동의보감≫에 의하면 흑운모의 특성은 달고 따뜻하다고 되어 있다. 맛이 달고, 기가 온화하며 비위를 안정시키고 조화롭게 하여 하혈을 멎게 하고 모든 독을 제거한다.

▶ ≪양청내관≫에 의하면 백운모는 특수 제조할 때 불로장생의 선약이 된다고 했다.

▶ 앤드루 토머스의 1971년판 『태고사의 수수께끼』 책에 의하면 17세기 말 중앙가열난방, 즉 온돌난방식이 발명된 후 완성된 것이 유럽식의 난방장치였다. 이런 유럽식의 난방장치 발명보다 약 4천 년이 앞선 고조선 시대와 부여, 마한, 진한, 변한 시대에 우리 조상들은 부엌 아궁이 속에 구들을 놓아 구들 속을 순환하는 뜨거운 공기에 의해 방을 덥게 하는 황토방을 발명하고 영하 25도 이상의 혹한 속에서도 따뜻한 황토방 생활을 영위했다.

▶ 야사에 의하면 조선개국 초기 정도전은 계룡산에 양질의 운모가 다량으로 출토되어 왕도로 정하면 강군을 양병하고 백성이 건강할 수 있다는 이유를 들어 서울을 새 도읍지로 이성계에게 주청했다고 한다.

▶ 궁중 비법 이원섭의 왕실양명술에 의하면 세종대왕이 궁궐 안에 황토 움집을 세 곳에 지어 이용하면서 백성들도 이용하도록 하였다는 기록이 있으며, 조선 말 강화도령이 임금이 된 후에 고향에 두고 온 첫사랑이 그리

워 상사병에 시달리자 내시들이 궁중에 3평 정도의 황토집을 만들고 방안에 쑥이나 솔잎을 넣어 불을 지펴 병을 치료했다고 전하고 있다. 실제로 민간에서도 상사병을 앓고 있는 사람에게는 황토를 은단처럼 작게 만들어서 먹였다고 한다.

▶ 조선 중기의 학자인 오주 이규경이 남긴 문집에 보면 고려 중기 고관들 집에서는 황토집을 만들어 방바닥에는 송판을 깔고 화로를 들여놓았는데 나이가 많은 노재상이나 병자들이 섭생, 치병을 위해 그곳에서 겨울을 보내기도 했다는 구절이 있다.

▶ ≪본초강목≫에 의하면 황토는 고기독, 열독, 아랫배 통증 및 식중독 치료에 사용되었다고 쓰여 있다. 특히 아궁이 속에 오래 묵은 황토로 만든 복룡간은 각종 출혈 체증 및 구토 등에 쓰였다고 기록되어 있다.

▶ ≪산해경≫에 의하면 인체의 암이나 종기 등 기타 유해한 세포들을 흙 속의 효소인 프로테아제가 분해, 해독시켜 주고 몸을 정화시켜 주는 기능을 한다고 기록되어 있다.

▶ ≪조선실록≫에 보면 조선시대에는 임금을 위해 초가지붕으로 된 황토방을 별채로 지어 놓았다고 한다. 특히 광해군은 대궐 안 어수당 부근에 3평 정도의 황토 밀실을 지어 놓고 늘 이곳에서 지냈는데 어느새 지병인 종기 등이 나았고 그때부터 황토방이 광해군의 건강을 위한 휴게소로 사용되었다는 기록이 있다.

▶ 이 밖에도 보릿고개를 넘길 때부터 흙으로 식량을 대체하여 사용한 강원도 영월, 전북 장수, 경기도 양평 지방에서는 오늘날에도 흙으로 만든 음식을 별미로 즐겨 먹고 있다. 이 지방 뒷산에서 파낸 백토를 밀가루와 6 : 4의 비율로 반죽한 흙 떡으로 송편, 인절미, 국수, 빈대떡 등을 만들

어 먹는다.

▶ 고려시대 고종 28년에 나온 이규보의 ≪동국이상국집(東國李相國集)≫ 제21권 수록: 이상국은 자기 아들이 집 후원에다 마치 분묘 같은 모양으로 토실(土室)을 지은 것을 보고 이상하게 여겼다. 그래서 왜 집 안에다 분묘를 지었느냐고 물었다. 그러자 아들이 대답했다. "이것은 분묘가 아니라 흙집입니다. 이 집은 겨울철에는 화초와 호박을 얼지 않도록 보관하는 데 좋습니다. 또 땅속 깊이 파서 만든 집이기 때문에 이 안에서 아녀자들이 길쌈하기 좋습니다. 아무리 매서운 추위가 몰아치는 날이라도 이 안에 들어가 있으면 흙의 온기가 마치 봄날 같아 손이 얼어터지지 않으니 여러모로 좋습니다." 이 기록으로 보자면 고려시대에 황토집이 지어졌음을 짐작할 수 있다. 그리고 황토집이 겨울철 추위를 막고 여름철 더위를 피하는 적합한 집으로 인식되었다는 것을 알 수 있다.

▶ **조선시대의 기록 1: 조선 중기의 학자 이규경 문집**

고려 중기에 고관들이 한두 칸씩의 황토집을 만들었다고 한다. 나이가 많은 재상이나 병자들이 휴식을 취하고 병을 다스리는 곳으로 황토집을 이용했다고 한다. 황토집을 만들어서 방바닥에 소나무 판자를 깔고 화로를 들여놓아 겨울을 보내기도 했다는 것이다.

▶ **조선시대의 기록 2: 광해군**

조선시대에는 궁중에 임금을 위한 황토방을 따로 마련했다고 한다. 이재우 낭청내관에 따르면, 광해군 때 대궐 안 어수당 부근에 세 평 정도의 황토 밀실을 지어놓았다는 것이다. 그런데 그 유래가 재미있다. 광해군은 술래잡기를 좋아했던 모양이다. 광해군이 궁중 아무 데나 숨어서 자신을 찾아보라고 하는 바람에 궁중 내시들이 애를 먹었다. 결국 광해군의 술

래놀이를 위해 궁중에 초가지붕의 황토방을 꾸몄다. 광해군은 늘 이 황토방에서 놀았는데, 어느새 지병인 종기 등이 다 나은 것을 알았다. 그때부터 황토방이 광해군의 건강을 위한 휴게소로 사용되었다고 한다.

▶ **조선시대의 기록 3: 철종**

강화도령 철종이 임금이 된 후의 일이다. 고향에 두고 온 첫사랑이 그리워 상사병에 시달리자 내시들이 황토방 밀실을 만들어 요양시켰다고 한다. 실제로 민간에서도 상사병을 앓고 있는 사람에게는 황토를 은단처럼 작게 만들어서 먹였다. 이러한 사실은 최근 MBC TV <실험 쇼! 쇼!>라는 프로그램에서 실제 실험을 통해 효능을 입증해 방영하였다.

  ▶ 의림찬요: 음양을 조화시키고 모든 독을 풀어주며 어혈을 제거하고 상처를 낫게 한다.

  ▶ 본초재신: 식욕을 돋우고 비장을 튼튼히 하며 소화를 촉진시키고 습을 제거하고 소화기를 튼튼히 한다.

▶ **산림경제(山林經濟): 인조~숙종 홍만선(洪萬選 1643~1715) 著**

부엌을 만들 때엔 먼저 땅 표면의 흙을 다섯 치(15cm)쯤 파내고 그 아래의 깨끗한 향토에 향수(香水)를 섞어 반죽해 쓰면 대길(大吉)한다고 써 있는데 이와 같은 내용은 깨끗한 황토로 부엌을 만들어야 상서로운 기운이 감돈다는 뜻이다.

▶ **전을전(錢乙傳) - 유기가 쓴 의서**

전을이 송나라 임금의 아들 의국공(儀國公)의 소아경풍(小兒驚風)을 여러 의원들이 고치지 못한 것을 황토탕으로 고친 내용이 나온다. 황제가 어떻게 그런 처방을 할 수 있었냐는 질문에 전을은 이렇게 답했다. 무릇 흙은 물을 이기는 성질이 있으므로, 갈증이 심한 증세로 일어난 왕자의 병은 황토가 물을 다스려 풍을 퇴치시키는 이치 때문이라고 했다. 이로써 황토의 약성이 세상에 널리 알려졌고, 전을은 궁중의 의원으로 발탁되었다(우정 류도옥 著).

▶ 이견지(夷堅志) - 송나라 홍매(洪邁)가 지은 책

오소사는 큰 근심거리 병에 걸려서 수개월이 지났는데 몸이 야위고 파리해진 데다 음식을 먹을 때 목구멍에 음식이 넘어가자마자 수만의 벌레들이 일시에 몰려와서 공격하는 것같이 가렵고 통증이 와서 고통을 받고 있었다. 그래서 명의 장예(張銳)가 초청되어 갔다. 그는 환자의 증세를 살펴본 후, 환자에게 다음 날 아침 식사를 중지하라고 했다. 그리고 사람을 시켜 성 밖에서 10리 정도 떨어진 장소의 길가 황토를 파오도록 했다. 파온 흙을 온주 2되에다 반죽을 해서 작은 알갱이 백 개를 만들어 다음 날 이것을 먹게 했다. 잠시 후 환자는 배에서 참기 어려운 통증이 일어나 급하게 화장실로 가서 배설을 했다. 그 결과 천 마리 정도의 벌레가 나왔다. 그 벌레는 반 수 이상이 죽어 있었고, 나머지는 죽어가고 있었다. 이후 환자를 3일 정도 쉬게 하고 몸을 보(補)했더니 완전히 회복되었다. 오소사의 병은 전에 그가 전쟁에 나가서, 목이 말라 산골짜기의 물을 마셨는데 그때 기생충이 몸속으로 들어가서 피를 빨아먹고 번식했기 때문이었다. 장예는 그 환자의 뱃속에다 황토 기운을 넣어서 기생충을 일거에 쓸어낸 것이다.

▶ 과학사: 앤드루 토머스(Andrew Tomas)의 1971년 판『태고사의 수수께끼』내용 중 중앙가열난방, 즉 온돌 난방식이 17세기 말 발명되고 나서 완성된 것이 유럽식의 난방장치였다. 이런 유럽식의 난방장치 발명보다 약 4천 년이 앞선 고조선시대와 부여, 마한, 진한, 변한 시대에 우리 조

상들은 부엌 아궁이 속에 구들을 놓아 그 속을 순환하는 뜨거운 공기(연기)에 의해 방을 난방하는 황토방을 발명하고 영하 25℃ 이상의 혹한 속에서도 따뜻한 황토방 생활을 영위했다고 한다.

▶ 야사(野史): 조건 개국 초기 정도전(삼봉)이 계룡산에 양질의 운모가 다량으로 출토되어 왕도로 정하면 강군(强軍)을 양병하고 백성이 건강할 수 있다는 이유로 계룡산으로 왕도를 정하자고 이성계에 주청했다는 것이다.

▶ ≪본초강목≫ 〈토부(土部)〉에 소개된 짧은 처방상식들

첫째, 어린아이는 흙을 먹는 버릇이 있는데, 이를 막는 데는 황토 한 덩어리를 갈아서 진하게 끓인 황련탕(黃連湯)을 마시게 하면 고쳐진다.

둘째, 어린아이가 경풍(驚風)으로 전신이 검어질 때는 급히 집으로 옮겨 누이고 황토 한 사발을 갈아서 오래된 초(醋) 한 종발을 넣어 불에 볶아 천에 싼 후 따뜻하게 다리에 붙여 찌르는 듯 자극을 주는 것이 묘방이다.

셋째, 갑작스러운 시력 상실이 왔을 때는 황토를 물에 개어서 그 물이 맑아지면 물로 눈을 씻는다.

넷째, 소나 말의 상한 간(肝)에는 독이 있다. 이것을 잘못 먹어 독이 퍼지면, 황토 3되를 끓여서 맑게 한 후 한 되를 먹으면 치료된다.

다섯째, 높은 곳에서 추락하거나 나무나 돌에 걸려 낙마하고, 차에 부딪혀 피가 응고되며 기절하여 빈사상태인 사람 등은 황토 5되를 열에 달구어 천으로 포개어 싼 것을 2개 만들어 마른 기와에 얹고 상처에다 다림질하듯 누른다. 너무 과열하여 살을 상하게 하면 안 된다.

여섯째, 장창(杖瘡)이 쉽게 아물지 않은 데는 마른 황토가루를 어린아이 오줌에 갠 것에다 계란 흰자를 섞어 상처에 바른다. 마르면 더운 물로

씻어 주고 다시 바른다. 상처의 푸른색이 살색으로 되돌아올 때까지 수십 회 바른다.

일곱째, 뜨거운 탕물[湯]에 상처를 입은 데는 식초에 황토를 반죽해서 상처에 붙인다.

여덟째, 토사곽란, 비위(脾胃)가 습(濕)한 증세에는 동벽토를 가루로 만들어 깨끗한 물에 풀어놓고 물이 맑아지면 먹는다. 약독(藥毒)으로 빈사 상태가 되었을 때도 이 물 3되를 마시게 하면 잠시 후 깨어난다.

아홉째, 항문이 빠져나오는 증세에도 동벽토를 갈아서 먹이면 좋다.

열째, 땀띠가 돋아난 데도 동벽토를 곱게 갈아서 바르면 낫는다.

열한째, 여러 가지 악창(惡瘡)에도 동쪽 토담의 흙(동벽토)과 대황(大黃)을 약간 갈아서 우물물에 타서 바르면 낫는다.

열두째, 동벽토는 옷에 묻은 때도 제거해 주는데, 석회나 곱돌보다 낫다. 이외에도 여러 처방들이 있다.

※ 모든 약에 중독된 것, 고기에 중독된 것, 입이 벌어지지 않은 조피열매에 중독된 것, 버섯에 중독된 것을 푼다(본초).

※ 소와 말의 고기나 간을 먹고 중독된 것도 푼다(본초).

※ 땅 위에서 밑으로 3자 깊이까지의 흙은 다 거름[糞]이라고 하고 3자 깊이 아래에 있는 것을 흙이라고 한다. 위에 있는 나쁜 것을 버리고 다른 물이 스며들지 않은 흙을 참흙[眞土]이라고 한다(본초).

※ 땅은 만물의 독을 빨아들인다. 그러므로 옹저(癰疽), 발배(發背), 갑자기 생긴 병, 급황(急黃)과 열이 성한 것을 치료한다.

2) 문헌으로 본 인체에 유익한 황토

① 고혈: 황토(黃土)는 신진대사의 촉진을 도와줄 뿐만 아니라 혈액의 순환을 촉진시켜 주므로 고혈압엔 물론 지압에 매우 좋은 치료효과를 갖고 있다.

② 암: (山海京 중에서) 인체의 암이나 종기 등 기타 유해한 세포들을 흙 속의 효소인 프로테아제가 분해하여 해독시켜 주고 몸을 정화시켜 주는 기능을 한다.

③ 성인병: [향약집성방(鄕藥集成方) 중에서] 황토(黃土)의 원적외선 기(氣)를 받으면 혈액순환을 원활하게 하여 몸을 따뜻하게 해주며 통증을 완화시켜 준다. 또한 숙면을 도와 늘 상쾌한 아침을 만들어줄 것이다. 요통, 어깨 결림, 관절통 등에 탁월한 효능이 있다.

④ 환자나 노인: [동의보감(東醫寶鑑), 본초강목(本草綱目) 중에서] 집안에 나이 드신 부모님을 모시고 있는 분은 황토(黃土)로 집을 지으시면 환자들의 치료 효과가 빨라지고 수술 후의 통증이 완화되며 노인들의 잔병, 신경통, 관절통에 좋다는 민간요법도 있다.

⑤ 스트레스나 과로: [양명술(陽名術) 중에서] 왕실의 양명술에는 세상을 구하는 데 큰 힘을 발휘할 것이라고 예언했으며, 왕과 손자들이 피로할 때 황토집을 지어 피로회복실로 만들어줄 만큼 황토는 피로한 분들에게 매우 효과적인 건강주택이다.

⑥ 수험생: 밤늦게까지 공부하는 수험생들의 피로회복에 탁월하다. 특히 3~4시간 정도의 취침만으로도 숙면의 효과를 볼 수 있다.

⑦ 당뇨병: [동의보감(東醫寶鑑), 본초강목(本草綱目) 중에서] 黃土는 오장
   을 안정시킴으로써 당뇨가 있으신 분에 탁월한 효능을 발휘하며 몸의 균
   형을 맞추어주고 황토에 있는 각종 효소들이 분해되어 오랫동안 당뇨병
   을 앓아 오신 분이라도 호전되는 것을 경험할 수 있다.
⑧ 신생아: 황토(黃土)는 해충이나 곰팡이 세균의 서식을 억제하므로 쾌적한
   실내를 유지시켜 줄 뿐 아니라 성장발육을 도와주고 습도 조절이 뛰어나
   감기, 각종 질병을 예방할 수 있도록 도와준다.

7. 흙에 대하여

사람에게 있어 빼놓을 수 없는 것이 의식주(衣食住)이다. 그런데 그 의식주
라는 것이 결국은 흙에서부터 시작된다. 특히 원시시대일수록 인간은 흙에 기
대어 의식주를 해결했다. 먼저 '의(衣)생활'을 보면 아직 화학섬유가 발달하지
않았던 시절, 인간은 나뭇잎이나 식물의 줄기 등으로 옷을 대신했다. 그 식물
은 흙에서 생명을 틔워 성장한 것이다. 흙은 씨앗이나 뿌리를 뜨거운 햇볕이나
위험에서 보호하는 일을 하며 흙 속에 물을 저장하였다가 식물이 마실 수 있도
록 하고 영양분을 뿌리가 흡입하기 좋게 요리하였다가 공급해 주는 일도 한다.
흙은 이처럼 식물에게 생명을 제공하는 역할을 하며 인간이 옷의 재료로 쓰는
식물 역시 그 범주에 해당된다. 그러므로 의생활이 흙에 근거하고 있다 해도
지나친 말이 아닌 셈이다. 물론 섬유업이 눈부시게 발전한 현대에 와서도 사정
은 마찬가지로 이른바 화학섬유보다는 천연섬유가 인간에게 더 이롭다 하여 선

호되고 있는 것만 보아도 알 수 있다. 그 천연섬유라는 것이 곧 **흙**을 생명의 근원으로 한 것임은 변함없는 사실이다.

식(食)생활도 마찬가지다. 물론 해산물 등 우리가 섭취하는 모든 음식이 전부 흙에서 나는 것은 아니나 신토불이(身土不二)라는 말이 있듯 우리 땅에서 생산되는 쌀, 보리, 채소 등이야말로 우리의 최고 먹을거리이다. 더불어, 우리가 마시는 물도 흙에서 스며 흘러내린 것이다. 이미 우리 선조들은 신토불이를 하나의 사상으로 중히 여겨왔고 그만큼 우리 흙에 대한 경외심도 컸다. 그러기 때문에 제사 때면 흙을 정갈히 떠와 제상 앞에 두기도 하며 특히 민간요법의 한 재료로서 흙은 소중히 여겨왔다. 즉, 배탈이 나면 황토수를 마셨고, 독충에 물리면 황토를 발라 독을 뺐다. 이 같은 민간요법은 거의 모든 질병에 걸쳐 이루어졌다. 이것은 흙의 약성을 믿었기 때문이다. 우리의 흙은 그 안에 사람의 몸에 이로운 것들이 있다는 믿음 때문이다. 이처럼 흙은 우리가 먹고 마시는 음식의 원천이요, 약이었다. 오늘날에도 우리의 먹을거리는 여전히 흙에서 생산되는 것들이며, 이런 점에서 흙은 생명의 원천이다. 그런데 생명의 원천인 이 흙이 각종 공해로 썩어가고 있다. 도시에서 흘러오는 생활오수가 흙 속으로 스며들고 있다. 공장에서 나오는 폐수는 흙 속에 중금속을 축적시키고 있다. 또 썩지도 않을 생활폐기물들이 버려져 땅속에 쌓이고 있다. 흙이 하루가 다르게 병들고 있다. 그것은 곧 우리 생명을 병들게 하는 것이다. 따라서 우리 생명을 보존하기 위해서라도, 흙을 건강하게 보존하고 아껴야 한다. 그러니까 생명존중 사상은 곧 흙 경외사상과 통한다는 것을 잊지 말아야 한다. 한편 흙은 '주(住) 생활'에서도 절대적인 요소였다. 우리 조상들은 흙을 이겨 방의 바닥을 깔고, 천장을 이고 벽을 쳤다. 그것은 결코 원시적인 주거형태가 아니었다. 나름대로 경험에서 나온 지혜의 결정체였다. 흙이야말로 우리의 기후풍토에서 가장 알맞은 건축재였다. 흙은 여름에는 남태평양의 뜨거운 열대더위를 막아 주고, 겨울에는 시베리아의 차가운 한대 추위를 막아주는 이상적인 건축자재였다. 흙은 사계절 쾌적한 온도를 유지하고, 여름철의 습기를 흡수했다가 건조한 계절에 뿜어내준다. 또 흙 미립자 틈 속으로 바람도 들여 환풍도 해준다. 한마디로 흙은 여름은 시원하게, 겨울은 따뜻하게 하는 이상적인 건축자재이다. 뿐만 아니라 흙은 인체의 독을 제거하는 등 탁월한 약성을 가지고 있다. 그런 약성의 황토 속에서 생활함으로써 건강도 도모하였다. 그러나 현대사회에서는 도시와 농촌 할 것 없이 부(富)와 편리함 때문에 시멘트로 집을 지어 살고 있다. 아마도 흙집을 가난의 상징으로 여겼을 편견도 있었을 듯하다. 따라서 현재로서는 흙이 주생활의 원천이라고 말할 수는 없지만 흙이 우리 고유의 주생활의 근간이어서라기보다는 인체에 유익한 요소라는 점에서 흙집을 부활시키며, 생명의 원천으로서 흙이 제자리를 찾게 하고, 이로써 우리의 생명을 건강하게 유지시켜 나갈 수 있음을 확신한다.

1) 흙이란

흙이란 암석이 모래가 되어 기후, 생물, 지형, 시간이라는 다섯 가지 토양 생성인자의 상호작용에 의하여 지표면에 생성되는 자연체로서 육지에 서식하는 모든 생물들이 살아가는 데 필요한 장소와 영양을 제공하는 자연물을 말한다. 이 중에서 아열대 계절림과 아열대 다우림 등 낙엽활엽수림대의 갈색 살림토에서는 미생물과 토양물의 활발한 작용에 의하여 낙엽이 급속히 분해되어 무기물과 잘 혼합되므로 미세한 입상구조가 발달한 비옥한 암색의 표토가 형성된다.

이러한 갈색삼림토가 많이 분포하는 지대의 북쪽(서유럽), 북동쪽(북아메리카) 지역에 적황색토가 많이 생성되어 있으며 온난 기후대의 토양형을 이루고 있는 중국의 양쯔강 유역과 흑해 연안 등의 메밀 잣밤 나무, 떡갈나무를 주로 하는 조엽수림대에서는 황갈색과 적갈색 삼림토가 많이 형성되어 있는데 이러한 흙들을 모두 황토(loess)라 부른다. 흙은 그 색깔과 구성성분에 따라 황토, 홍토, 흑토, 백토 등으로 나누어지며 그 쓰임 또한 다양하다. 그 흙 중에서도 우리나라 어느 곳에서나 쉽게 찾을 수 있는 황토가 으뜸이라 할 수 있다.

2) 흙의 분류

▶ 개요

AASHTO(American Association of State Highway and Transportation Officials) 미국 공로국 1929년 발표, 여러 번 수정 후 '개정 PR법'으로 명칭이 정해졌으며 이는 도로 및 공항의 흙 분류에 이용된다. 이 방법은 입도, 액성한계 LL, 액성지수 LI, 군지수에 의해 흙을 A−1~A−7까지 7개의 그룹으로 분류하여 공학적으로 구분한다. 주로 도로 및 활주로 노상토 재료의 적부를 판단하기 위하여 제정된 방법으로 기초에는 적용하지 않는다.

▶ 흙의 그룹핑

① 대분류
− 0.075㎜ 체 통과율이 35%보다 작거나 같으면, 粒狀土

－0.075㎜ 체 통과율이 36%보다 크거나 같으면, 실트·점토

② 세분류: 입도분포, 애터버그 한계 및 群지수(GI)에 의하여 흙을 A-1부
터 A-7까지 7군으로 구분한다.

－A-1, A-2, A-3: 조립토

－A-4, A-5: 실트질토

－A-6, A-7: 점토질토

▶ 군지수(Group Index)

노상토의 적부 여부를 판정하는 지수로 지반의 PI, LL 등 인자로 결정하며 값이 클수록 노상토로서 부적당하다. GI는 0에서 20 사이의 정수로서 주로 도로 및 공항의 흙 분류에 이용하며 값이 클수록 공학적 특성은 불량하다. GI가 20 이상이 되면 아주 부적당한 경우에 해당한다.

$$GI = 0.2a + 0.005ac + 0.01bd$$

▶ 입자의 크기에 따른 흙의 분류

① 굵은 자갈

입자의 크기가 200~20㎜이며 암석의 물리적인 성질을 그대로 가지고 있다. 모난 형태와 심하게 풍화된 것들은 둥근 형태를 보인다.

② 잔자갈

입자의 크기가 20~2㎜이며 암석이나 굵은 자갈이 풍화작용을 통하여 형성된다. 형태는 모난 것과 거친 것 등 다양한 형태를 보인다.

③ 모래

크기가 2~0.06mm까지의 입자들을 말하며 보통 규산과 석영을 포함한다. 입자는 입자표면에 수막이 있어도 점착성이 없어 수축이나 팽창은 거의 없다.

④ 실트(Silt)

크기가 0.06~0.002mm 사이의 성분들을 말하며 암석이 풍화작용을 받아 가장 가늘게 분해될 수 있는 입자로 수분을 잘 흡수하므로 동결에 매우 약하다. **실트**(silt)란 모래보다 작고 점토보다 큰 토양입자이다. 지질학에서는 진흙(입경이 1/16mm 이하의 것) 중에서 점토(입경이 1/256mm 이하)보다 알갱이가 크고 성긴 것(입경 1/16~1/256mm)을 실트라고 부른다. 실트가 속성작용에 의해서 퇴적암이 된 것을 실트암(siltstone)이라고 한다.

⑤ 점토

입자로 크기가 0.002mm 이하의 성분을 말하며 입자들은 화학적인 구조와 물리적인 특성에 의하여 결합강도가 결정된다. [粘土] <명사> ≪지리≫ 흙의 한 가지. 차돌이나 질돌 따위가 풍화로 부스러져서 된 것인데, 빛은 철분의 많고 적음에 따라 잿빛·갈색 등으로 되고 물을 잘 빨아들이며, 마르면 금이 생긴다. 벽돌·기와·도자기 따위의 원료가 된다.

섬토란 천연산의 미세한 알루미나 규산염을 주성분으로 한 광물의 집합체로서 화학식은 고령토와 같은 $Al_2O_3.2Sio_2.2H_2O$이다. 또한 미분말에 물을 가하면 가소성을 갖게 되며, 건조하면 강성을 나타내고 고온에 소성하면 소결되는 것이라 정의할 수 있다. 점토에는 1차 점토와 2차 점토가 있다. 1차 점토는 분해·생성된 장소나 그 근처에 남아 있는 것으로서 잔류점토라고도 한다. 평균적으로 입자가 크고 가소성이 적으며 불순물이나 유기물이 침투되지 않아 소성 후의 색깔은 백색 또는 엷은 색을 나타낸다. 2차 점토는 침적점토라고도 하는데,

암석이 자연풍화작용을 받아 생성된 1차 점토가 그곳에 있지 못하고 지진이나 풍수의 작용을 받아 먼 곳으로 이동하면서 자연적으로 수비의 과정을 거치게 될 때 입자의 비중이나 크기가 같은 것끼리 퇴적하게 되고 이렇게 퇴적하여 생성된 점토를 말한다. 2차 점토는 1차 점토에 비해 입자가 미세하고 철분과 유기물질의 함유량이 많아 가소성이 매우 높고 소성 후의 색상은 짙은 색으로 발색된다. 도자기 산업에서 점토라 함은 대부분 가소성 점토를 말한다. 이것은 주로 2차 점토로서 유기물 및 미세입자를 다량 함유하고 있으므로 가소성이 풍부하며 소송 색상은 유기물 때문에 보통은 황색을 나타내지만 양호한 것은 유기물의 함량이 비교적 적어 담황색 내지 백색을 나타낸다. 가소성 점토의 대부분은 700~1,300℃에서 소고되지만 1,450℃에서 소고되는 것도 있다. 도자기 고향, 장흥은 1차 점토가, 강진은 2차 점토가 나온다. 도자기는 흙과 불, 그리고 사람이 하나가 되어 만들어지는 예술이다.

⑥ 진-흙

빛깔이 붉고 차진 흙, 질척질척하게 된 흙(동의어 이토).

지질학의 정의로는 암석이 풍화·침식·운반되어 생긴 암설 가운데 역이나 모래보다 작은 것을 말한다. 그것의 분류는 입자의 크기에 의해서 결정되며 특히 1/16㎜ 이하의 것을 진흙이라고 부른다. 진흙은 필요에 따라서 한층 더 세세하게 분류되어 1/16㎜(62.5μm)~1/256㎜(4μm)의 것을 실트(silt), 그 이하의 것을 점토(clay)라고 부른다. 진흙이 속성작용에 의해 굳어진 퇴적암을 이암이라고 하며 이것에는 구성입자의 크기와 구조의 차이에 따라 실트암(siltstone)과 점토암(claystone), 셰일(shale) 등으로 불리는 것이 포함된다.

⑦ 콜로이드

입자 지름이 2㎛ 이하의 성분이 콜로이드다. 이들 중 어떤 것은 암석이 풍화되는 과정에서 생겨난 것이 있는데 점토광물처럼 미세광물로 구성되어 있다.

⑧ 세일(shale, 혈암頁岩)

주로 입자의 크기가 작은 진흙이 퇴적되어 형성된 퇴적암의 일종이다. 층리가 발달했다. 가루로 만들어 벽돌과 시멘트를 만드는 데 쓴다.

세일은 점토가 오랜 세월 쌓이면서 단단하게 굳어진 암석이다. 미세한 입자들이 층층이 쌓여 굳어진 암석이기 때문에 가벼운 충격에도 얇은 층으로 부스러지는 특징이 있다.

III

원적외선과 토종황토

1. 원적외선이란

　적외선은 1800년 F. W. Hershel이 태양광을 프리즘을 이용해서 분광하고 가장 따뜻한 색이 적색보다 약간 왼쪽에 있다는 것을 발견하였으며 이것을 열선(熱線), 즉 적외선으로 정의하였다. 또 가시광선보다 열효율이 좋고 온도를 상승시키는 효과가 있음을 처음으로 발견한 이래 1835년 A. Amper가 가시광선의 적색보다는 장파장의 성질을 갖는 전자파의 존재를 적외선이라고 명명하였다. 이러한 적외선 전자파 중에서 4미크론을 경계로 반사의 성질을 갖는 빛은 근적외선이라 하고, 흡수의 성질을 가지는 복사선을 원적외선이라고 말한다. 모든 유기물은 빛을 흡수, 투과, 반사시킨다. 빛을 흡수하여 열, 진동 에너지로 변화시키는 주파수대가 고정되어 있다. 또한, 물체의 온도와 파장은 매우 밀접한 관계를 갖는다. 태양에너지의 80%는 적외선이고 그중 5.6~1,000미크론의 파장을 원적외선이라 한다. 파장이 짧은 근적외선보다 빛이 몸 안에 들어가는 투과력이 월등히 강하기 때문에 우리 몸에 보다 건강한 복사열을 제공하여 준다. 광선은 파장의 긴 순서로 나열하면 적외선, 가시광선, 자외선, X선 등으로 구성되어 있습니다. 이 중 가시광선은 태양광선처럼 빨·주·노·초·파·남·보 일곱 가지 색으로 구성되어 있으며, 자외선은 파장이 길어서 피부를 투과할 수 없어 주로 피부치료용으로 이용되며 적외선은 에너지 파의 일종으로 파장대가 0.76~1.5㎛(미크론, 백만 분의 1m '근적외선', 1.5~5.6㎛ 대를 '중적외선', 5.6~1,000㎛을 '원적외선'이라 부르고, 독일의 노벨 물리학 수상자인 물리학자 빈은 "6~14㎛ 대의 원적외선이 온열치료에 효과가 있다"는 것을 입증했다. 인간의 눈에 보이는 빛은 보라, 남색, 파랑, 초록, 노랑, 주황, 빨강 일곱 가지의 무지개 색으로 가시광선이라 하며 가시광선을 중심으로 보라색보다 짧은 빛을 보라의 밖에 있다 하여 자외선(紫外線)이라 하고 빨강색보다 긴 쪽의 빛을 빨강의 밖에 있다고 하여 적외선(赤外線)이라 한다. 적외선은 0.76~1,000㎛까지의 넓은 영역으로 빛 가운데 80%를 차지한다. 반사의 성질이 큰 4㎛보다 짧은 쪽을 근적외선, 긴 쪽을 원적외선이라고 하며 원적외선 중에서도 파장이 8~11㎛인 것이 물분자나 유기화합물, 즉 생체활성화에 가장 적합하다.

일반적으로 물체에 열에너지를 전달하는 데는 전도, 대류, 복사 세 가지 방식이 있는데, 원적외선은 중간 매체 없이 직접적이고 순간적인 복사에너지를 전달하고, 물체를 내부로부터 따뜻하게 해주는 심달력이 있어 생체세포를 활성화시키는 데 효과가 크다. 또한 그 파장의 진동수가 인체분자의 진동수와 거의 같은 범위에 있기 때문에 인체에 입사되면 분자 내에서 공명현상이 일어나 그 진동이 활발해지고 그러한 진동이 대부분 열로 변하며, 일부는 생체활성화 에너지로 작용한다. 원적외선은 적외선 중에서 인체에 가장 유익한 파장 5.7~10 미크론으로 심층피부 속 3~4㎝까지 도달하며, 인체에 흡수될 때 일반 열보다 80배나 깊이 피하 심층으로 스며든다. 여기가 매우 중요하다. 원적외선은 인체 내 세포를 구성하는 수분과 단백질 분자에 방사되어 세포를 1분에 2,000번씩 미세하게 흔들어주는 진동을 통해 세포조직을 활성화시켜 생명 활동을 보다 왕성하게 해준다. 이때 체온이 상승하면서 성장촉진에 현저한 효과가 있으며 체내 세포의 노폐물을 배출시키는 작용을 일으킨다. 태양광선이 지구에 도달할 때 오전 햇볕 중에 원적외선이 방사되는데(이른 아침: 적외선, 오전 중: 원적외선, 오후: 자외선) 그 시간만 모든 식물체가 성장하므로 이를 생명광선 또는 생육광선이라고도 한다. 이러한 세포 활동 과정에서 열에너지를 발생시키면서 체온을 높이는 작용을 하여 모세혈관이 확장되고 혈액순환이 활성화되면서 신진대사가 강화되고 조직 재생력이 증가되므로 성장 촉진에 현저한 효과가 있다. 원적외선은 눈에 보이지 않는 열작용을 하는 전자파의 일종으로, 다른 전자파와 달리 인체에 흡수되어 분자에 진동을 주어 열에너지를 발생, 모세혈관 확장 및 혈액순환 증진의 효과가 있다. 최근 과학 기술의 발달과 건강기능에 대한 요구가 증대됨에 따라 생활 곳곳에서 원적외선 제품이 인기를 끌고 있다. 원적외선 제품은 섬유, 가전제품, 건자재, 원료에 이르기까지 널리 사용되는 차세대 첨단과학 분야에 적용될 신소재이다. 일반적으로 원적외선이라 함은 적외선 가운데 4.0미크론 이상으로 파장이 긴 초저주파 광선으로 인체흡수가 잘되고 열에너지 방사율이 높다. 원적외선은 태양빛과 태양열을 받은 흙, 나무 등 자연에서 발산되는 매우 흔한 전자파이다. 광물이 태양열 등 열을 받을 때도 그 종류에 따라 많거나 적은 양의 원적외선을 발산한다. 원적외선의 유용성 중 가장 널리 알려져 있는 것은 물체의 가열기능이다. 원적외선의 경우는 물체에 닿으며 튕겨 나오는 자외선과 달리 그 안으로 깊숙이 침투해 겉과 속을 동시에 가열해주는 역할을 한다. 고구마를 돌과 함께 구우면 속까지 고루 익고 돌판에 고기를 구우면 겉이 타지 않는 것도 원적외선의 효과이다. 특히 돌, 황토, 세라믹 등에서 많이 나온다. 또한 원적외선은 생체의 육성을 촉진하고 세포를 활성화하는 역할을 한다. 원적외선을 이용해 동식물을 키워본 결과 생체 깊숙이 원적외선이 침투 성장발육을 촉진시켰다는 연구실험 내용이 발표됐다.

1) 황토, 원적외선 대량 흡수 및 방사

황토는 물질을 활성화시키는 데 가장 효력 있는 생명광선이라고 불리는 원적외선을 대량 흡수 및 방사한다. 황토의 구조는 스펀지와 같은 모습을 한 벌집 같은 복층구조로 되어 있으며, 복층구조 양 끝에 생긴 공극에 에너지 저장이 가능하여 열을 받으면 빛 중에서 가장 파장이 길고 분자활동을 촉진시키는 원적외선을 방출한다. 아울러 자체 구조상 수많은 산소분자가 붙어 있어 용존 산소량도 높다.

넓은 의미에서 태양광선은 전자파이며, 지구에 도달한 광선에는 방사선·X 광선·자외선·가시광선·적외선·마이크로파·전파가 포함된다. 적외선을 세분하면 근선·중간선·원적외선(파장이 가장 긴 영역의 적외선. 파장은 25 μm~1mm. 눈에 보이지 않고 물질에 잘 흡수되며, 분자에 닿으면 공진 및 공명작용을 일으킴)으로 나누어지는데, 6~14μm의 원적외선은 사람이나 생물에게 좋은 파장이다.

이것을 생육광선(생장광선)이라 하는데, 이 광선은 물질에 흡수될 때 인체 내 세포를 구성하는 수분 등 분자에 방사되어 분자를 진동시키기 때문에 세포의 생리작용을 활발히 하고 물질 내부에서 열에너지를 발생시킨다. 또 물질의 세포가 안고 있는 유해물질을 방출하는 광전(光電)효과도 있다.

태양광선이 지구에 도달할 때 오전 햇볕 중에 원적외선이 방사되므로, 그 시간만 모든 식물체가 성장하여 이를 생명광선 내지 생육광선이라 한다. 참고로 이른 아침에는 적외선이, 오후에는 자외선이 방사된다.

그리고 원적외선은 가열하지 않은 상태에서는 일반 흙과 비슷하나, 일단 섭씨 60℃ 이상으로 가열하면 5∼15μ대 파장의 원적외선 방사율이 90% 이상으로 월등하다(㎛: 마이크로미터라 읽으며, 1마이크로미터는 100만분의 1미터). 이때 원적외선은 적외선 중에서 인체에 가장 유익한 파장(8∼11㎛)으로 심층 피부 속 4∼5㎝까지 침달하며, 인체에 흡수될 때 일반 열보다 80배나 깊숙이 피하심층으로 스며든다. 그럼으로써 가장 유익한 에너지곡선에 근접해 중심 부분이 섭씨 35℃의 체온을 유지하게 한다.

더불어 인체 내 세포를 구성하는 수분과 단백질분자에 방사되어 세포를 1분당 2,000번씩 미세하게 흔들어주는 진동을 통해 세포조직을 활성화시켜 생명활동을 보다 왕성하게 해준다(자료: http://beautybio.com/hwangto/hwangto_1.html, 2003. 07. 10.).

원적외선은 세포의 생리작용을 활발히 하고, 열에너지를 발생시켜 유해 물질을 방출하는 광전효과가 있어 정화력, 분해력이 있는 황토는 인체의 독을 제거해주어 제독제, 해독제로도 사용되고 있다. 황토에서 유익한 원적외선이 복사되어 인체에 흡수됨으로써 신진대사가 원활히 이루어지므로 노화방지, 신진대사 촉진, 만성피로 방지, 각종 성인병 예방, 화상에 효과가 있는 것은 물론 적조현상을 막는 효과도 있다.

무엇보다도 물질을 활성화시키는 데 가장 효력이 있는 생명선으로 불리는 원적외선과 열에너지를 발생시켜 체내에 유해물질을 방출시키며 사계절 쾌적한 온도를 유지하고 여름철의 습기를 흡수했다가 건조한 계절에 뿜어주고, 흙 미립자 틈 속으로 바람이 통해서 환풍기 구실도 한다.

인체에서 방사하고 있는 원적외선을 체험하는 방법은 간단하다. 두 손바닥을 3∼5㎝ 정도 떼어놓고 마주 하여 잠시 있으면 양쪽 손바닥이 따뜻해지는데, 이것도 양쪽 손바닥에서 방사하는 원적외선 작용 때문이다. 이같이 원적외선은 방사(放射)로, 열원(熱源)에서부터 물체에 전자파로서 열이 전달되는 현상, 즉 열을 전하는 매체가 필요 없고 전자파를 받은 물체가 열을 재생하는 현상에 의해 에너지를 전달한다.

따라서 6∼14㎛의 원적외선(생명ㆍ생육광선)은 열에너지를 전달할 뿐 아니라 세포의 생리작용을 활성화시킴으로써 다음과 같은 효능을 발휘한다.

2) 원적외선의 효과

- 인체의 혈액순환을 촉진시킨다.
- 우리 몸을 따뜻하게 하고 적온상태로 유지시켜 준다.
- 인체에 유해한 중금속을 분해하여 배출시킨다.
- 탈취, 정화, 해독의 효과가 있다.
- 인체에 유해한 세균이나 곰팡이의 서식과 번식을 방지한다.
- 식물생장을 촉진하고 활성화시킨다.
- 오염된 공기를 정화시키는 작용을 한다.
- 신진대사를 촉진시킨다.

3) 원적외선의 6대 작용

- 숙성작용: 원적외선은 모든 생물체뿐 아니라 인체에 있어서도 신체 각 부분의 균일한 발달로 인해 보다 더 건강하고 '빠른 성장효과'를 가져온다.

성장을 촉진시켜 준다.

- 자정작용: 이온작용이라고도 하며 이온작용으로 체내에 칼슘 및 철분 영양
  의 균형을 이루어 뼈를 튼튼하게 해 준다.
- 건습작용: 체온을 유지할 수 있는 가장 적정한 수분을 유지시켜 준다.
- 온열작용: 체온이 떨어지면 상승하고 올라가면 하강하여 적정 체온을 유지
  시켜 준다. 즉, 인체의 체온을 적정온도로 유지시켜 준다.
- 중화작용: 체내의 노폐물을 배출시켜 주고 땀 냄새나 나쁜 냄새를 중화시
  켜 준다. 즉, 노폐물 배설 촉진 및 악취 등을 중화시켜 준다.
- 공명작용: 인체의 지방질, 단백질, 탄수화물의 영양을 분해하여 영양 균형
  을 유지시키고 세포의 분자와 원자를 진동시켜 강인한 체력을 유지시켜
  준다. 즉, 각종 영양을 분해하여 영양의 균형을 이루며, 대사기능을 촉진시
  켜 준다.

4) 원적외선의 특징

원적외선은 그 빛이 공기를 통하지 않고 직접 물체에 도달하는 복사자용과
물체 내부까지 깊숙이 도달해서 심부를 따뜻하게 하는 심달력, 물체나 생물체
의 분자 내부의 원자 및 원자단의 고유 진동과 공명되고 흡수되어 분자 에너지
를 높이게 하는 공명 흡수 세 가지 특성이 있는데 이 세 가지 특성은 온갖 생
체의 생육을 돕는 근본 원리가 된다.

5) 원적외선의 인체에 대한 작용

일본과 해외의 연구결과에 따르면 원적외선은 혈류를 촉진시키며 수면의 보조기능도 갖고 있다. 이와 함께 통증을 완화하고 성장을 촉진하는 역할을 한다. 황토방이나 황토사우나의 경우 가열된 황토에서 나오는 원적외선을 몸에 쬠으로 신진대사가 활발해져 노폐물이 배출되고 몸이 개운해지는 것을 느낄 수 있다.

인체 역시 약간의 원적외선을 발산하는데 이를 탐지하여, 외부인의 침입사실을 알리는 도난방지기도 미국이나 일본 등에서 이미 개발된 상태이다. 뿐만 아니라 신체에 유익한 효과 때문에 의류, 침구류 장식품 등으로도 제품화가 이루어지고 있다.

이 밖에도 전기, 전자, 기계 금속분야 등 활용범위를 점차 넓혀가고 있다. 당사에서도 이미 황토매트를 생산 시판 중이다. 원적외선은 21세기 새로운 신소재로 생활 곳곳에서 각광받고 있으며 실생활 용품과 각종 응용제품으로 고부가가치산업으로 자리 잡아 새로운 시장을 형성해나가고 있다.

① 원적외선의 온열작용

피부의 가장 바깥층인 각질층과 표피층을 통과하여 흡수된 적외선은 피부의 가장 깊은 층인 진피층에 존재하는 온열감각 수용체에 자극을 주어서 심부에서 온열반응이 생긴다. 이렇게 발생된 열은 피부표면에서 3~5㎝ 깊이의 조직 내부에서 반응하여 심층부 조직의 대사기능을 촉진하게 된다. 이 정도 깊이의 조직이라면 우리 인체에서 근육이 가장 두터운 곳인 둔부근육, 어깨근육, 대퇴부 근육 속까지 온열감이 도달할 수 있으므로 일반적인 물리치료로 잘 낫지 않는 골반통, 좌골신경통, 견비통 등의 치료에 큰 도움이 될 수 있다.

② 신진대사 촉진작용

인체는 하루에 약 300만 가지의 효소반응을 일으켜 물질을 분해, 합성, 산화, 환원 등 다양하게 변화시킴으로써 생명을 유지한다.

원적외선은 인체에 침투하면 화학 결합된 원자의 공진운동을 일으킴으로써 모든 물질의 분자운동을 활성화시켜 결과적으로 신진대사를 촉진하는 작용을 하게 된다.

6) 장·노년층 노화기의 에너지

우리가 일상생활을 하는 데 있어서 피로 없이 업무를 수행하고 활력이 왕성한 상태에 있을 때를 기초체력이 좋은 것으로 이야기한다. 기초체력이란 용어는 심·폐 적성, 근력, 지구력, 유연성, 신체조성의 넓은 범주를 포함하며 에너지의 흐름은 유아, 소년 청·장년기에서는 성장이나 기초대사의 유지 및 운동 등 육체적 활동 그리고 정신적 기능을 위해 사용되는데 나이가 많아지는 노년기에 체력감퇴가 나타나면 비활동적인 지적 또는 문화적 정신기능에 편향된다. 이는 생물학적으로 노쇠를 말하는 것으로 제력이 떨어지지 않고 생리적으로 에너지의 평형을 유지하기 위해서는 적정부하의 신체운동을 통하여 지속적이고 반복적으로 운동에너지의 생성과 소비의 패턴을 늦추지 말고 근력강화와 활동능력 증대를 도모하고 심폐기능 향상으로 전신 지구력과 에너지 생성기능을 높이는 일이 무엇보다 중요하다. 이와 같이 에너지의 흐름 또는 생리적 엔트로피 평형, 즉 신체항상성을 오래 유지 존속시키는 것이 노화를 막고 80세까지 무병하고 건강하며 즐거운 인생을 사는 최선의 방법이라 할 수 있겠다. 어떤 세포,

조직, 기관의 활동이 크게 증진되면 더 많은 산소와 에너지가 필요하고 다량의 이산화탄소와 활성산소 및 노폐물을 형성하는 결과를 가져오게 된다. 그리고 순환계통의 기본이 되는 기능은 조직에 계속적으로 혈액을 공급하여 필요한 산소와 영양분을 보완해주며 근조직 내에 노폐물과 이산화탄소를 배설하는 작용을 한다. 혈액 흐름은 우리의 생명 흐름과 같고 이 움직임은 심장의 계속적인 수축과 확장으로 생긴 혈압에 의존되며 혈액순환은 고압에서 저압으로 동맥에서 모세혈관 정맥으로 이동하는데 여기서 발생되는 땀은 육체나 정신의 긴장을 이완시키고 정신위생상 만족감이나 상쾌감을 주어 현대병이나 성인병의 원인이라고 불리는 스트레스의 해소에도 효과가 있다. 하지만 사람들은 건강을 목적으로 인위적으로 사우나, 찜질방 및 한증막에서 땀을 빼는데 이때 피부 및 모세혈관조직 이완이 되어 노폐물보다는 산소와 양분이 먼저 빠져나오게 된다. 육체적 일이나 운동은 땀과 산소와 양분을 필요로 하기 때문에 산소와 양분을 배출하지 않고 다량의 노폐물 및 체내에 쌓인 독성물질을 호흡과 땀 및 오줌을 통해 배출한다. 이 중 피부를 통한 호흡과 땀의 배출은 심장을 돕고 노폐물은 땀을 통해 몸 밖으로 직접 배출하여 순환기 및 신체 각 장부의 부하를 축소하고 혈액을 통한 충분한 에너지의 확보로 건강을 회복하는 것으로 젊고 건강한 사람은 풍부한 산소와 양분이 유지되기 때문에 큰 문제가 없으나, 심장병, 당뇨병, 고혈압, 허약체질이 인위적으로 땀을 빼는 행위는 오히려 병을 악화시키며 건강을 해칠 수 있으니 지나치면 건강에 오히려 해가 된다.

원적외선은 흡수 및 투과성이 강하며 일반적으로 산업에 이용되는 파장대는 $2.5 \sim 30\,\mu m$이며 이 중에서 물이나 인체에 가장 유익한 중심파장은 $8 \sim 11\,\mu m$이다. 생물의 조직은 $80 \sim 90\%$가 수분으로 구성되어 있으며 이들은 적외영역에 가까울수록 에너지 흡수가 빠르게 되고 파장이 $2.95\,\mu m$에서는 신축진동, $6.1\,\mu m$

에서는 변각진동에 기인하여 열파(전자파)의 투과, 흡수가 최대가 된다. 이것은 원적외선의 파장역에 의한 삼투력을 자극하는 데 기인된다.

원적외선은 물분자의 운동을 활발하게 하며 이러한 결과는 물분자의 재배열을 유도하는데 보통의 수돗물은 물분자가 거대분자인 클러스터(cluster)를 형성하면서 불순물을 그 안에 가두고 있다. 원적외선에 의해 물분자는 재배열과정을 거치면서 육각수 형태로의 배열을 갖게 되며 용존산소가 증가하게 된다. 또한, 육각수형태의 물분자는 분자 간 거리가 짧아지면서 물분자 간 힘이 증가하게 된다.

지금까지는 원적외선의 인체 심부로의 열전달에 의해 생체에 유익하다는 논리가 지배적이지만 실제로 원적외선의 피부 침투거리는 매우 짧은 것이 보고되었다. 오히려 2.5㎓대의 마이크로파가 열 침투력이 가장 크고 근적외선(0.78∼0.15㎛)이 그다음이다. 이러한 열 침투력이 센 것이 무조건 좋은 것은 아니다. 산업에 이용되는 건조시스템, 의료용 고출력 원적외선 레이저 등에는 유익하겠지만 이러한 고열전달로 탄화작용(carbonation)을 일으키므로 원적외선의 인체에의 유용한 장점 중 인체 심부로의 열 전달력은 잘못된 것이다. 원적외선의 열작용은 인체 피부의 가열 후 혈액순환에 기인하는 것이 오히려 적당하다. 적외선 중에서도 인체에 가장 유익한 파장(5.7∼10미크론)을 갖고 있는 원적외선이 피부 심층(3∼4㎝) 깊이까지 침투하여 세포조직을 파괴하는 일 없이 세포를 진동함으로써 미세혈관 확장 및 혈액순환 촉진 등 신진대사를 확장하고 이때 체온이 상승하면서 성장촉진에 현저한 효과를 주고 함께 방출되는 땀은 체내에 있는 노폐물, 유독성 물질 중금속류가 함께 방출되므로 체질이 건강한 약알칼리성으로 개선된다. 또한 육체와 정신의 긴장을 이완시켜 주기 때문에 성인병의 원인이 되는 스트레스 해소에도 효과가 있고 가온효과, 혈액촉진, 대사기능 항진, 발한촉진, 진통효과 등 인체에 유익한 생리활성 작용이 있다.

2. 토종 황토

1) 물고기와 황토

진주 진양호에서 흘러나온 물이 사천만의 바다와 만나는 지점에서 한 가마니는 됨직한 황토 덩어리를, 낚싯대를 드리운 물 쪽으로 흘려보냈다. 황토는 떨어지는 빗줄기를 따라 물속으로 술술 풀려들었다. 얼마 지나지 않아 신기한 일이 벌어졌다. 황토를 풀어놓은 물 쪽으로 볼락(뽈락)이며 뱀장어, 은어 등 고기 떼들이 퍼덕거리며 몰려드는 것이 눈에 보일 정도였다. 사람들은 고기가 물린 낚싯대를 잡아채기에 바빴다. 양동이에 고기들이 한가득 채워졌다. 낚시꾼이 들으면 자다가도 귀가 번쩍 뜨일, 환상적인 '비법'인 셈이다. 그러나 아마추어 낚시꾼이 고기를 떼로 잡을 수 있었던 것은 오로지 하나, 질 좋은 황토 덕분이다. 떡밥과는 비교가 안 될 정도로 물고기를 '꼬이는' 데는 그만이라는 게 이들의 말이다. 주의해야 할 점은 '오염되지 않은 황토'(대개 지표에서 1m 이하의 황토층이면 무난함)를 써야 한다는 것과 비가 오지 않는 날은 황토가 물속으로 잘 풀려들지 않기 때문에 효과가 덜하다는 정도다. "황토는 규소 · 철 · 마그네슘 · 알루미늄 등 다양한 무기원소를 함유하고 있는데, 이 중 규소가 50% 이상을 차지한다. 규소는 다른 무기이온에 비해 산소 친화력이 높을 뿐만 아니라, 특히 물과 함께 있을 때는 산소 흡착력이 높아져 수중 용존산소량을 늘려준다. 일반 수돗물의 용존산소량이 7.9ppm인 데 비해 황토가 섞인 물(일명 지장수)은 용존산소량이 8.4ppm으로 매우 높다. 이 때문에 고기 떼들이 산소가 풍부한 황토 쪽으로 몰려드는 것으로 보인다." 요즘은 황토가 농 · 어업의 생산현장에 응용되는 귀중한 자원으로까지 격상됐다. 경남 양산시 하북면의 잉어양식장에서는 황토를 물에 탄 지장수로 고기를 키우고 있다. 이곳에서는 잉어가 병들면 아예 '치료실'로 옮겨 병을 고치기도 한다. 치료실이라고 해봤자 마이신 등 약물을 투여하는 특별한 곳이 아니라 그저 황토를 풀어놓은 물이다. 그래도 효과는 탁월하다. 병들거나 살점이 여기저기 뜯긴 잉어들을 이곳에다 며칠간 풀어두면 신기하게 상처가 아물고 건강한 고기로 바뀐다는 것이다. 또 전북 익산시 함라면 신대리의 50여 농가에서는 아예 황토로 소를 기른다. 목장주 유광현 씨는 황토로 기른 소들은 다른 소들에 비해 몸집이 크고 건강해서 값도 더 많이 쳐준다고 자랑삼아 말한다. 모두 황토 덕을 단단히 보고 있다는 얘기다.

2) 황해에 적조가 생기지 않는 이유

해마다 중국에서 불어오는 황사 덕분에 황해는 진흙의 자정작용을 받아 적조가 발생하지 않는다. 마찬가지로 홍수라도 지면 산이나 들에서 깎여 내린 진흙이 진양호 물에 섞여 남쪽 바다인 사천만과 진주만으로 빠져나가 바다를 일정하게 정화시키는 작용을 했을 것이나. 그러다 댐이 건설되면서 바다를 자정시킬 수 있는 수단이 사라져버렸다면 정화시키는 작용이 없기 때문에 적조가 생길 수밖에 없다. 여하간 적조를 퇴치하는 데 있어서 이제는 황토가 유효적절한 수단이 되고 있음은 주지의 사실이다. 처음 어민들은 적조를 물리칠 뾰족한 대안이 없는 상황에서 밑져야 본전이라는 생각으로 황토를 해역에 뿌려보았다. 그 며칠 후 놀랍게도 적조가 걷히면서 바다가 맑고 푸른빛을 되찾는 현상이 일어났다. 지난해에는 남해안에 이어 동해안까지 확장된 적조로 인해 8월 한 달

동안 양식어류가 무려 1백여만 마리나 폐사했고 정부통계 피해액만 14억 9천만 원에 달했다. 이에 당황한 수산진흥원에서는 공식적으로 미역, 김 등을 양식하는 어민들에게 아예 황토를 뿌리라는 지침을 내리기도 했다. 정말로 황토가 적조를 없애는 데 효과가 있는지 없는지 학자들 사이에 논란이 분분한 가운데, 수산진흥원에서는 황토를 뿌리면 적조가 없어진다는 쪽에 손을 들어줄 수밖에 없는 상황이었다. "적조는 동물성 플랑크톤이 바닷물의 3%를 차지하는 인 성분 등을 과량 섭취, 이상증식에 의해 일어나는 현상이다. 그런데 황토는 플랑크톤의 먹이인 인 성분을 흡착하는 탁월한 효과를 보여, 플랑크톤의 먹이 사슬을 깨버린다. 뿐만 아니라 황토에서 나오는 풍부한 원적외선이 바다에 생기를 불어넣어 바닷물을 정화시킨다"는 학자의 간단한 요약문이다. 어찌 보면 황토를 뿌려 고기를 잘 키우는 것과 황토로 적조를 퇴치한다는 것은 동전의 양면 관계에 있는 현상과 같아 보인다. 사람으로 치자면 황토가 몸에 이로운 것은 북돋워주고 해로운 것은 제거한다는 의미다.

3) 7백 년 전에 밝혀진 황토의 비밀

　원적외선을 방사하는 물질로 처음에는 고령토에 접근했다가 황토층보다 더 아래층에 있는 고령토보다도 황토가 더 강력한 원적외선을 방사할 뿐 아니라 인체와의 친화력이 대단히 높다는 사실을 알았다. 고령토는 결정구조가 평평한 '판상구조'인 반면에 황토는 미세한 집(공간)들이 촘촘히 박혀 있는 '벌집구조'를 하고 있다. 이는 황토가 고령토에 비해 다량의 원적외선을 저장하고 지속적으로 방출할 수 있는 최적의 조건을 갖추고 있다는 것을 뜻한다. 게다가 황토가 인체에 닿게 되면 피부 깊숙이 침투하여 신진대사를 촉진하는 기능을 보고 서는 인체 친화력이 강하다는 것도 실험으로 알게 됐다. 그러나 이미 우리 선조들이 황토의 효능을 알고 실생활에 응용하고 있었다는 사실이 그렇다. 지금으로부터 7백여 년 전, 고려 고종 때 학자 이규보가 지은 ≪동국이상국집(東國李相國集)≫(제21권)에는 황토와 관련해 흥미로운 이야기가 전개된다. 글의 주인공인 이상국은 자기 아들이 집 후원에다 무덤 같은 모양으로 토실(土室)을 지은 것을 보고 이상히 여겨 물었다. 그 아들은 이렇게 대답했다. "이것은 분묘가 아니라 흙집으로 이 집은 겨울철에는 화초와 호박을 얼지 않게 보관하는 데 좋다. 또 땅속 깊이 파서 만든 집이기 때문에 아녀자들이 이 안에서 길쌈하기도 좋다. 아무리 매서운 추위가 몰아치는 날이라도 이 안에 들어가 있으면 흙의 온기가 마치 봄날 같아 손이 얼어터지지 않으니 여러모로 좋다." 기록으로 보자면 이미 고려시대에 황토집이 사람에게 좋다는 것을 알고 생활에 응용했다는 점을 알 수 있다. 심지어 황토집이 병자들을 치료하는 곳으로 활용됐다는 증거도 있다. 조선 중기의 실학자인 이규경이 남긴 문집에는 고려 중기에 고관들이 황토집을 한두 칸씩 만들었으며, 나이가 많은 재상이 휴식을 취하거나 병자들이 병을 다스리기 위해 이용했다고 전한다. 겨울에는 황토집에 화로를 들여놓아 추위를 피했는데, 그때 온돌의 연료로는 연기가 잘 나지 않는 말린 말똥을 썼다는 내용도 있다. 황토집을 이용한 것은 조선조에 들어와서도 예외는 아니었다. 조선의 창업주 이성계는 황토방에서 심신을 수련한 덕분에 활쏘기의 힘을 얻었고, 고려 말 왜구에 대항한 우리의 신궁(神弓)들도 황토굴에서 수련했다는 기록이 전해진다.

조선의 과학기술을 비약적으로 발전시킨 세종대왕은 침, 뜸, 약으로도 치료가 잘 안 되는 환자들을 돕기 위해 국비로 한증막을 짓는 한편으로 자신도 전용 황토방을 마련해 건강이 좋지 않을 때 수시로 드나들었다고 전한다. 당시 한증막은 도자기를 굽는 가마와 같은 진흙집이었는데, 황토의 원적외선을 이용하는 조선조식 질병 치유술이었던 셈이다.

한편 고종 때 임금의 지밀 내관을 지낸 이재우(1884~1963)에 의하면 광해군 시절 지금의 창덕궁 어수당(魚水堂) 부근에 세 평 정도의 황토 밀실을 지어놓았다고 한다. 광해군은 늘 이 황토방에서 놀기를 좋아했는데, 어느새 지병인 종기가 나은 것을 깨닫고는 그 후로 광해군의 건강을 위한 휴게소로 사용했다고 한다.

재미있는 얘기는 또 있다. 내시 이재우의 스승으로 철종을 모신 김덕화(내시부 종3품)의 증언에 의하면, 강화도령 철종이 임금이 된 후에도 고향에 두고 온 첫사랑을 못내 그리워하며 상사병에 시달리자 황토방 밀실을 만들어 요양시켰다고 한다.

4) 황토는 21세기 입원실?

동양의 전통 의학서에는 한결같이 황토의 효능에 대해 적지 않게 언급하고 있다. 중국 명나라 때 의학자인 이시진이 지은 ≪본초강목≫을 보면 "흙에는 청, 황, 적, 백, 흑 다섯 가지 색이 있는데 특히 황토는 약성이 강하여 약재에 많이 쓰인다."라고 기록하고 있다. 우리나라의 의학서로 전해져 내려오는 ≪향약집성방≫, ≪동의보감≫ 등에서도 황토를 이용한 갖가지 처방을 제시해놓고 있다. 민간의학에서도 황토를 이용한 다양한 요법이 소개되고 있다. 예를 들어 배탈이 나면 황토수(지장수)를 마시게 하거나, 독충에 쏘이면 황토를 발라 독을 빼게 하는 식이다. 황토는 비단 사람만이 이용한 것은 아니다. 누가 가르쳐주지 않았는데도 짐승들은 황토를 곧잘 이용할 줄 알았다. 개는 속에 탈이 생기면 황토 구덩이에 배를 깔고 굶으면서 병을 다스린다. 토종닭들도 병에 걸리면 본능적으로 쑥밭 근처의 황토에 구덩이를 파고 흙을 몸에 끼얹으며 황토목욕을 하는 것을 볼 수 있다. 상처 입은 곰이 황토탕물에 뛰어들어 상처를 치료하는 것을 사냥꾼이 목격하기도 했다. 여하간 우리 주변에서는 황토로 자신의 몸을 구했다고 주장하는 사람들을 적잖게 볼 수 있다. 그 대표적인 인물로 경주시 마동의 최차란 할머니(71)를 들 수 있다. 경주 일대에 나는 마사황토로 일본이 국보처럼 자랑하는 '구정 사발'을 재현한 사람으로 이름 높은 최 씨는 지금도 자신이 직접 지은 황토굴에서 개 한 마리와 살고 있다. 최 씨는 24살 처녀 시절에 폐병을 앓은 이후 한쪽 폐에 공동이 생겼고, 나중에는 치명적인 유방암과 자궁암에 걸려 다시 수술을 받는 등 40여 년간 투병해온 환자였다. 병에 지친 최 씨는 황토방이 몸에 좋다는 이야기를 듣고는 직접 황토방을 지어서 살아보기로 했다. 방바닥에 돗자리를 깔고, 그 밑에다 쑥을 넣은 뒤 군불을 때고 밤새도록 땀 빼기를 계속했다. 그러자 수술 후유증으로 인한 출혈 및 가래와 담이 사라졌다고 한다. 최 씨는 기자에게 "나를 보고 의사들이 현대의학의 기적이라고 말해. 그러나 나는 황토 때문에 살아났다고 생각해." 하고 말했다.

경남 마산시 진북면 망곡리의 임성대 씨도 그 경우이다. 축구 코치였던 임 씨는 수술 후유증으로 만신창이가 돼 정상적인 생활을 유지할 수 없을 정도였다고 말한다. 그러다 황토에 대한 과학적 실험결과를 보고는 황토요법을 실시해보았다는 것이다. 그는 황토를 이용한 지장수를 만들어 수시로 마시는 한편 도자기를 굽고 난 후의 전통식 황토 가마에 들어가 한증을 하는 방법으로 자신의 몸을 정상으로 되돌려 놓았다는 것이다. 건강을 되찾은 임 씨는 아예 자신이 운영하던 중소기업을 정리한 후 전통 황토 한증막(한솔 황토 불한증막)을 재현해 사장으로 취임해버렸다. 현재 그의 한증막은 한 달 평균 5천 명이 이용할 정도로 성황인데, IMF 시대를 맞아서도 손님이 별로 줄어들지 않아 업종 변경을 잘한 것 같다고 우스갯소리를 했다. 기자가 만난 임 씨의 건강상태는 웬만한 정상인보다 혈색이 좋아 보일 정도였다. 요즘에는 황토의 효능을 질병 치료에 응용하는 황토 한방병원도 등장했다. 진료실, 입원실의 벽면은 물론이고 천장과 입원침대에 이르기까지 실내를 온통 황토로 꾸며놓은 서울 강남의 영림 한방병원은 그 특이한 구조로 환자들의 호응을 얻고 있다. 이 병원 원장인 이영림 박사는 17년간 이란 왕실의 주치의를 지낸 특이한 경력을 지니고 있다. "나는 어릴 때 황토를 이용한 민간요법을 경험하면서 성장한 세대인데, 1976년에 이란으로 건너가 왕실주치의로 활동하면서 이란의 독특한 황토집을 보고 우리나라와 비슷해 깜짝 놀랐다. 높이 1m 10㎝ 정도의 황토벽돌집에 머물고 있는 동안에 몸이 가벼워지고 편안해지는 신체의 변화를 느꼈다. 이 황토집이 또 여름에 시원하고 겨울엔 따뜻하며 언제나 쾌적한 습도를 유지하는 것을 확인하고는, 귀국해서 환자치료에 이용해보기로 한 것이다."

이 박사는 스트레스성 두통으로 시달리는 샐러리맨이나 주부, 사업가들이 황토로 꾸민 입원실에서 2~3시간만 누워 있어도 머리가 맑아졌다고 하는 등 반응이 좋다고 말했다. 또 한약을 달일 때 황토물인 지장수를 이용한 약재는 보통 물을 사용했을 때보다 약효가 좋았다는 노하우도 공개했다. 예를 들어 그간의 경험상 한약을 4재는 써야 하는 환자에게 지장수를 이용한 약을 투여한 경우 2재만 써도 똑같은 효력이 발생한다는 것. 그만큼 효과가 빠르다는 뜻이다. 게다가 황토를 직접 약재와 혼합해 적용한 첩약은 위장질환과 우울증, 여성의 냉증 질환에 남다른 효과가 있음도 확인할 수 있었다고 말한다. IMF 시대를

맞아서도 건강 황토방은 오히려 인기를 끄는 현상도 벌어지고 있다. 해외여행
으로 몰리던 우리나라 사람들이 휴식 겸 건강을 위해 국내의 전문 황토집을 찾
아가 며칠간 푹 쉬다 가는 것이다. 강원도 평창군 용평면 속사리의 '방아다리
산방'은 65평 규모의 진흙 통나무집(25명 수용)에다 토굴 한증막까지 운영하고
있는데, 요즘도 주말에는 예약이 밀리는 상황이라고 한다.

5) 계란팩과 황토팩의 대결

　과연 황토가 인체와 친화력이 있다고 해서 질병 치유에도 효과가 있다는 것
은 검증된 사실일까? 최근 일본 지바 의대 연구팀은 모래와 흙 속의 스브리치
스균이 일산화탄소를 흡수해 탄산가스로 바꾸는 작용을 한다고 발표한 바 있
다. 이는 황토 속에 있는 스브리치스균이 인체에서 발생하는 독소를 중화시킬
수 있다는 것을 암시한다. 우리나라 사람들은 특정한 음식, 특정한 물질이 몸
에 좋다고 하면 대개 '만병통치약'이니 '기적의 약'이니 하고 과대포장하기를
좋아한다. 일부 장삿속을 가진 사람들에 의해 이미 황토도 그런 쪽으로 조금씩
변질돼가는 조짐이 나타나고 있다. 황토가 인체의 질병 치유에 효과가 있다는
것은 과학적으로도, 의학적으로도 아직 밝혀지지 않은 단계라서 뭐라고 말할
수 없다. 다만 황토가 매우 환경친화적인 물질이기 때문에 인체에도 친화력이
강하다는 점은 인정할 수 있다.
　사실 진주 경상대학교의 백 교수는 황토가 인체에 미치는 영향에 대해서 다
양한 실험을 한 바 있다. 주로 황토의 원적외선이 열을 방출한다는 원리에 의
해, 황토를 접한 인체의 체온이 어떠한 변화를 일으키는지를 알아보는 실험이

었다.

그 첫 번째 실험은 같은 온도(37℃)의 시멘트 온돌과 황토 온돌에서 피실험자를 20분간 눕게 한 뒤 열화상측정기(열의 양과 분포를 동시에 컴퓨터로 보여주는 측정장치)로 비교해보는 것이었다. 그 결과 시멘트 온돌의 경우 피실험자의 열량은 30~33℃였고, 피실험자의 몸이 닿은 부위(등 부분)만 온도가 올라갔다. 반면 황토 온돌의 경우 열량이 35~36℃를 기록하면서, 몸이 닿은 부위뿐만 아니라 신체 전반에 온도가 고르게 상승하는 결과가 나왔다.

두 번째 실험은 황토를 직접 몸에 발랐을 경우 나타나는 변화를 측정하는 것이다. 이 실험 역시 여성들이 얼굴에 계란 노른자를 바르는 일반적인 피부미용법과 황토를 발랐을 때를 비교하는 방식으로 진행됐다. 먼저 계란 노른자를 얼굴에 골고루 바르고 20분 후에 물로 씻어낸 뒤 온도를 측정한 결과 평상시 체온보다 1~2℃ 높은 34~35℃로 나타났다. 다음엔 황토팩을 같은 방법으로 사용케 한 후 측정했더니 체온이 36~37℃로 월등히 높게 나타났다.

이 두 가지 실험의 공통점은 황토를 이용한 원적외선이 체온을 높인다는 것이다. 백 교수는 이를 황토가 다른 물질보다 다량의 원적외선을 방출하기 때문이라고 설명한다. 백 교수는 이러한 실험결과를 일본 원적외선학회에 논문으로 발표해 일본학자들의 주목을 끌기도 했다. 그가 일본에 발표한 것은 매우 의도적인 행위였다.

『일본의 원적외선 응용분야 연구는 우리나라보다 월등히 앞서 있을 뿐만 아니라 세계적으로도 한발 앞서 있다고 평가받고 있다. 88년경 우리는 일본의 원적외선 응용기술을 습득하기 위해 일본 전문가들을 찾아서, 그들의 기술을 어느정도 습득하였고 언젠가는 원적외선 응용기술을 상품화시켜 일본에 역수출하겠다는 그 당시 결심들이 현실화되어 지금은 황토를 이용한 원적외선 상품을 일본에 수출할 때가 온 것 같다.』

6) 일본·동남아에 진출한 토종황토

원적외선에 관한 일반인들의 인식이 우리보다 높은 사회 분위기에서, 인체친화력이 높은 황토의 원적외선에 대한 과학적인 실험결과는 즉각 상술에 밝은 일본 사업주들의 귀에 들어갔던 것이다. 백 교수의 성공 이면에는 다분히 자신의 학문적인 한(恨)도 개입돼 있었다. 적어도 원적외선과 관련 있는 세라믹 분야에서 한국은 일본에 비해 일방적으로 열세에 처해 있었다. 그 좋은 예로 고령토를 들 수 있다. 예부터 진주와 하동 일대는 질 좋은 고령토 산지로 유명해 일본으로 많은 양이 수출돼 톡톡한 외화벌이를 해왔다. 그런데 황토를 만나기 전 고령토를 연구하기 위해 고령토의 쓰임새를 살펴보던 백 교수는 싼값으로 팔려나간 고령토가 일본에서 내화벽돌 등 고가품으로 둔갑해 우리나라로 역수입되고 있는 사실을 발견하고는 충격을 받았다. 질 좋은 흙을 눈앞에 두고서도 기술이 없어 헐값에 팔았다가 터무니없이 비싼 값에 사들여오는 비극을 보고서도 어찌할 수 없는 상황에 그는 더 가슴 아팠다. 그런데 원적외선 응용분야에서도 그런 현상이 나타나고 있던 참이었다. 그러나 이제는 한반도에서 무제한으로 생산되는 황토를 단순히 원료로만 파는 것이 아니라 제품으로 응용, 고가의 상품으로 수출하는 길이 열렸다. 백 교수는 일차적으로 기술개발전문업체인 대양에너지(대표 김형익)와 손을 잡아 황토침대에 흑운모 구들을 덧씌운 제품(아방황토침대)을 개발, 일본의 한 업체와 1차 수출계약을 맺었다. 조선 왕실에서 사용하던 전통의 황토침대로 일본 전통의 다다미 문화를 '공격'하기로 한 것이다. 그와 함께 목욕문화가 발달된 일본인들을 겨냥해 황토찜질방 개설에 대한 수출건도 마무리 지은 상태다.

"다른 나라가 도저히 따라올 수 없는, 우리의 토종 흙인 황토를 개발해 상품에 응용하는 것이 어떤 의미에서 보면 '시장의 세계화'라고 생각한다. 나는 가장 한국적인 것이 가장 세계적이라는 점을 사람들에게 보여주고 싶다. 그리고 그것이 IMF 국난 시대를 극복하는 방법이라고 믿는다." 사실 백 교수는 일본에 황토침대를 수출하기 이전에 동남아 시장을 상대로 자신이 개발한 '지장수 정수기' 1천여 대를 수출한 실적도 갖고 있다. 물 사정이 좋지 않은 인도네시아, 말레이시아 등지에 몸에 좋은 한국산 지장수가 상품으로도 구매력이 있다는 점을 입증한 것이다. 백 교수는 또한 산학협동으로 여성들의 피부미용과 자외선을 차단하기 위한 목적으로 황토 머드팩을 개발하는 데 참여하기도 했다. 현재 시중에서 진흙 팩으로 판매되는 것은 이스라엘의 사해에서 수입해온 흙으로 값도 비싸다. 이에 대해 백 교수는 다른 어떤 흙보다 우리 황토가 인체 친화성이 가장 좋다는 것을 제조업자가 깨닫지 못하고 있는 건지, 소비자들이 외제 하면 그저 좋을 것이라는 잘못된 인식에 사로잡혀 있는 것은 아닌지 우려된다고 꼬집었다.

7) 황토 이름 포장한 유사 황토상품들

황토의 장점이 알려지면서 국내에서는 한동안 황토바람이 거세게 불어닥쳤다. 황토방 아파트에서부터 황토팩, 황토침대, 황토찜질방, 황토비누, 황토농장, 황토장판, 황토매트 등 온갖 종류의 상품들이 황토라는 이름을 걸고 등장했다.

우리의 무관심 속에 묻혀 있었을 뿐만 아니라 버림받은 황토가 20세기를 지나 21세기 초에 각광을 받고 있다는 자체가 아이러니할 정도다. 이제 황토는 우리 인식 속에서 비싸고, 좋은 것으로 바뀌어 있다. 말하자면 상품가치가 있다는 뜻이다. 그렇다 보니 부작용도 없지 않다. 황토 붐을 타고 쏟아져 나온 각종 제품들 중에는 충분한 검증을 거치지 않고 시중에 유통되는 것들도 있다. 얼마 전에는 황토라는 이름을 걸고 나온 상품 중에서 과장광고를 하고 있는 것으로 지적된 경우도 발생했다. 한국소비자연맹이 한국건자재시험연구원과 공동으로 국내의 9개 황토매트 제품을 대상으로 실험한 결과 태반이 과장광고임을 밝혀낸 것이다. 소비자연맹 측은 "이들 제품이 특정지역 황토만이 원적외선 효과가 있다고 광고하는 것은 명백한 잘못"이라고 지적하면서 "우리나라 황토는 공통적으로 축열, 단열, 탈취 기능이 있고 원적외선 방출량이 높다"고 보고했다. 이 외에도 소비자연맹 측은 이들 매트 상품들 중에 일부는 ▲ 유해전자파 차단 성능, ▲ 원적외선 방사량, ▲ 항균효과 검사 여부 등에서 실제보다 과장됐다고 밝혔다. 이와 관련해 다른 한편에서는 이들 제품 중 대부분이 알루미늄, 면상발열체, 보온용 피막 등으로 구성된 매트 표면에다 황토를 얇게 코팅한 것으로 실제로는 황토라는 이름을 달고 광고를 하는 것 자체가 문제라는 시각도 있다. 전문가들은 황토 위에 비닐 등의 인조 판재를 덮을 경우 황토 고유의 원적외선 방사를 기대하기는 어렵다고 지적한다.

충남에서 직접 황토방을 지어 살고 있는 '황토방 사람들' 회장 김정덕 씨는 아예 전기로 열을 전달하는 황토관련 제품들에 대해서는 부정적인 시각을 갖고 있다. 직접 땅에서 올라오는 '황토 기'가 아닌 인위적인 전기전달방식은 오히려 인체에 해로운 결과를 초래할 수도 있기 때문이라는 것이다. 그러나 전원생활이 가능하지 않은 도시인들의 경우 자연 황토를 구하고 이용하기는 쉽지 않다.

경상대 백우현 교수는 소비자들이 황토 관련 제품을 사용하고자 할 경우 몇 가지 주의할 점을 꼽는다. 전기를 이용한 모든 제품은 인체에 유해한 전자기파를 발산할 수 있는데 가급적이면 전자기파가 허용기준 이하로 나오도록 조절된 제품을 구하고, 사람들이 선호하는 황토침대의 경우 황토가 갈라지지 않도록 접착제를 사용하게 되는데 이때 어떤 접착제를 사용하는가에 따라 제품의 질이 달라질 수 있으므로 주의해야 한다고 말한다. 물론 인체에 무해한 접착제 사용이 제일 중요하다. 마지막으로 백 교수는 황토의 오·남용에 대해 경계해야 한다고 말한다.

"대기와 수질 및 토양의 오염으로 옛날과 같은 순수한 황토를 찾아보기 힘든 시점에 너도나도 흙벽돌 한 장 찍고서 황토전문가로 행세하는 사람들도 있다. 경험이 없는 사람들이 오염된 흙을 사용할 경우 오히려 자신의 건강은 물론 타인의 건강마저도 해칠 수 있으므로 주의해야 한다. 또 사람들은 붉은 흙을 무조건 황토라고 해서 좋아하는데, 색깔로 구분해서는 안 된다. 인체에 유익한 황토의 성분과 구조적 특성을 정확히 이해하는 것이 중요하다."

흙은 그 물리적 특성이 크게 다를 뿐만 아니라 변화무쌍하기도 하다. 따라서 황토라고 해서 무조건 좋다고 덤벼들었다가 큰코다칠 수도 있다는 경고의 뜻이다.

3. 천연 황토원석이란?

천연의 황토원석이란 3억 5000만 년 이상 퇴적되어 고압으로 형성된 고대 원시의 자연을 그대로 간직한 건강석이다. 황토석은 퇴적되면서 만들어져서 나무 무늬와 아주 똑같은 모양으로 차갑지 않고 따듯한 천연석으로 온화한 모습을 하고 있다. 황토원석은 원적외선 방사율과 음이온이 많이 나오고 탈취작용이 뛰어나고 항균, 곰팡이 성능이 탁월하고 습도조절이 용이하다. 정전기가 방지되어 황토원석은 열전도율과 열용량이 매우 높아 아파트 방바닥의 장판 밑에 천연황토석 성형판을 깔아주고 장판을 하면 열용량이 높아서 적은 양의 열을 가해도 뜨듯해진다. 즉, 시멘트 방바닥은 미지근해도 황토석 바닥은 뜨끈뜨끈하다. 따라서 에너지가 상당량 절약된다. 실질적으로 지구상에 존재하는 황토란 각종의 성분이 섞여 있는 것이 대부분이며, 만일 순수한 황토만을 대상으로 그 물성을 본다면, 황토는 고령토나 점토보다는 거칠고 점력이 많은 입자로서 연황색이나 분홍색을 띠고 있는 고생대의 퇴적물이다.

황토석의 주성분은 실리카와 알루미나, 철, 마그네슘, 나트륨, 칼륨 등 수많은 무기질을 함유한 미세입자이며, 현재 북위 24~55도 지역에 분포되어 있으며 인체에 유익한 미생물과 많은 광물약성을 갖고 있는 살아 있는 흙으로서, 원적외선과 음이온을 다량 방사하는 인체에 매우 유익한 광물이다. 특히 우리나라의 황토는 중국대륙에서 수십만 년 동안 날아온 황사로 이루어져 있으며 황토의 효소성분에는 카탈라아제, 디페놀 옥시다이제, 사카라제, 프로테아제 네 가지가 포함되어 있으며, 이 효소들은 각기 독소 제거, 분해력, 비료요소, 정화 작용의 역할을 하고 있다. 특히 그중에서도 카탈라이제는 현재 흙의 요소 가운데 가장 높은 활성을 보여주고 있는 것으로 알려졌으며 이 효소는 생물에게 독소를 제공하는 과산화수소를 제거하여 생물이 살아갈 적절한 토양 환경을 만들어주는 역할을 하고 인체 내 대사작용 과정 중 과산화지질이라는 독소가 발생하면 노화현상이 오는데 양질의 황토 속에 몸을 넣고 있으면 흙의 강한 흡수력으로 체내 독소인 과산화지질이 중화, 희석되어 노화를 억제하고 젊음을 유지시켜 주는 효능을 발휘한다. 그럼 상기 황토석의 효능을 구분하여 보다 세밀히 살펴보면 다음과 같다.

첫째, 황토는 두한족열(頭寒足熱)의 효능이 탁월하다. 즉, 천연 황토석은 상기된 열을 끌어내려 머리는 차게 하고 발은 따뜻하게 하는 두한족열 효능을 지니고 있다. 또한 무한한 생명에너지인 원적외선이 다량 방출되기 때문에 건강에 매우 유익하다.

둘째, 황토 1g에는 2억 마리의 인체에 유익한 미생물이 있는바, 이것은 황토석이 살아 숨 쉬는 돌임을 말하며, 황토석에서 발생되는 원적외선 등의 기운은 생명의 기로써 인체에 매우 유익함을 증명한다.

셋째, 황토원석은 습도가 높을 시에는 흡수하고, 건조 시에는 발산하는 등 자동습도 조절력이 뛰어나다.

넷째, 고율의 원적외선 방사로 노화 방지, 혈액순환 촉진, 스트레스 해소, 피부미용, 신경통, 요통, 만성피로 회복에 좋다.

다섯째, 음이온이 방출된다. 이러한 효과 때문에 요즘의 건축물에는, 시멘트의 독소 및 환경유해물질의 차단을 위해 본 발명과 같은 황토 및 황토석을 건축자재로 이용하려는 움직임이 많다. 천연 황토석으로 건축물을 건축하면 체온 유지에 가장 적당한 수분을 유지(호환작용)하여 쾌적한 주거환경을 제공할 수 있다.

여섯째, 화장실냄새, 음식냄새, 담배냄새 등 기타 유해한 냄새를 신속히 정화한다.

일곱째, 황토석 미립자 속의 미세한 다공질로 인하여 공기를 순환시키는 역할은 물론 공기 정화기 역할까지 한다.

여덟째, 항균, 탈취, 습기조절력으로 건물 내부를 쾌적하게 하여 쾌적한 숙면을 유도한다.

아홉째, 곰팡이 및 인체에 유해한 각종 균류의 서식을 방지한다.

열째, 인체에 나쁜 독인 과산화지질을 중화시키는 역할을 한다.

열한째, 황토석은 따듯한 돌이어서 실내 건축자재나 가정용매트 등으로 사용할 때 일반 다른 석재와 달리 서늘하지 않고 온화하게 느껴진다. 또한 나무무늬를 갖고 있어서 자연목 같은 느낌을 준다.

열두째, 황토석은 정전기를 예방한다. 공기 중에 매우 약한 ‘＋’ 전기를 띤 여러 가지 양상의 미립(이온)이 떠돌고 있는데 황토석은 ‘－’ 전기를 띠므로 정전기를 일으키는 미미한 ‘＋’ 전기와 황토석의 미미한 ‘－’ 전기가 중화하여 정전기 현상을 예방한다.

즉, 이상에서와 같이 많은 효능을 발휘하는 황토석은 그 효과가 입증된 지 오래이며, 웰빙의 유행과 더불어 건축자재로서 활용하고자 하는 노력이 증대되고 있으나 원석만으로 사용 시에는 부스러지기 쉽고, 큰 사이즈의 석재나 매트 등에 사용하지 못해 수율이 낮아 고가이므로, 요즈음 그 개발이 완성되어 실제 건축물에 적용된 사례는 적다는 문제점이 있다.

※ 황토와 일라이트의 차이점

황토는 단단한 암석이 분해된 풍화토를 말하며 일라이트는 단일광물명이다. 황토는 일라이트와 같은 점토광물을 함유하고 있는 것이 일반적이다. 즉, 황토는 석영, 장석, 일라이트, 고령토, 스멕타이트, 녹니석, 질석, 산화철광물 및 산화망간광물 등으로 복합적으로 구성되었다. 일라이트는 광물의 분류상 층상규산염광물로서 점토광물류에 속한다.

IV

황토와 건강

1. 황토집에서의 건강한 생활

① **생기력**

황토의 氣力은 생명의 氣로써 인체에 매우 유익하다. 황토방에 누우면 몸이 가뿐한 것은 생기력(生氣力) 때문이다. 우리 몸의 氣 흐름을 원활하게 하여 신진대사를 촉진시킨다.

② **해독력**

강알칼리성의 시멘트 毒을 없애준다. 시멘트로 양생되는 과정에서 강알칼리성은 완전히 굳을 때까지 약 25~50년 동안 강알칼리 성분이 누출된다. 인체의 나쁜 毒인 과산화지질을 中和시켜 준다.

③ **습도조절력**

습도가 높을 때 습기흡수를, 건조 시 습기발산을 하는 자동습도 조절력이 있다

④ **온도조절력**

바깥의 더운 열기를 막아주며, 날씨가 추울 때는 반대로 온기를 발산시킨다.

⑤ **통풍력**

살아 숨 쉬는 방으로 공기를 순환시킨다. 시멘트로 된 바닥은 통풍이 되지 않아 장마철에 축축해지면 곰팡이가 서식한다.

⑥ **열효율성**

축열 작용이 높아 난방비가 절약된다.

⑦ **생명력**

황토 1g에는 2억 마리의 인체에 유익한 미생물이 있는바, 이것은 황토가 살아 숨 쉬는 물질임을 말한다. 생물이 숨을 쉬듯 황토도 생물처럼 숨을 쉰다.

⑧ **흡수력**

음식냄새, 담배냄새 등 기타 유해한 냄새를 신속히 흡수한다.

⑨ **항균력**

곰팡이 및 인체에 유해한 각종 균류의 서식을 방지한다.

⑩ **개 · 보수력**

시멘트와는 달리 개 · 보수력이 좋아 건축물의 사후관리에 아주 좋다.

⑪ **건강성**

고율의 원적외선 방사로 노화 방지, 혈액순환 촉진, 스트레스 해소, 피부 미용, 신경통, 요통, 만성피로 회복에 아주 좋다.

⑫ **전자파 차단**

다량의 원적외선 방사로 유해 전자파를 차단한다.

2. 현대인들의 황토 건강법

1) 지장수

생명수라 불리는 지장수는 황토를 걸러 받은 물을 말한다. 눈이 피로해 눈곱이 끼거나 가벼운 안질에 걸렸을 경우에 지장수에 씻으면 효험을 보고 채소나 과일에 잔류된 농약을 씻어 내리는 데도 화학세제보다 더욱 안전하다.

2) 야산에서 즐길 수 있는 황토욕법

황토욕법은 온몸의 독을 제거하는 효과가 있다. 황토욕법의 방법은 야산에서 흙을 경사지에 1m 정도 파고 그 안에 들어가 목만 내놓은 채 흙으로 온몸을 덮고 휴식을 취하면 된다. 황토욕을 하기에는 여름철이 좋으며 일 년에 단 한 번만 하는 것으로도 충분히 건강을 유지할 수 있다.

3) 집 안에서 즐길 수 있는 황토목욕

황토목욕은 집 안 목욕탕에서 온 가족이 즐길 수 있는 건강법이다. 무명 자루에 황토 한두 되 정도를 담아서 묶는다. 이 자루를 섭씨 38~40℃ 정도의 물이 담긴 욕조에 넣으면 물이 옅은 노란색을 띠며, 이때 비누로 가볍게 샤워를 하고 욕조에 들어가면 된다. 욕조에 몸을 담근 후 15분 정도 지나면 몸속의 노폐물이 제거되고 피부미용 효과가 있다.

4) 황토자루 찜질 요법

황토를 무명 자루에 5kg 정도 넣어 아랫목에 묻어둔다. 시간이 지나 자루가 뜨거워지면 꺼내서 팔, 다리, 등 부분과 같이 아픈 곳에 갖다 대거나 베고 누워도 좋다. 한 번 만든 황토 자루는 1주일 정도 쓸 수 있다. 감기가 걸렸을 때에도 황토 자루를 만들어 등에 대고 하룻밤 자고 나면 몸이 가벼워진다.

3. 황토의 역할

지표의 약 10%를 덮고 있는 황토는 다량의 탄산칼슘($CaCo_3$)을 가지고 있다. 이 탄산칼슘에 의해 황토는 쉽게 부서지지 않는 점력을 지니고 있으며 물을 가하면 찰흙으로 변하는 성질이 있다. 실리카(SIO_2), 알루미나(Al_2O_3), 철분, 마그네슘(Mg), 나트륨(Na), 칼륨 등으로 구성되어 있다. 이러한 성분비와 다양한 효소들로 조성된 황토는 동식물의 성장에 꼭 필요한 원적외선을 다량 방사하므로 일명 황토를 살아 있는 생명체라 부른다. 황토는 표면이 넓은 벌집구조로 수많은 공간이 복층구조를 이루고 있다. 이 스펀지 같은 구멍 안에는 원적외선이 다량 흡수, 저장되어 있어 열을 받으면 발산하여 다른 물체의 분자활동을 자극한다. 즉, 황토는 유수한 세월 동안 태양에너지를 흡수하고 규소성광물로서 쉽게 말해 '태양에너지 저장고'라고 할 수 있다. 오늘날 지표면의 10%를 덮고 있는 황토는 반 건조지역에 가장 넓게 분포하고 있다. 황토 한 스푼에는 약 2억 마리의 미생물이 살고 있어 다양한 효소들이 순환작용을 일으키고 있다. 예로부터 황토는 살아 있는 생명체라 하여 엄청난 약성을 가진 무병장수의 흙으로 사용되어 왔다. 우리나라 황토는 중국 대륙에서 수십만 년을 날아온 황사로 이루어져 있다. 황토의 효소 성분에는 카탈라아제, 디페놀 옥시다아제, 사카라제, 프로테아제 네 가지가 포함되어 있다. 이 효소들은 각기 독소 제거, 분해 작용, 비료요소, 정화 작용 역할을 하고 있다.

- ▶ 혈액을 촉진시키고 신진대사를 왕성하게 한다.
- ▶ 관절염, 근육통, 요통, 자율신경 실조증(교통사고 후유증)에 좋다.
- ▶ 체내 노폐물을 분해하고 자정능력이 있어 피부미용에 좋다.
- ▶ 체내 독소를 제거하고 통증을 완화한다.
- ▶ 염증을 제거하며 비세포(암)를 억제하는 효능이 있다.
- ▶ 마음을 진정시켜 심신을 튼튼하게 한다.
- ▶ 아침에 일어나면 상쾌하고 활력이 넘친다.

※ 황토의 체감온도 파장은 부드럽고 포근하며 상쾌해서 자녀들 성격형성에 좋으며 공부하는 수험생에게 좋다.

4. 황토를 이용하여 항생제 생산

황토는 흡수력, 자정력, 생명력이 뛰어나 약 2억 마리의 미생물이 서식하는데 그 미생물 속에는 산화물 분해효소인 카탈라아제라는 효모 활성이 풍부하다. 이 카탈라아제라는 효소는 과산화수소, 과산화지질을 분해해준다. 또 황토 속의 미생물을 배양하여 각종 항생제를 만드는 것으로 보아 황토의 강력한 항암·항균작용을 알 수 있다.

생명물질을 합성하는 근류 박테리아도 그중 하나이고 페니실린에 사용되는 페니실린균 일산화탄소를 탄산가스로 만드는 스치브스균 등의 미생물들은 다양한 세정력, 분해력, 해독력과 인체의 자연 회복력을 돕는 큰 힘을 가지고 있는 물질로 알려져 있다. 예로부터 황토는 한의학상 매우 중요시되었고 그 약효는 다른 생약들과 마찬가지로 체험에 의한 경험이 임상학적으로 인정되어 하나의 의약품으로 사용되었다고 한다.

5. 황토와 건강지혜

1) 훌륭한 약재

땅의 기운을 듬뿍 머금은 신토불이 황토는 우리 몸과 친숙하며 어디서든지 쉽게 구할 수 있어 예로부터 훌륭한 약재로도 활용되어 왔다. 황토는 노화현상의 원인이 되는 성분인 과산화지질을 강하게 흡수하여 그 독성을 중화, 희석하는 데 큰 작용을 하고 있다. 황토에는 1g당 2억 마리의 인체에 유익한 미생물이 존재하고 있으며 야외에서 고기를 구울 때도 황토바닥에 불을 지피면 황토 성분이 산화되면서 미각을 돋우는 데 그만이다. 또한 옛날 농촌에서는 지력의 향상과 병충해 예방을 위해 황토로 객토를 했다. 이렇게 하면 씨알이 굵고 천연당도가 보통 경작지보다 5배 정도 높은 결실을 맺을 수 있다. 태양의 직사광선을 받은 황토로 빚은 옹기에 2년 동안 숙성시킨 사과식초는 칼륨 성분에 의해서 인체 내 콜레스테롤을 삭혀 배출하는 기능까지 있다는 연구 결과가 보고되었다.

황토(黃土)는 하나의 물질이지만 그것이 미치는 영향의 범위는 매우 광범위하다. 옛 선인들의 주거문화를 보면 모두가 흙으로 집을 지어 살았고, 밥을 지을 때는 황토와 진흙으로 아궁이를 만들어 사용했는데, 아궁이에 불을 지피게 되면 달구어진 아궁이에서 방사되는 열 기운을 쏘이며 생활했고, 구들방 위에서 숙면을 취했기 때문에 건강한 생활을 할 수 있었다. 또한 황토는 질병치료에도 그 탁월한 약성을 보여주는데, 특히 배탈설사나 채독, 육독, 피부미용 등에 황토를 사용했으니, 황토는 우리 생활과 깊이 밀착되어 있었음을 알 수 있다. 또 황토는 예부터 가옥, 토기 등을 만드는 곳에 선조들이 사용했는데, 밤의 찬 기운에 훈기를 주며 낮의 더운 기운에 시원함을 준다. 이것을 황토의 기운(氣運)이라 한다. 순수 황토는 원적외선 다량방사 결정체로 인체에 해로운 유독물질이 전혀 없으며, 피하조직의 노폐물 배출작용이 탁월하고, 냄새제거 및 항균기능을 가지고 있다. 흙을 통과한 복사열은 인체 피부 깊숙이 스며드는 전달력이 강해 체내 온열효과로 순환의 활성화를 도와주므로 건강에 좋다. 황토침대는 천연 식물재료와 송진가루로 제작되어 솔잎으로 찜질하는 효과를 볼 수 있다. 흙침대의 송진장판에는 멜라늄 성분이 있어 곰팡이와 세균이 번식할 수 없다. 흙침대에는 카탈라제(Catalase, 산화물 분해효소 - 암 예방), 디페놀 옥시다아제(Diphenol Oxidase, 중금속 분해효소, 소화물 분해효소), 사카라제(Saccharase, 당 분해효소), 프로테아제(Protease, 단백질 분해효소) 등 다양한 효소가 들어 있어 성인병 및 현대 질병을 예방하는 작용을 한다.

2) 민간요법에 있어서 황토의 약성(藥性)

민간요법이라고 하면 비과학적인 것이라 하여 무조건 터부시하는 습성이 있다. 하지만 아직 과학과 의학이 발달하기 이전, 우리 민족은 다양한 민간요법을 개발하여 병을 예방하고 치료해 왔다. 물론 그 가운데는 과학적인 상식으로 도저히 납득할 수 없는 내용도 없지 않다.

하지만 그 하나하나의 이치와 원리를 이해하면 이보다 더 과학적인 의료행위가 있었을까 싶은 내용도 적지 않다. 그것은 우리나라가 세계 어느 나라보다도 과학과 의학이 더 발전했었다는 증거이기도 하다. 실제로 과학과 의학이 최고로 발달한 요즘에까지 민간요법이 전승되고 있는 것도 그 과학성을 입증하는 것이다. 우리 전래 민간요법의 특징은 자연을 중요한 의료기구로 활용했다는 점이다. 즉, 흙, 모래, 나무, 짐승 등이 다양하게 활용되었다. 그 중요한 배경은 우리 민족의 자연 숭배사상에서 찾을 수 있다. 우리 민족은 자연을, 인간과 분리된 별도의 세계로 인식하지 않았다. 오히려 자연을 생명을 주고 생명을 키우며 죽은 생명을 다시 받아들이는 생명의 근원으로 보았다. 따라서 자연은 그 자체가 인간이 생명을 유지하는 데 절대적인 존재이며 생명을 유지하도록 도와

주는 이로운 존재였다. 그런 인식이 있었기에 우리 민족은 몸의 질병을 다스리는 약재로 자연을 활용하였던 것이다. 황토 민간요법도 이러한 범주에서 이해되어야 한다. '흙에서 태어나 흙으로 돌아간다'는 사상이 우리를 지배하고 있다. 흙은 생명을 만드는 근원이라는 인식이다. 따라서 전통적으로 흙을 가까이 하고 경외하였다. 뿐만 아니라 그 같은 경외의 대상인 흙이 우리가 생명을 유지하는 데 큰 역할을 한다고 믿어 왔다. 그래서 질병치료에 흙을 약재로 활용하였다. 이는 황토 민간요법의 정신적인 배경이다. 이와 함께 황토 민간요법이 다양했던 이유는 황토 자체의 약성(藥性) 때문이다. 이러한 황토는 약성이 뛰어난 반면에 독성이 없어 외부에서 침입하는 나쁜 기운을 제거하는 데 탁월한 효과가 있다. 즉, 황토는 건강한 삶을 위한 생명에너지, 기(氣)가 넘쳐흐르는 '살아 숨 쉬는 흙'의 일종으로 인체에 좋은 기운을 불어넣어 준다. 이 같은 사실은 현대의학에서도 검증되고 있다. 근래 일본 지바[千葉] 의대 연구팀이 모래와 흙 속의 스브리치스균이 일산화탄소를 흡수하여 탄산가스로 바꾼다는 연구결과를 발표하였다.

이로써 황토 속에 있는 스브리치스균이 인체에서 발생하는 독소를 중화시킨다는 사실이 밝혀진 것이다. 즉, 황토요법의 효능이 의학적으로 증명된 셈이다.

3) 동물들의 지혜

황토는 동물의 응급 치료제로도 쓰인다.

영화(베어)를 보면 총에 맞은 곰이 황토탕물에 상처 부위를 담그고 치료하는 장면이 나온다. 황토는 짐승들의 상처에 훌륭한 치료제로 사용된다. 개가 흙 속에 몸을 뒹굴거나 닭이 주둥이로 땅을 쪼는 것은 상처를 치료하는 응급 처치로 볼 수 있다. 과거 소가 병에 걸리거나 말이 기생충으로 고통을 받을 때에도 황토 요법으로 치료했다.

소: 여물을 먹고 난 뒤 황토로 제독작용을 하여 건강을 유지한다.

개: 속에 탈이 날 때 황토구덩이에 배를 깔고 단식을 하여 치유한다.

닭: 쑥밭 근처의 황토로 목욕하여 치병한다.

곰: 상처를 황토탕물에 담가 치료한다.

잉어: 병난 잉어가 있는 연못에 황토를 넣어 처방을 한다.

낚시를 좋아하시는 분은 밑밥 대신 황토로 바닷고기를 유인하는 방법을 잘 알 것이다. 또한 남해와 동해의 적조현상은 황하의 황토가 흘러드는 서해에는 전혀 없다고 한다.

6. 황토의 기(氣)와 한국의 황토

- 다량의 원적외선을 방사한다.
- 카탈라아제, 디페놀 옥시다아제, 사카라제, 프로테아제 등의 항생, 항균효소가 다량 함유되어 곰팡이균과 세균을 억제시킨다.
- 인체에 유해한 각종 독소를 해독하고 불순물을 정화시켜 주는 기능이 뛰어나다.
- 전래로 고려, 조선 왕실에서는 3평 정도의 황토로 된 회복실에서 피로를 풀었다.

- 심신안정 정신병 치료제로도 사용되었다(철종 임금도 상사병으로 황토방에 서 요양을 했다는 기록이 있으며 황토를 좁쌀 크기로 만들어 복용하기도 했다 전한다).
- 예부터 배가 아프면 기왓장을 달구어 배 위에 얹어 효과를 보았다고 전한다.
- 각종 종양예방에 좋다고 한다(아궁이에 불을 지피며 부엌일을 하던 옛 여 인들은 자궁암, 유방암 등이 없었다고 전한다).
- 황토약탕기로 약을 달이면 일반약탕기보다 70~80배의 약추출 효과가 있 다고 한다.
- 복어를 먹고 죽어가던 사람에게 오동잎·비파잎·뽕잎 등을 바닥에 깔고 황토로 몸을 덮어 하룻밤 지나면 치료가 되었다고 전한다.
- 온몸에 화상을 입었으면 황토굴을 파고 들어가 머리만 제외하고 온몸을 덮고 지장수를 먹으며 화상을 치유했다고 한다.

1) 동서고금 속의 황토

황토는 입자가 곱고 산소를 많이 함유하고 있으며, 정화능력이 우수하고 냄 새와 기름을 흡수하는 성질이 있다. 즉, 황토는 숨을 쉬고, 수많은 미생물들에 의해 다양한 효소들이 순환작용을 하기 때문에 생리활성물질이 생성된다.

이를 바탕으로 널리 알려진 황토는 혈액순환과 신진대사를 촉진하고, 불면증 과 피로회복에 도움을 주며, 특히 질병치료에 다양한 방식으로 효과를 나타낼 뿐더러, 나아가 노화지체에 도움을 줄 수 있다는 것 등이다.

▶ 제독 · 항균작용 및 지혈 · 응고작용

황토의 약성(藥性)으로서 널리 알려져 있다. 즉, 황토를 몸에 댐으로써 몸속에 있는 균을 죽이고, 땅의 기운을 받아 건강을 회복한다. 우리 선조들은 그 같은 모습을 통해 민간요법을 만들기도 했다. 예를 들면, 개가 병에 걸렸을 때는 개 코를 땅에 대게 하고 물에 흠뻑 젖은 가마니를 덮어주었다. 또 나무가 시들시들 죽어가면, **선명한 색을 가진 황토**를 구해다가 나무 밑동을 덮어주기도 했다. 이것은 흙의 기운이 생명을 살릴 수 있다는 믿음에서 나오는 것이다 [<김정덕(1997), 『김정덕 할머니의 황토건강법』, 경향신문사].

▶ 부인병과 소아병에 도움

《본초강목》에서 황토가 영향을 미치는 약성의 범위는 광범위하지만, 그중 하나의 특성은 부인병과 소아병 치료의 탁월함이라고 했다. 《본초강목》은 물론 우리나라의 《동의보감(東醫寶鑑)》과 《향약집성방(鄕藥集成方)》에도 흙의 약성에 있어서 대부분이 부인병과 소아병에 좋다고 기록되어 있다. 그러면 왜 이들 병에 황토가 좋은가? 거기에는 어떤 이유가 있을 것이다.

여성은 잉태를 하고 생명을 탄생시킨다. 흙이 생명을 탄생시키는 것과 여성의 잉태와는 깊은 관계가 있다고 본다. 대지(大地), 곧 **흙**이 바로 생명존재의 근원이다. 생명을 포태(胞胎)시켜 성장시키는 대지는 모성으로 상징되고 있다. 모성인 대지는 그 품에 모든 생명존재의 생명력을 끊임없이 이어가게 한다. 작은 씨앗 하나가 대지에 튼튼한 뿌리를 내리기까지 대지는 온갖 정성으로 기운을 넣어준다. 지상에서 아무리 혹독한 기상변화가 있어도 봄에 어김없이 새 생명들을 지상으로 내보내는 것만 보더라도 알 수 있다. 그뿐 아니라 메말랐던

가지에도 생명의 기운을 이어주어 잎이 나게 하고, 꽃망울이 피게 하고, 열매를 맺게 해준다. 흙, 곧 대지는 지상의 온갖 생명들이 자신의 뿌리를 굳건히 박아서 진정한 자기 모습을 드러내기까지 한시도 쉬지 않고 도와준다. 이것은 인간의 모성도 마찬가지이다.

자신의 몸속에서 새 생명을 잉태하여 세상으로 내놓아 제 목소리를 내고 성장할 때까지 끊임없이 온갖 정성으로 기운을 아끼지 않는 것이다. 흙과 인간의 모성은 이렇듯 의사성(擬似性)으로 이어져 있다. 그래서 부인병과 소아병에 흙, 곧 황토가 동질의 기운으로 연결되어 탁월한 효험을 보여 주고 있다고 여겨진다. 이 같은 황토의 신비함은 자연과의 오묘한 조화로밖에는 달리 설명하기가 어렵다[柳道鈺(1995), 『黃土의 神秘』, 행림출판].

▶ 약독(藥毒) · 육독(肉毒) · 야균독(野菌毒) 해소

설사로 인한 냉열적백(冷熱赤白), 뱃속의 열독(熱毒)이 오가며 통증을 일으키고 하혈이 있을 때, 황토 마른 것을 1되 정도 넣어 3~5회 끓어 넘치게 하여 앙금을 제거하고 그 물을 데워서 먹는다.

▶ 황토요법[이원섭(1996), 동방미디어]

① 혈액흐름 촉진과 노화억제 및 신진대사 촉진과 만성피로 개선 등 성인병 예방효과, ② 온기(溫氣) 유지 및 발한(發汗)작용 촉진, ③ 인체 노폐물 분해를 통한 대사기능 촉진 및 영양밸런스 유지, ④ 통증완화, ⑤ 분리축출 작용 — 중금속, 예컨대 수은, 망간, 카드뮴, 구리 등을 방출, ⑥ 진정 · 안면효과 높임, ⑦ 탈취효과, ⑧ 방균(防菌)효과 — 박테리아 번식 방지, ⑨ 곰팡이 번식

방지, ⑩ 제습(除濕)효과, ⑪ 방충효과— 알 부화방지, ⑫ 식물 활성화, ⑬ 물 연수화(軟水化), ⑭ 공기청정 작용.

옛날 여성들은 요즘 여성들보다 부인병이 현저히 적었다. 그 가장 큰 이유가 바로 황토로 바른 아궁이 앞에 다리를 벌리고 앉아 소나무장작으로 군불 때는 일을 일상적으로 반복했기 때문이다. 황토에 열을 가하면 흙에서 내뿜은 복사열인 바이오 원적외선이 인체에 깊숙이 침투한다. 이 원적외선이 각종 질환의 원인이 되는 세균의 작용을 약화시키고 혈액순환이나 세포조직 생성을 촉진하는 것이다. 즉 원적외선원(源) 자체는 가열이라는 외적자극이 있다면 파장과 방사율이 훨씬 더 명확히 측정된다.

▶ 온도 · 습도조절 및 통풍효과

우리나라는 겨울에 따뜻하고 여름에는 쾌적한 실내온도를 유지할 건축재로 흙을 선택했다.

흙은 냉기나 열기를 고루 차단하는 데 더없이 좋은 건축재이다. 여름에는 아무리 뜨거운 햇볕이 쪼여도 그 열기가 내벽까지 전도되지 않고, 겨울에는 아무리 차가운 냉기가 외벽을 냉각시키더라도 그 냉기가 내벽까지 전도되지 않는다. 흙은 이처럼 열차단 효과만 있는 게 아니다. 우리나라는 몬순지대에 속해 비가 잦고, 따라서 습도의 진폭이 큰 편이다. 사람이 가장 쾌적하다고 느끼는 습도는 64%라고 한다. 그런데 우리나라의 경우 장마철이면 습도가 90%까지 올라간다. 따라서 습도조절이 가능한 건축재가 필요하다. 그것이 바로 흙이다.

흙은 습도가 높을 때는 습기를 흡수해서 습도를 낮추어주고, 습도가 낮아지면 머금었던 습기를 뿜어주어 쾌적한 습도를 유지해준다. 그래서 사계절 내내 쾌적한 환경을 제공한다.

콘크리트나 벽돌로 지은 집은 여름이면 습기가 차서 눅눅해지는 것을 볼 수 있다. 옛날 흙집에서 살던 때에는 볼 수 없던 현상이다. 흙은 통풍효과도 뛰어나다. 벽돌이나 콘크리트는 통풍이 되지 않지만, 흙은 미립자 틈틈이 통풍이 된다. 겨울에 찬바람을 막기 위해 창을 작게 하였어도 숨이 막히지 않았던 것도 흙의 환기작용 때문이었다. 그리고 이와 같은 기능을 잘 발휘하는 흙은 황토이다.

▶ 질병치료에 효험을 보인 황토 - 산해경(山海經)

산해경에 기록되어 있는 황토는 대체로 질병치료에 효험을 보이는 것으로 묘사되어 있다. 특히 소나 말의 질병치료나 옴과 종기를 낫게 하는 데에 황토요법의 사용법이 기록되어 있다. 또한 산해경에서는 흙을 생과 사의 매개물로 다루어 황토수를 죽지 않는 물로 비유하고 있다.

▶ 복룡간의 효능 - 본초강목(本草綱目), 향약집성방(鄕藥集成方)

중국과 우리나라의 종합의학사전 본초강목, 향약집성방에는 복룡간의 효험을 중요시하고 있다. 복룡간은 아궁이 속의 흙을 말하며 이는 부인의 어지러움이나 토혈 및 중풍 치료제로 쓰였다. 아궁이에서 주방 일을 하던 옛날 여인들에게 암이나 기타 질병이 없었던 것도 복룡의 효험 때문으로 보고 있다.

▶ 임금님의 병을 치료하는 황토방 - 왕실양명술(王室養命術)

왕실의 비전 양명술에서는 뒷날 세상 사람들을 구하는 데 황토가 큰 힘을 발휘할 것이라고 예언하고 있다. 특히 온천을 개발하여 눈병 등을 치료했던 세종, 세조 임금은 황토를 민간에 알리게 했으며, 왕과 왕자들이 피로할 때 쉴 수 있도록 3평 정도의 황토방을 궁내에 만들어 피로회복실로 사용했다고 한다. 황토는 상사병의 치료제로도 효력을 발휘했는데, 강화도령 철종 임금이 고향에 두고 온 첫사랑을 못 잊어 상사병에 시달렸을 때도 황토방에서 요양을 했다고 기록되어 있다. 민간에서는 상사병을 앓고 있는 사람에게 황토를 은단처럼 작게 만들어서 먹였다고 한다.

▶ 한국 속의 황토의 기운

산삼을 자라게 하는 토함산의 기(氣), 우리나라에서 황토의 기운을 가장 광범위하게 받고 있는 곳은 경북 경주에 위치한 불국사로 토함산의 정기를 받고 있는 곳이다. 경주 토함산 자락은 생기가 그득하여 천년왕도의 서기가 뻗치는 곳으로 이곳의 황토는 산삼과 송이버섯을 자라게 하는 기가 있다고 한다.

▶ 민박장소로 사용되는 하회마을의 황토방

경북 안동 하회마을은 낙동강을 배경으로 황토벽이 마을을 감싸는 빼어난 지세로 유명한 곳이다. 특히 이곳은 황토로 벽돌을 지은 황토집들이 즐비해 있어 공해와 문명에 찌든 관광객들이 민박장소로 이용하여 하룻밤을 묵으면서 원기를 되찾아가는 곳으로 각광을 받고 있기도 한다.

▶ 동 황토의 본거지 지리산 청학동

동 황토란 황토 중의 으뜸으로 가장 기운이 센 아침 햇빛의 에너지를 오랜 세월 동안 직각으로 받아 신비한 효능을 간직한 황토를 말한다. 이를 지리산 청학동에서는 식용, 약용 및 주거시설 등 생활 곳곳에 사용하여 문명의 혜택 없이도 건강한 생활을 누리고 있다.

▶ 문화재 경비병 황토이야기

황토의 기운을 받은 팔만대장경은 신비를 간직하고 있다. 고려 때 조판된 팔만대장경이 그 정확성과 정교함을 보존하고 있는 것은 바닷물에 적셔 말린 산벚나무를 재료로 하였다는 점과 보관장소인 장경각 내부가 황토로 만들어졌기 때문이라고 한다. 황토의 기운을 충분히 받은 팔만대장경이 습도 조절과 완벽한 통풍 조절로 변질되지 않고 지금까지 보존되고 있는 이유가 황토 때문이라는 것이다.

▶ 220년 동안 보관되어 온 규장각서

조선 후기 정조가 창경궁에 설치한 규장각은 역대 국왕들의 정치기구이자 어제(御製)와 도서를 보관·관리하는 기구이다. 1776년에 설치되어 현재 서울대학교에 보관된 규장각의 도서가 지금까지도 연구 자료로 사용되고 있는 것도 황토의 기운이 큰 역할을 한 것으로 알려진 바 있다.

▶ 민속 신앙과 황토 이야기

황토, 그 신비의 색깔. 예로부터 황토의 붉은색은 황(皇)색이라 하여 그 빛깔에서 귀함을 취하여 신앙화하였다. 고려의 혜종 비빈인 임 씨가 태어날 때 아비의 태몽에 온 집안에 황기가 나부꼈는데 딸이 나중에 국모가 되었다. 또한 시골의 선비 집 지붕에 노란 박이 주렁주렁 열리는 꿈도 정승을 나을 태몽으로 여겼다.

▶ 귀(鬼)를 쫓고 복(福)을 부르는 황토

황토의 모든 일상사에서 부정적인 것의 대명사격인 악귀를 물리치는 영험이 있다고 믿었으며 복의 상징이기도 했다. 집 안에 금줄을 치고 치성을 드려야 할 때나 임금님이 지나갈 때에도 황토를 뿌리는 관습이 있었다. 마당을 쓸 때도 복을 불러들인다고 하여 바깥쪽에서 안쪽으로 쓸었다고 하였다.

▶ 건강요법으로 사용된 황토

이야기 과학적인 의술이 없었던 선조 시대에는 황토로 응급 처치를 하거나 환자를 치료하였다. 건강요법으로 사용된 황토 이야기에서 고서 속에 기록된 황토의 효능과 옛날 선조들의 지혜, 그리고 현대에도 활용할 수 있는 건강요법을 알아본다.

▶ 현대인들의 황토 건강법

생명수라 불리는 지장수는 황토를 걸러 받은 물을 말한다. 눈이 피로해 눈곱이 끼거나 가벼운 안질에 걸렸을 경우에 지장수에 씻으면 효험을 보고 채소나 과일에 잔류된 농약을 씻어 내리는 데도 화학세제보다 더욱 안전하다.

▶ 복용간의 효능

중국과 우리나라의 종합의학 사전인 본초강목, 향약집성방에는 복용간의 효험을 중요시하고 있다. 복용간은 아궁이 속의 흙을 말하며 이는 부인의 어지러움이나 토혈 및 중풍 치료제로 쓰였다. 아궁이 속에서 주방 일을 하던 옛날 여인들에게 암이나 기타 질병이 없었던 것도 복용간의 효험 때문으로 보고 있다.

▶ 노화지체[우리 함께 장수(長壽)해요!]

장수비법에도 황토가 큰 역할을 한다. 음력 10월에 홰나무열매를 따서 항아리에 넣고 약기운이 새지 않도록 덮은 다음, 반죽한 황토로 항아리를 싸듯이 발라 14일 이상 눈다. 그리고 열매를 꺼내어 껍실을 벗기고 먹는다. 처음엔 한 개를 먹고 점차 한 개씩 늘리며 15일을 먹는다. 그다음엔 반대로 매일 한 개씩 줄여 가며 다시 15일 동안 먹는다. 매달 이렇게 복용하면 밤눈이 밝아지고 힘이 나며, 장수할 수 있다.

2) 선조들의 응급처방으로 쓰인 황토

▶ 복어독을 제거하는 황토

우리 주위에서는 복어독이 사람의 목숨을 앗아가는 경우를 볼 수 있다. 과거에는 복어독을 인체에서 제거하기 위하여 황토를 사용하였다. 복어를 먹고 죽어가는 사람이 있을 경우 오동잎, 비파잎, 뽕잎, 박하잎 등을 바닥에 깐 후에 눕게 하여 황토로 몸을 덮어 하룻밤을 보내게 하면 치료되었다고 한다.

▶ 독성을 제거하는 황토

복어독이나 각종 어육급체를 당한 사람에게 황토를 덮어 치료했으며 또한 배가 아플 때는 구운 기와를 배 위에 올려놓으면 황토의 원적외선이 몸의 독소를 제거해 치료하기도 했다.

▶ 기근을 면하게 한 식토

조선 태종 때 지금의 함경도에 식토가 나왔는데 흉년이 계속되면 많은 기민들이 이 진흙으로 떡을 만들어 먹어 기근을 면했다. 이 같은 토식의 예는 선조 때에도 있었다고 전해지고 있다. 선조 갑오년에 대기근이 들었는데, 황해도 봉산 땅의 진흙이 밀가루와 같이 부드러워 이 진흙 70%에 싸라기 30%를 섞어 떡을 해 먹었으며, 이것을 먹어 질병도 앓지 않게 되었다고 한다. 이처럼 황토는 해독제, 제독제뿐만 아니라 훌륭한 대용식으로도 그 역할을 해냈다.

▶ 화상치료의 응급치료제

현대처럼 응급약이 없었던 옛날, 온몸에 중화상을 입었을 경우 황토요법으로 이를 치료하였다. 얼굴을 제외한 몸 전체를 황토 땅에 묻고, 황토수를 먹이는 것으로 화상을 치료하였는데 이는 오늘날 황토욕법으로 일반인들이 피로회복을 위해 사용하고 있다. 황토욕법으로 치료한 화상은 후유증이 거의 없는 큰 장점이 있다.

▶ 독충으로부터의 보호 기능

오동잎에다 황토를 섞어서 놓아두면 파리나 기타 곤충이 접근을 못하며 이것을 된장 항아리에 넣어두면 쇠파리나 구더기가 생기지 않는다. 이 황토요법은 세계 원주민에게도 이용되고 있는데, 자연환경에서 살고 있는 원주민들은 온몸에 황토를 발라 독충으로부터 몸을 보호한다.

3) 생활 속의 황토 약성

▶ 황토의 약성

동물은 상처를 입었을 때 소나무 송진을 상처에 바르거나 그들만이 아는 약초를 뜯어먹고 고치기도 하지만 최고의 치료제는 황토이다. 황토에는 다양한 약성원소가 포함되어 있어 제독작용을 높여줄 뿐만 아니라 항균작용 및 지혈작용과 동시에 응고제로 뛰어난 치료효과를 나타낸다.

▶ 80배의 효과가 있는 약탕기

황토의 원적외선은 전통 황토 약탕기에서도 찾아볼 수 있다. 전통 황토 약탕기는 약을 달이는 이의 정성뿐만 아니라 열 침투력이 일반 약탕기보다 8배 정도의 약효 추출효과가 있어 그 효험이 더욱 뛰어나다고 한다.

▶ 상사병의 치료

철종 임금이 고향에 두고 온 첫사랑을 못 잊어 상사병에 시달릴 때 황토방에서 요양했다는 기록이 있다. 민간에서도 상사병을 앓고 있는 사람에게 황토를 은단처럼 만들어 먹였다고 한다.

▶ 부인병을 없애주는 아궁이

황토로 구운 아궁이에 불을 지피며 부엌일을 하던 옛 여인들에게 자궁암, 유방암이 없었던 것은 황토에서 방출되는 원적외선이 부인병을 예방하였기 때문이다. 이 황토는 복룡간이라 불리는 것으로 일상생활에서 미리 병을 예방하는 선조들의 지혜가 돋보인다.

▶ 숨 쉬는 황토 옹기

우리의 전통식품인 된장, 간장, 고추장 등이 적당히 발효되어 맛을 내는 이유는 흙으로 구워 만든 옹기들이 숨을 쉬기 때문이다. 이때 황토의 제독작용으로 음식의 나쁜 독성이 제거되고 밀폐되지 않아 숨구멍이 있어서 저장된 음식이 오래되면 나쁜 기를 밖으로 밀어내 고유의 영양가를 유지, 보존한다. 또한 신선한 공기가 통하기 때문에 최고의 맛을 낸다.

▶ 민간요법으로 쓰인 기와

현대처럼 상비약이 없었던 시대, 옛 조상들은 배가 아프면 황토로 구운 기왓장을 달구어 배 위에 올려놓는 민간요법을 즐겨 사용하였다. 이는 황토가 제독제, 해독제로 쓰인 경우로 황토기와의 원적외선이 인체 깊숙이 스며들어 몸의 독소를 없애주기 때문이다.

▶ 훌륭한 자양분의 황토

양질의 황토에서 자란 약초는 다른 곳에서 자란 약초보다 그 효능이 뛰어나며 황토에서 자란 버섯의 경우는 다른 곳에서 자란 버섯보다 항암효과가 탁월하다. 또한 노후 양식장에서 황토를 뿌린 결과 물고기의 성장이 빠르며 어획량이 크게 늘어난 것으로 나타났다.

▶ 영험한 지장수

지장수는 황토를 걸러 받은 물을 말한다. 눈이 피로해 눈곱이 끼거나 가벼운 안질에 걸렸을 경우에 지장수로 씻으면 효험을 보고 채소나 과일에 잔류된 농약을 씻어내는 데도 화학세제보다 더욱 안전하다.

▶ 황토욕법(가정)

집안 목욕탕에서 온 가족이 즐길 수 있는 건강법이다. 무명 자루에 황토 한 두 되 정도를 담아서 묶는다. 이 자루를 섭씨 38~40도 정도의 물이 담긴 욕조에 넣으면 물이 옅은 노란색을 띠며, 이때 비누로 가볍게 샤워를 하고 욕조에 들어가면 된다. 욕조에 몸을 담근 후 15분 정도 지나면 몸속의 노폐물이 제거되고 피부미용효과가 있다.

▶ 황토찜질

건강과 정기의 기운이 베인 신비의 구들장에 돌이 들어있어 신비의 구돌의 정기와 황토의 기운이 양생하여 건강과 치유에 탁월한 효력을 이끌어 낸다. 황토 찜질은 황토 자체가 엄청난 미생물을 함유하고 있어 생명원을 자극하는 성분이 있으며 다양한 세정력, 분해력, 해독력에다. 그 속에 함유하고 있는 약성은 인체의 자연회복을 돕는 큰 힘이 있고 피부의 노화방지, 체내 유독물질 배출을 돕고 성처와 질병을 낫게 한다. 여기에다 솔잎과 약쑥 및 천일염을 황토 구들 위에 깔고 찜질을 하면 황토의 효험과 더불어 솔잎, 약쑥, 천일염의 효험이 어울려 아름다운 피부와 날씬한 몸매를 가꿈으로서 보다 나은 생활을 영위할 수 있다. 특히 황토 찜질은 혈액을 촉진시키고 신진대사를 왕성하게 하며, 관절염, 근육통, 요통, 자율신경 실조증에 좋으며, 체내 노폐물을 분해하고 자정능력이 있어 피부 미용에 좋다. 또 체내 독소를 제거하고 통증을 완하하고, 염증을 제거하며 비세포(암)을 억제하는 효능이 있으며, 마음을 진정시켜 심신을 튼튼하게 한다. 그리고 아침에 일어나면 상쾌하고 활력이 넘치는 효능을 가지고 있다.

7. 지장수

1) 지장수란?

지장수는 '황토를 물에 풀었을 때 황토는 가라앉고 위에 뜬 물'을 말한다. 지장수는 성질이 차고 단맛이 나며 강한 해독 작용을 하고 다량의 천연미네랄인 마그네슘, 칼슘, 나트륨, 칼륨 등을 함유하고 있으며, 무독(無毒)하고 물맛이 뛰어나다. 일반적으로 황토와 같은 점토질 토양은 표면에 음이온을 노출하고 있다. 그리고 점토는 입자가 매우 작기 때문에 그 표면적이 매우 넓어 '흡착' 능력이 매우 높다. 원적외선 방사물질과 미네랄이 풍부한 음이온을 띠고 있는 물로서 음용 시 체내세포와 혈액을 재생시키고 신진대사를 활발하게 도와 자연치유력을 극대화시키는 태양수, 즉 원적외선 방사수라고 할 수 있다. 황토는 인체 내의 독성을 제거하는 탁월한 약성을 지니고 있다. 이 약성은 황토 속에 있는 '스브리치'라는 균인데 인체에서 발생하는 독소를 중화하는 역할을 하고 있다. 산에 있는 독버섯을 모르고 삶아 먹으면 생명이 위독하고, 풍수군을 먹으면 계속 웃다가 죽을 수 있는데, 이 경우에 황토지장수를 마시면 나을 수 있지만 다른 약으로는 살릴 수 없다 한다. 또 음식에 체하여 구토와 설사를 하는 급성 위장병 및 일사병으로 갑작스럽게 죽은 사람을 되살릴 수도 있다고 한다. 황토 지장수는 음이온을 방출하여 진정작용에 적합하며 다량의 원적외선은 노화방지와 피부세포의 활성화에 도움을 주며, 보습력이 강하여 피부를 촉촉하고 탄력 있게 해준다. 피부 속의 불필요한 노폐물을 흡착하여 피지를 효과적으로 제거하고, 지성, 여드름, 아토피피부에 더욱더 효과적으로 쓸 수 있는 것이 황토지장수이다. 황토 속에 들어 있는 수억 마리의 미생물은 유기물로 분해하는 역할을 하며 미생물에 의해 분해된 유기물은 약품으로도 사용되고 있다. 황토 속에 다양한 효소들은 순환작용을 도와주기도 한다.

보통 인체 내에서 대사작용 과정 중 과산화지질이라는 독소가 발생하게 되고 이것이 노화의 원인이 되는데 양질의 황토 속에 몸을 넣고 있으면 황토의 강한 흡수력으로 체내 독소인 과산화지질이 중화, 희석될 수 있으므로 젊게 사는 비결이 되는 것이다.

지장수란 호황토(좋은 황토)의 용액, 즉 좋은 황토를 걸러낸 물로 이 물은 황토 속에 유익한 미생물과 생물원자극소, 원질의 물, 규토의 녹은 물로 형성되어 있다. 지장수를 만들 때의 황토는 반드시 호황토로 하고 농약의 우려가 없는 곳의 양지 바른 데서 채취해야 한다. 잔솔이 잘 자라는 양지 바른 동산 부근의 시루떡같이 고운 황토 중 땅 표면에서 30~60㎝ 밑의 것을 채취해야 한다. 생나무막대(복숭아 가지가 좋다)로 21번쯤 휘저은 후 2~3시간 후에 위에 뜬 맑은 물이 지장수인데 생으로 쓰거나 끓는 상태를 20분 이내로 하여 사용하면 된다. 황토와 섞는 물은 반드시 광천수나 지하수를 써야 한다. 호황토는 숨을 쉬는 살아 있는 흙이므로 플라스틱 용기에 밀폐시키면 안 된다. 반드시 독이나 옹기에 넣어 보관한다. 옹기나 독은 황토로 구운 것이다. 그렇기 때문에 호황토 속의 유익한 미생물의 생존과 번식을 지켜주는 고마운 그릇이다. 우리 옛 조상들의 지혜는 주도면밀하여 발효식품의 제왕 격인 김장김치, 오이지짠지, 된장, 고추장, 간장은 이런 항아리에 저장하여 발효시켰다. 이런 이유로 지장수도 반드시 질그릇 항아리에 보관해야 된다. 질 좋고 오래된 항아리를 두드리면 종소리 같은 맑은 여운이 들린다. 다만 새까맣고 반들반들하게 광이 나는 항아리는 유약 처리과정에서 광명단이란 납 성분 화합물을 사용한 것으로 항아리가 호흡도 못 하고 납의 유독성분이 항아리 속의 음식물을 오염시키기 때문에 항아리를 고를 때 주의해야 한다.

지장수는 옹기그릇이나 유리그릇에 담아 냉장고에 보관하면 일주일은 두고 마셔도 된다. 또한 120도 열에 20~30분 끓여도 효력에는 지장이 없고 영하 10℃ 이내에 있어도 별 영향을 받지 않는다. 내열성, 내냉성 미생물이 그 속에 있을 뿐 아니라 생물원자극소가 녹아 있기 때문이다.

2) 지장수의 효능은?

지장수는 극히 미세한 점토광물이 물에 분산되어 있는 현탁액이기 때문에 현탁액의 미세한 점토가 피부에 있는 지방 등 노폐물을 흡수해 피부가 탄력을 갖게 되고 황토온천, 황토목욕의 효능도 이러한 원리에 근거를 두고 있으며 농약이나 중금속이 분해되어 없어지는 강한 제독작용, 이온교환 성분으로 인하여 산성체질을 중화시키는 역할과 세포의 생리작용을 활성화하는 원적외선을 방출하고, 탈취능력, 세균억제능력이 있다. 또한 지장수에는 칼슘이 다량 함유되어 있는데 칼슘은 세포 내 신호전달 물질로 중요한 역할을 하며 인슐린 분비를 자극하여 당뇨병에도 치료 효과가 있으며 체내에 축적되어 있는 중금속과 노폐물을 걸러내고 신진대사를 촉진시켜 이로 인해 위장과 소화기계통, 아토피 등 피부질환에 효과가 탁월하다고 전해진다. 지장수는 음료수뿐만 아니라 밥 지을 물로 쓰기도 하며, 그 물에 야채를 씻으면 중금속을 비롯한 농약성분 등이 강하게 흡착되어 깨끗한 야채를 먹을 수 있고, 복어의 독을 먹은 사람이 이 물을 마시면 그 독이 미세한 음전하 콜로이드에 흡착되어 해독된다.

사람의 아토피로 상처가 헌 부위에 발라주면 상처가 아물고 벌레 물린 데도 발라주면 가려움증을 덜어준다. 덴 부위에도 발라주면 화기를 빼 준다. 여드름 피부에도 고루 발라 마른 후 미지근한 물로 세안을 해주면 호전된다.

▶ 황토 속에는 중금속 및 인체에 해로운 독을 제거하는 성질이 있어 피부의 보호막을 유지시키며, 복원하는 성질이 뛰어나므로 아토피에도 좋다고 한다. 또한 황토는 얼굴 마사지, 목욕제 등 활용범위가 넓다.

▶ 야생 상태의 동물들도 다쳤을 때는 황토를 찾아 문질러 상처를 치료하고 수목이 상처를 심하게 입은 부위에도 황토를 발라 치료한다.

3) 지장수의 음용효과

각종 뇌질환, 아토피성 피부염, 당뇨, 요통, 생리불순, 축농증, 뇌졸중, 부인병, 만성관절, 스트레스성 증후군, 천식, 각종 암, 여드름, 거친 피부 해소, 기미, 주근깨, 불감증, 고혈압, 스태미나 강화, 주름살 제거 등 인체의 부작용을 개선하고, 빠른 개선 증상으로는 숙변 및 변비 해소와 위장장애 해소, 숙취 해소, 피부질환·가려움증 해소 등이며 체중감량은 노폐물 배설과 황토의 지방분해작용 때문이라고 한다. 또한 몸의 각 세포조직을 깨끗하게 해주고 산성화된 체질을 변화시키므로 비염, 변비, 성인병 예방에 크게 도움을 준다고 한다.

황토는 미세한 다공성으로 이루어져 있어 세균을 흡수하는 작용이 있고 이온교환 작용을 한다. 현대사회는 과도한 환경오염으로 활성산소가 증가되고 이 활성산소가 불포화지방산과 결합하면 암이나 아토피성피부염을 유발하는 과산화지질이 만들어지는데 황토는 이에 대한 개선효과가 있다고 한다. 또한 황토는 제독작용, 항균작용, 지혈제 역할을 하며 다양한 약성 원소를 포함하고 있어 제독 능력을 높여줄 뿐 아니라 항균 작용도 하며, 지혈제인 동시에 응고제로 매우 뛰어난 치료효과를 보여준다.

4) 기타 황토 지장수의 효능

황토의 효능은 숯의 효능과 다를 바가 없으며, 어느 것이 더 우월한지에 대한 비교를 할 수 없을 정도로 그 약성에 있어서 유사하다.

① 황토는 해독과 정화작용이 뛰어나서 밥을 지어먹으면 잔류농약이 제거되며, 음식을 할 때도 지장수를 사용하면 맛이 좋아지고 음식물 속의 독성이 중화된다(라면을 먹고 속이 더부룩한 사람은 지장수로 라면을 끓여 먹으면 속이 편해진다).

② 인체에 필수적인 천연미네랄(마그네슘, 칼슘, 나트륨, 칼륨 등)이 많다.

③ 체내의 지방성분과 노폐물을 흡착하고, 배설시킴으로써 비만을 없애고 다이어트 효과가 있다.

④ 마음을 진정시켜 심신을 튼튼하게 하고 스트레스도 경감시켜 준다.

⑤ 위장병, 비만, 빈혈, 신경통, 관절염 등에 효과가 있다(본초강목, 동의보감).

⑥ 유해독성분 침입을 차단하고 체내 유독성을 배출한다.

⑦ 혈액순환 및 체내 노폐물의 배출이 원활하다.

⑧ 여드름, 지성, 거친 피부에 더 좋은 효과가 있다.

⑨ 혈액순환을 촉진시키고 신진대사를 왕성하게 한다.

⑩ 관절염, 근육통, 요통, 자율신경, 실조증(교통사고 후유증)에 좋다.

⑪ 체내 노폐물을 분해, 배출하고 자정능력이 있어 피부미용에 좋다.

⑫ 체내 축적된 중금속 성분의 독소들을 제거하고 통증을 완화한다.

⑬ 염증을 제거하며 비정상세포(암)를 억제하는 효능이 있다.

⑭ 마음을 진정시켜 심신을 튼튼하게 한다.

⑮ 아침에 일어나면 상쾌하고 활력이 넘친다.

⑯ 황토에는 인체에 유익한 수천억 마리의 유익한 미생물과 미네랄이 있다.

⑰ 옛날 궁중에서 임금님이 기력회복을 위해 황토목욕을 즐겨 했다.

⑱ 지장수로 차를 우려먹으면 그 맛과 향이 구수하고 깊어진다.

⑲ 지장수로 세안을 하거나 목욕을 하면 피부가 깨끗해진다.

5) 기타 치료제 이용

▶ 동물들의 치료제

황토는 모든 동물에게 절대적으로 필요한 생명물질인 동시에 치료제이다. 동물들이 상처가 났거나 몸에 이상이 생겼을 때, 황토가 고인 물에 들어가거나 황토물을 마시는 것은 잘 알려진 사실이다.

6) 문헌에 나타난 황토지장수

① ≪**동의보감**≫: 누런 흙물을 말한다. 성질은 차고 독은 없다. 중독되어 안타깝게 답답한 것을 푼다. 또 여러 가지 중독도 푼다. 산에는 독버섯이

있는데 이것을 모르고 삶아 먹으면 반드시 생명이 위험하다. 또한 신나무 버섯을 먹으면 계속 웃다가 죽을 수 있다. 이런 때에는 오직 이 물을 마셔야 낫지 다른 약으로는 살릴 수 없다. 누런 흙이 있는 땅에 구덩이를 파고, 그 속에 물을 붓고 흐리게 휘저은 다음 조금 있다가 윗물을 떠서 마신다. 지장수는 무독하며, 설사와 이질, 열독으로 인한 뱃속의 통증, 야채독, 소와 말고기 독과 간 중독을 풀고, 옹저와 열이 심한 것을 치료한다. 관절염, 신경통, 냉증 등에 효과가 있다고 밝히고 있다.

② ≪동의학 사전≫ : 땅 위에서 1m 밑에 있는 깨끗한 진흙이다. 대체로 잿빛 누른색을 띤다. 맛은 달고 성질은 평하다. 비경, 위경에 작용한다. 중초를 조하시키고 해독한다. 옛날에는 더위를 먹어 토하고 설사하는 데, 적백이질, 부스럼, 약물 중독, 고기 및 버섯 중독 등에 썼다.

③ ≪신농본초경초≫ : 황토를 약으로 쓰면 냉열로 인한 적백이질, 열독으로 인한 뱃속의 통증을 치료한다. 그 맛이 달고 기운이 조화로우므로 비위를 안정시키고 조화롭게 할 수 있으며 하혈을 멎게 하고 모든 독을 제거한다. 이렇듯 옛 문헌에서도 황토 지장수의 제독효과에 대해서 이구동성으로 동의하고 있다.

④ ≪본초강목≫ : 물고기, 고기, 과일, 야채, 약물 등의 독을 해독하며 토사곽란과 더위 병을 다스린다. 특히 지기를 간직한 황토온돌 위에 솔잎을 깔고 자면 산후부인병, 위장병, 비만, 빈혈 등에 특효가 있다고 전하고 있다.

⑤ ≪본초비요≫ : 냉열적백의 설사, 복부통증, 복부기생충의 증세를 치료한다고 전하고 있다.

⑥ ≪의림찬요≫ : 음양을 조화시키고 모든 독을 풀어준다. 여름철 토사곽란, 생선, 고기, 야채, 과일, 버섯, 약초독, 배 속의 기생충을 제거한다. 어혈

을 제거하고 상처를 낫게 해준다.

⑦ ≪**본초재신**≫ : 식욕을 돋우고 비장을 튼튼히 하며 소화를 촉진시키고 습을 제거하고 소화기를 튼튼히 한다.

※ 조선조의 왕실 건강비법

태종 때부터 비밀리에 지켜온 특수 궁중의술 황토요법이 있었으며, "왕족이 병이 들면 황토방에 격리하여 치료했다."라고 했다. 당시 왕실에서는 청나라 사신들의 요구에도 제조비법을 제공하지 않았다고 전한다. 지장수는 납설수와 함께 동의학 치유계통 최후의 물질로 해독제의 대명사다. 조선조 왕궁 **소주방(왕의 수라상 요리처)**에 해독 비망표가 비치되었는데, 그것을 보면 계란과 오얏, 털게와 호박(수박), 소라와 옥수수, 게와 꿀, 털게와 땅콩, 죽순과 양의 간(肝), 매실과 뱀장어, 도마뱀 똥과 쌀밥 등 상극의 음식을 동시에 먹어 중독이 됐을 때 지장수를 먹여 독을 풀라고 설명하고 있다. 단풍나무에 기생하는 버섯을 잘못 먹으면 생명이 위험한 상태에 빠질 수 있는데, 이때도 지장수가 해독작용을 한다(이원섭, 왕실양명술).

7) 정화, 해독, 제독의 대명사 '지장수'

지구는 물의 혹성이며 그래서 생명체가 살고 있는 태양계 속에서도 선택된 혹성이라 할 수 있다. 생명체, 특히 인체는 2/3가 물로 형성되어 있는 만큼 건강과 물은 불가분의 관계가 있다. 인간은 출생 전 해수와 성분이 흡사한 양수에서 태내 성장을 한다.

건강한 물은 다양한 미네랄이 녹아 있는 물, 세밀하게 분자가 미세화된 물, 육각수, 용존산소가 많은 물, 약알칼리성 물 등이며, 맛 좋고 건강한 물의 시험방법은 녹차를 끓여 맛이 좋은 물이 좋은 물이라고 옛 궁중에서는 평가했다. 지장수, 정화수, 옹달샘물, 동류서 등은 녹차를 달일 때 가장 맛이 좋다.

지장수는 황토물로서 옛날 약방에서 처방으로 쓰던 물로, 양지 바른 들판이나 깊은 산등성의 황토 땅속으로 60㎝ 이상 파 들어가면 푸른 띠 같은 것으로 가로로 연결되어 있는 것을 발견하게 된다. 이런 띠 밑의 흙을 파내어 숯으로 걸러낸 물과 황토를 3 : 1 내지 5 : 1의 비율로 혼합하여 21회 정도 휘저은 후 40분이 지나면 엷은 담황색의 물이 위에 뜬다. 이 물을 지장수라 한다.

▶ 지장수의 원료

지장수를 만들 수 있는 황토는 동황토, 서황토 등 호황토로서 호황토는 ≪동의보감≫을 쓴 '허준' 선생이 지은 이름으로, 약으로 쓰는 좋은 황토라는 의미이다. 이러한 황토는 해독제의 대명사로 정화력, 분해력, 소생력을 가지고 있다.

중국 화북지방에서 봄철에 편서풍을 타고 날아오는 황사가 수십만 년 쌓인 것은 모래이지 황토가 아니다.

뜨는 태양광선을 동쪽 또는 서쪽에서 직각으로 수십만 년 받아 태양에너지를 축적한 다양한 점토성 광물의 풍화체를 황토라 하며, 중국의 약학자들이 호황토를 정의(定義)할 때, ≪동의보감≫을 인용 변증하고 있다. 그래서 우리 토종 약성황토는 신비롭고 금후 과학의 발달을 기다려야 완전한 정체가 밝혀질 것이다.

고려인삼의 성분 중 사포닌과 진세노사이드 12종 등도 현대과학에서 100%

입증하지 못하는 것이 황토를 입증하지 못하는 것과 맥락이 같다.

8) 지장수 만드는 법

　지장수는 환경 오염시대에 안전한 식수로 자리매김할 수 있지만 이를 이용한 사람들은 드물다. 따라서 지장수의 대중화를 위해 일반 가정에서 간단히 만드는 법으로 황토 300~500g에 물 13ℓ를 부어 2~3일 정도 후에 쓴다(요즘은 좋은 황토를 찾기가 어렵지만 대체로 산에 있는 황토가 좋으며 만져보아 점성이 강하고 미세하며, 끈적이는 느낌이 있는 것이 좋은 황토이다). 지장대에서 캐낸 황토를 1년 이상 숙성시키고 끓여야 좋은 황토를 얻을 수 있다. 이렇게 숙성시킨 황토를 물과 1 : 9 비율로 섞은 후 황토를 저어준다. 2~3일 정도 후에 다시 한 번 저어주고 황토가 가라앉으면 좋은 지장수를 얻을 수 있다. 황토는 이런 방법으로 7번 정도 더 사용할 수 있다.

　급할 때에는 생지장수를 마시게 하나 100℃에서 15분 끓여 넘치게 한 후 식혀서 마시면 더욱 좋다. 열을 동반한 심번(번민), 울화병, 애간장 끓어지는 슬픔, 중증의 스트레스, 심장병 초기 등에 잘 듣는 구급명약이다. 좀 더 자세히 지장수 만드는 법을 말한다면 우선 준비물을 준비하여야 한다. 그 준비물은 오염되지 않은 황토 20㎏, 두 말들이 옹기 물 항아리, 지름이 60㎝ 되는 대소쿠리, 삼베이다. 깨끗하게 씻어놓은 옹기 위에 대소쿠리를 올려놓은 다음, 삼베를 소쿠리에 넓게 펴서 덮는다. 그 위에 준비한 황토를 쏟아놓은 후 맑은 물을 소쿠리에 넘치지 않도록 고루 천천히 붓는다. 걸러진 물이 다 차면 항아리를 따로 옮겨놓은 후 뚜껑을 덮고 2~3일 정도 재운 뒤에 떠서 마신다. 소쿠리의 황토는 삼베 가장자리를 안으로 접어서 황토를 덮어 따로 신선한 곳에 옮겨놓는다. 즉, 요약한 제조법은 다음과 같다.

① 황토와 물을 섞어(비율 황토 1 : 물 30) 황토가 물에 완전히 풀어질 때까지 저어준다.

② 이렇게 하여 만든 지장수를 만 24시간 동안 정화시킨다.

③ 음료수로 사용할 때는 끓여서 마시며 물김치 등 각종 음식을 만들 때에도 끓여서 사용한다. 다만 국 등을 끓일 때는 지장수를 그대로 이용한다.

④ 지장수는 고온에서도 절대 변하지 않으므로 보존연한이 필요 없다.

⑤ 황토는 3～5번 정도 지장수로 우려먹을 수 있으며, 애완동물 등에게 주어도 질병이 적고 잘 자란다.

⑥ 지장수로 활용할 황토는 도시 근교보다는 산속 깊은 곳에서 채취한 것이라야 좋다.

9) 지장수의 구조와 성분

위와 같이 만든 지장수로 사용한 우리나라 황토는 중앙아시아, 아프리카, 동남아, 북남미 대륙의 황토보다 우수하다. 우리나라 황토에 인체에 필요한 필수 미네랄 원소가 풍부하게 포함되어 있기 때문이다. 지장수 내에는 인, 철, 아연, 칼슘, 요오드, 동, 나트륨 및 염소, 칼륨, 마그네슘 및 망간 등 미네랄 원소가 녹아 있다. 물은 생물의 세포막 무게의 30%를 차지하는데 그중 대부분은 지장수와 같은 선형 사슬모양 물분자와 응집체이다. 액정상태가 존재하며 세포막 표면상의 물의 두께는 약 1～3㎜이다. 그 점도는 순수한 물의 약 30배에 해당한다. 이러한 구조의 물은 세포막상의 단백질을 유지하고 지방질과 함께 안정시키는 작용을 한다. 그중 망간, 마그네슘은 물 구조를 절단하는 작용을 한다. 또한 생명현상 중 물질 운송, 전환세포의 면역, 신경의 전도, 세포분화, 신진대사 조절 등은 모두 세포막 중의 물과 관계가 된다. 만약 이런 구조의 물이 없다면 생명은 곧 소실되게 되는 것이다. 특히 마그네슘을 가지고 있는 물은 아미노산의 활성화에 필요한 것이다. 효소의 분자량은 5만~12만 좌우로서 매개 분자에는 모두 망간, 마그네슘, 아연이 있다. 그러나 다핵글루코사이드산의 인산은 NPP와 인산 사이의 교환 반응과정을 촉진할 수 있다. 이런 과정에서 망간, 마그네슘, 아연을 가지고 있는 지장수가 활발한 작용을 한다.

10) 지장수에 사용되는 황토 고르는 법

▶ 표피 토양이 거의 오염되어 있기 때문에 표피에서 약 1m까지 파서 누른색 부위의 황토를 채취해야 한다. 표피의 대부분이 오염되었고 붉은색 황토는 풍화가 된 것이기 때문에 좋은 황토가 아니다.

▶ 채취한 황토는 황토 속에 서식하고 있는 미생물을 소멸시켜야 하므로 가마 속에서 가열하여 사용하는 것이 좋다.

▶ 삼복더위에 산에 올라가 억새풀이 있는 곳에 가면 개미가 겨울철의 식량을 저장하기 위하여 집을 파는 곳이 지장수 사용에 가장 좋은 황토이다.

11) 지장수로 좋은 먹을거리 만들기

▶ 쑥 된장국

봄철 애쑥을 산야에서 캐다가 뿌리의 황토를 털고 씻은 후 콩가루 2스푼을 넣고 집 된장을 지장수에 풀어 멸치를 넣고 국을 끓여 봄철 내내 먹으면 숙취나 눈이 침침할 때, 바이러스성 간염, 암 예방에 좋다. 물론 짜지 않게 끓인다.

▶ 지장수 콩나물국

토종 콩나물 콩을 구입해서 지장수로 기른다. 이렇게 기른 콩나물에 지장수 쌀뜨물을 넣고 약간의 멸치와 숙성된 새우젓 2~3g을 넣어 짜지 않게 간을 맞춰 끓인다. 여기에 현미, 보리, 콩을 섞어 잡곡밥을 지어 같이 먹으면 각종 오염물질에 상한 우리 몸을 회복시킬 수 있다. 무국, 쑥된장국, 지장수로 기른 콩나물국을 장복한 사람에게는 해독의 표시로 몸에 이가 생기고 타액분비가 늘어나며 냄새가 별로 없는 방귀를 뀌고 콧물도 된 것이 나온다. 그리고 눈이 밝아지고 몸이 가벼워지며 쉬 피로하지 않는다.

▶ 지장수 좁쌀 홍삼죽

토종 좁쌀을 구하여 좁쌀죽을 쑤는데 6년근으로 만든 홍삼 1뿌리를 넣어 홍삼이 풀어지도록 오래 끓여야 하므로 지장수를 많이 넣는다. 좁쌀은 단백질 10%, 양질의 지방분 2.7%를 함유한 곡식으로 특히 비타민B군이 다른 곡식보다 2배나 더 많다. 필수 미네랄과 키산토필 성분을 갖고 있는데 좁쌀은 소화흡수율이 아주 좋다. 위암 초기 입맛을 잃기 쉬울 때 방암식품이 된다.

▶ 지장수 메밀 싹두기

아직 소화력이 있고 변비가 심하지 않은 암 등 성인병 초기에 좋은 음식이다. 인제, 양구 지방의 순메밀을 구입하여 메밀과 쌀가루를 5 : 5로 섞은 후 진하게 반죽하여 아이들 손가락 굵기로 썰어 놓는다. 여기에 지장수로 만든 육수(지장수에 맛살, 조갯살, 멸치 등을 넣어 만듦)를 부으면 훌륭한 지장수 메밀 싹두기가 된다. 강화, 연백 지방의 특수 음식이다. 메밀에는 품질이 우수한 아미노산이 많고 단백질이 12.1%, 지방은 3.1%, 당질 68.5%, 비타민B1 · B2, 나이아신 D, 루친이 들어 있으며 필수미네랄 식물성 섬유가 풍부하다. 암과의 전투에는 메밀에 들어 있는 루친 성분이 중요한데 약해진 혈관을 강화시키고 혈액을 정화시킨다. 루친을 발견한 학자는 노벨생리학상을 수상한 센트죄르지 박사로 "인체의 세포는 루친과 프로민의 밸런스에 의해서 안정을 지키고 있는데 프로민이 강해지고 루친이 약해지면 암이 발생하기 쉽다"고 발표했다.

▶ 지장수 율무죽

율무를 맷돌에 갈아 지장수로 율무죽을 쑤어 아침마다 장복하면 병마가 접근하지 못한다. 율무 속에는 코익세노리트와 벤즈 알데히드 같은 항종양성 작용을 하는 성분이 들어 있다. 악성 돌기(폴립)를 삭히고 사마귀를 없애며 암세포의 성장을 누른다. 특히 피부에 생기는 피부암성 변이에 큰 힘을 발휘한다. 아미노산 중에는 로이신이나 치로신 같은 우수한 성분이 많다, 하루 평균 큰 숟가락 2개 이하로 분량을 조절하여 섭취해야 한다. 과용은 금물이며 생리 중이

거나 임신 중에는 피해야 한다.

▶ 여름철의 황토방 음식(지장수와 식품)

생즙은 어느 것이나 즉석에서 마시고 저장하지 않는다. 양질의 비타민C를 많이 함유한 순무잎으로 녹즙을 짜서 하루 한 컵씩 마신다. 감자도 생즙으로 갈아 먹어야 한다. 양배추, 아스파라거스, 셀러리도 유기질 비료로 재배된 것만 가려내 날로 먹으면 좋다. 양배추는 청정양파와 진간장에 흑설탕을 약간 넣어 국을 끓이거나 토장국을 끓이는 방법, 살짝 데쳐 잡곡밥을 막장에 쌈 싸먹는 방법 등이 있다. 단호박, 옥수수, 감자는 무쇠 솥에 함께 넣어 쪄 자주 먹도록 한다. 어린 호박잎 쌈밥도 좋은 음식이다. 현미, 찹쌀, 보리, 수수, 좁쌀을 가루 내어 호박죽을 끓이되 약간만 익힌 반숙죽은 마시지 않고 오랫동안 씹어 먹으면 어떤 보약보다 낫다. 또한 마늘 1통과 뱀장어 1마리, 생강, 대추에 지장수를 부어 뭉근한 불에 달인 후 베수건으로 짜서 마시면 훌륭한 여름철 보양식이 된다. 콩국수 또한 황토방에서의 여름식단에 특히 중요한 메뉴이다. 토종 금콩(대두) 또는 쥐눈이 푸른 콩을 4~5시간 지장수에 불려 지장수와 함께 맷돌에 갈아(시간이 없으면 믹서에 간다) 3회 이상 체에 걸러 콩물을 만들어 끓이면 두유가 된다. 불린 콩을 비린내만 안 날 정도로 살짝 삶아 맷돌이나 믹서에 갈아 2회 이상 체에 걸러서 콩물을 만들어도 두유가 된다. 두유는 1일 2회, 매회 한 홉씩 마신다. 그냥 마시는 것이 단조로우면 콩국수를 만들어 먹어도 좋다. 토종밀을 구할 수 있으면 토종밀을 가루 내어 한 번만 체에 쳐서 지장수를 붓고 여러 번 반죽하여 방망이로 넓게 편다. 그다음 잘게 채 썰어 끓는 물에 삶아 통밀가루, 국수발을 장만한 후 콩국물에 말아 먹는다. 지장수와 거친 먹을거리

(기름기 적고 맛이 덜하며 오래 씹어야 하고 목구멍에 쉽게 잘 내려가지 않는 먹을거리)야말로 몸에 이로운 식품이다. 거친 음식은 잘 씹어야 삼킬 수 있다. 자연히 씹는 횟수가 늘어나기 마련이고 타액의 분비를 증가시키는 결과를 가져온다. 대장 내에는 이로운 균과 해로운 균 등을 합쳐 백 종류 이상의 균이 살고 있는데 거친 음식을 풍부하게 섭취하면 이로운 세균 쪽이 우세해진다. 반대로 육식 위주의 식사는 섬유질을 부족하게 하여 해로운 세균 쪽이 우세하게 된다. 부패세균이라 부르는 이런 세균이 늘어나면 발암성분을 포함한 여러 가지 해로운 물질이 만들어지기 쉬운 인체환경이 조성되는 것이다.

▶ 지장수 쇠간 샤브샤브

다시마를 넣고 끓여낸 지장수 열탕에 얇게 저민 쇠간을 살짝 익혀 짜지 않은 양념에 찍어 먹는다. 이때 마늘 3～5쪽을 은박지에 싸서 구웠다가 같이 먹는다. 눈이 침침한 사람이나 시력이 약한 사람, 숙취, 간이 약해서 피로할 때 좋다.

▶ 지장수 삼밀탕

지장수 300g에 마늘 2통을 넣고 뭉근한 불에 천천히 달이다가 마늘이 풀어지면 저어서 크림같이 풀어낸다. 여기에 다시 밤꿀, 목봉밀, 식청 100g을 넣고 천천히 저어 골고루 혼합된 것을 짜내어 냉암소에 보관하여 두고 식전에 1～2스푼씩 먹는다. 이것이 바로 산삼과도 안 바꾼다는 삼밀탕이다. 이때 사용하는 마늘은 토종 국산마늘이어야 하며 꿀도 참꿀이어야 함은 두말할 나위가 없다. 삼밀탕을 지장수로 만들어내면 동맥경화, 심근경색, 신경통, 불면증에도 좋다.

12) 지장수에 관한 여러 사례

▶ 지장수는 지구(地球) 어머니의 젖[乳]이라 할 수 있으니 한국 서남해와 동해 연안 지역 지하에 묻혀 있는 지각(땅의 껍질)이면서 수십만 년간 태양에너지를 받은 해 뜨는 동쪽 또는 해 지는 서쪽의 태양 기(氣)의 집적체인 황토의 죽(용액)이다.

▶ 인간을 포함한 동물들의 혈관, 골격, 모발의 주요 구성성분인 규소 속의 약성 엑기스 용액이 지장수라고 할 수 있다.

▶ 예로부터 우리나라에서 황토에 물을 걸러 먹는 것을 흔히 볼 수 있었는데, 이는 바로 의서(醫書)에 나오는 지장수(地漿水)이다. 지장수란 백두대간의 골수인 호황토(好黃土)의 용액, 즉 좋은 황토를 걸러낸 물이다.

▶ 지장수란 원래 동황토를 체에 쳐서 맑은 물을 넣고 다섯 시간쯤 두었을 때, 흙은 가라앉고 엷은 노란색을 띠게 되는 물이다.

▶ 황토는 기를 품은 생명물질이라는 점 외에도, 현대과학에 의해 1g당 최대 5억 마리의 유용한 미생물이 살고 있다는 사실이 밝혀진 바 있다. 이로 인하여 황토는 분해력, 정화력, 질소 고정력이 뛰어나다. 황토를 이용한 지장수가 좋다는 것도 이런 원리에서 나왔다. 이와 같은 지장수는 식수뿐만 아니라 밥을 짓거나 채소를 씻기도 하고 콩나물을 기르기도 한다. 특히 콩나물을 지장수로 길렀을 때 잔뿌리가 많이 나지 않고 통통하게 자라며 맛도 더욱 고소하다. 그 외 몸을 씻어 피부를 보호하는 등 지장수를 이용하는 다양한 방법들이 있다.

▶ 지장수의 원질료(原質料)인 황토는 중앙아시아, 아프리카, 동남아, 남북

미 대륙에 부존되어 있는 황토보다 우리나라 황토가 희귀성 희토류(미네
랄 외 희귀금속 포함)가 많이 포함되어 있다. 즉, 점토성 광물, 예컨대
흑운모 몬노리노나이트 그리고 점토성 광물의 풍화체(황토) 등에는 다양
한 미네랄이 함유되어 있을 뿐 아니라 희토류성분까지 포함되어 있다.

▶ 점토성(粘土性) 광물의 복합풍화체인 황토는 화산 폭발 시의 열수에너지
만 공급받으면 바로 마사황토의 경우 6천만 년 후 6각의 수정(水晶)으로
결합 결정(結晶)되고, 다시 1천만 년이 경과되면 아름답고 찬란한 자수
정(紫水晶)으로 성장한다.

▶ 풍화체가 다시 결정체(結晶體)가 되는 기전(機轉)인 것이다. 이를 토대
로 보건대 지장수를 위한 호(好)황토 내지 양질의 황토는 복룡간을 비롯
하여 동벽토와 서벽토를 가리킨다. 이것은 수백 년, 수천 년 양지 바른
산비탈 언덕에서 태양광선을 받아온 태양에너지 비축제 같은 규석층 흙
으로서 약흙을 말한다.

▶ 동쪽이나 서쪽에서 태양광선을 직각으로 오래 받은 청정황토를 60㎝ 깊
이로 파들어 가면 지장대(地漿帶)의 띠가 나타난다. 그 띠는 진한 초록
색을 띠는데 그 띠 밑의 황토를 채취해야 한다. 물론, 농약으로 농사짓던
논밭 부근의 황토나 여러 해 동안 유독성 폐기물 쓰레기장 부근의 황토
는 절대 사용하면 안 된다. 또 낙엽이 수북하게 쌓였다가 부식한 갈토나
부식토도 지장수 만드는 황토는 아니다. 즉, 언제나 양지 바른 곳의 황토
를 골라야 한다. 비단 이런 황토가 아니라도 재래 토종 적송잎이 Y자로
두 가닥 나고 나무껍질에 붉은 기가 도는 소나무, 그중에서도 수령이 백
년 이상 된 적송림 부근의 양지 바른 곳에 노출된 황토의 표토 속 60㎝
이하의 황토가 양질의 황토이다. 또한 지장수 제조에 적합한 황토는 할

미꽃 피는 동산 부근 양지 바른 언덕, 벽 물총새가 집짓기를 좋아하는 서향 양지 바른 언덕, 구기자가 잘 자라는 부근의 양지 바른 언덕, 보리·마늘·무·콩이 잘 자라는 밭 부근의 오염되지 않은 황토이다.

▶ 지장수는 호황토, 즉 약황토로만 얻을 수 있다. 그중 화강암, 흑운모, 자석영(자수정) 같은 광물이 많이 풍화된 점토성 토질의 황토에서 만들어내는 지장수야말로 활용할 수 있다. 호(好)황토 내지 양질의 황토를 취토하여 황토 1kg당 5kg 정도의 석간수, 광천수 또는 정수기에 거른 물을 붓고 복숭아나무나 괴목, 참나무 가지로 21회 휘젓는다. 약 50~60분 정도 가만히 놔두면 약간 누른빛의 물이 위에 뜨고 황토는 가라앉는다. 위에 뜬 맑은 물을 지장수라 한다. 이 물은 황토 속 유익한 미생물과 생물원 자극소 원질의 물, 그리고 규토의 녹은 물로 형성된다.

▶ 음식을 만들 때 지장수를 사용하면 음식 맛이 좋아지고 음식물 속의 독성이 중화된다.

▶ 지장수가 동치미의 발효숙성에 미치는 영향을 연구·분석한 결과를 보면, 지장수로 담근 동치미와 일반 증류수로만 담근 동치미를 5℃와 15℃의 냉장고에 각각 저장하면서 발효숙성 중 여러 가시 이화학석 특성변화(pH, 총산도, 탁도, 유기산 및 유리당, 텍스처 등)와 최적의 상태로 숙성한 동치미액의 관능적 품질특성이 흥미로웠다. 즉, 전체적으로 담금액의 경우 지장수를 사용한 동치미액은 pH가 느리게 낮아졌으며, 15℃ 저장 시료의 경우 증류수 담금 시료에서는 발효 후기(16일)에는 최대 총 산 함량이 0.35%였고 이후 총 산 함량이 급속히 감소하였으나 지장수 담금 시료는 계속 유기산이 생성되는 것으로 보아 지장수로 담근 동치미가 발효숙성 속도가 늦다는 것을 알 수 있었다.

15℃ 저장 시료인 경우에는 5~6일경 숙성기에 일반 증류수 담금 시료에서는 0.53으로 최고로 높은 탁도를 나타낸 후 차츰 감소하다가 동치미액이 시어지면서 탁도가 계속 증가하는 경향이었으나 지장수 담금 시료에서는 0.45로 최댓값을 나타낸 후 5℃ 저장 시료와 마찬가지로 계속하여 감소하는 경향이었다. 지장수로 담근 동치미는 일반 증류수로만 담근 것에 비해 발효숙성 기간이 연장되었고 액즙이 투명하며 품질특성(풍미)이나 관능적인 평가에서도 우수했다. 또한 관능적 특성 중 지장수의 사용으로 생무의 독특한 냄새와 신맛, 그리고 군덕내는 현저히 감소했으나 무조직의 사각사각함은 약간 줄어들었다.

▶ 아울러 아이들의 아토피피부염과 피부알레르기 및 위장병 등을 예방하고 치료하게 되면 지장수는 세상에서 가장 맛있는 음료수가 된다.

▶ 지장수는 눈이 피로해 눈곱이 끼거나 안질에 걸렸을 때 큰 효과가 있고 채소나 과일에 묻어 있는 농약을 씻어내는 데도 화학세제보다 안전하다.

▶ 태열기 있는 신생아의 목욕물로도 좋다.

▶ 수돗물을 먹는 사람일수록 지장수는 꼭 만들어 먹는 것이 좋다. 지장수가 수돗물 속의 염소(Cl)가 가진 독성을 없애기 때문이다.

▶ 그 외 오동잎에 황토를 섞어 놓아두면 파리나 기타 곤충이 접근하지 못하며 된장항아리에 넣어두면 쇠파리나 구더기가 생기지 않는다고 한다.

▶ 그리고 스트레스가 쌓이고, 그것이 오래가면 돌연사, 만성피로 증후군, 암세포의 급속확산 등에 이르게 되는데 이런 증상을 예방하는 데에는 복룡간이나 지장수 외에 듣는 약이 별로 없다 할 것이다.

▶ **과산화지질의 분해작용**

모든 병의 발병원인 중 80% 이상은 소위 체내의 '활성산소'가 주범이다.

예컨대 뇌졸중 · 심근경색 · 동맥경화 · 당뇨병 등 생활습관병, 특히 우리나라 국민에게 많은 간염 · 위염 · 위궤양 · 십이지장궤양, 최근에 문제가 되고 있는 아토피 · 류머티즘 등의 면역질환 등 많은 병의 원인(주범)으로 꼽을 수 있는 것이 '활성산소'이다. 그리고 활성산소는 세포 속의 유전자에 부담과 상처까지 주니 암발병(癌發病)의 유력한 변이원(變異原)으로서 최근 특히 대두되고 있다. 왜냐하면 '활성산소'는 일상생활 속에서 갖가지 외부환경에서 발생된다는 것을 알게 되었기 때문이다. 예컨대 ① 자동차 · 공장 · 쓰레기처리장 등에서 배출되는 배기가스를 마셨을 때, ② 식품들 중에 들어 있는 식품첨가물과 잔류농약 등을 섭취했을 때, ③ 방사선(X − 레이)이나 자외선을 쐬었을 때, ④ 담배를 피웠을 때, ⑤ 강한 스트레스를 느꼈을 때, ⑥ 감기나 바이러스대장균 등에 감염되었을 때, ⑦ 콜레스테롤이 혈관에 채워져 혈액순환이 지장받을 때, ⑧ 의약품을 남용했을 때, ⑨ 다이어트 목적으로 과도한 운동을 했을 때 등 생활환경 속에서 대량의 활성산소가 우리 체내에 발생하고 있음이 밝혀지고 있다. 이것들은 불과 20년 전부터 발견된 내용들이다. 인간노화의 발단은 체내에 축석된 활성산소가 시방질과 결합되어 산생한 과산화지질(脂質)이다. 이 과산화지질이 체내 세포 속 유전자를 상처 내고 심장과 뇌 속의 혈관 등에 이상을 초래한다. 그런데 활성산소는 세포를 일시적으로 공격한 후 즉시 소멸되는데 과산화된 지방질은 활성산소만큼 파괴력은 없을지라도 콩팥(신장)에서 배출되기 어렵기 때문에 오랫동안 체내에 남아 차츰 세포나 조직을 침범한다. 그리고 이 과산화된 지방질이 축적되면 동맥경화나 심근경색, 뇌졸중 같은 혈관장애 외에도 당뇨병이나 간에 대한 장애 및 백내장 등을 일으키고 있는 것이 동물실험에서 확인되었다. 이 '과

산화지질'을 분해, 배출시키려면 귀리, 보리쌀, 밀기울, 무청(무 잎사귀)을 '지장수'로 조리하여 장기간 복용하면 된다.

▶ 소식(小食)하고 '지장수'를 자주 마시면 '미토콘드리아'라는 에너지저장 면역구(세포)의 산화상처가 작아진다.

▶ 어떤 단풍나무에 기생하는 버섯을 잘못 먹으면 계속 웃다가 죽는데, 이때 지장수를 마시면 살아난다. 이와 같이 원인 모르는 각종 독성에 의한 중독에 걸려 죽어가는 생명을 살리는 것이 '토장', 즉 지장수의 효력이다.

▶ **강력한 해독작용**

세종 때 발간된 ≪의방유취≫에 혈액, 혈관부문에서 황토, 황토지장수, 황토복룡간으로 혈관질병(특히 위급한 경우, 토혈·하혈 등)을 다스리는 내용이 상세하게 기술되어 있다.

오늘날 돌이켜 보면, 황토 속의 매우 다양한 미네랄과 희토류 희토성 금속들이 활성산소를 제거하는 '효소'를 다양하게 만들어내기 때문이라고 판단된다. 이런 황토추출물, 즉 수용액이 바로 지장수(地漿水)이다. 이처럼 '지장수'에는 다양한 미네랄과 활성산소 제거성 '해독성 효소'가 혼재하고 있는 것이다.

아직은 가설이지만 황토 속의 규소 성분 중에는 미지의 동위원소성 특수산소(태양에너지 접적성)가 있어서 해독(독풀이) 작용을 한다는 설이 등장하고 있다. 현재, 선진 강대국들이 심해(深海) 속에서 동위원소성 특수산소를 찾아내고 있다고 하는데 이것이 황토 속 규소연구의 도화선이 될지도 모르겠다.

지장수는 황토와 함께 옛날부터 동양의학에서 생리활성물질로 분류되었고 황토가 양질의 물을 만나면 이온반응이 나타나 강한 해독작용을 한다.

독버섯, 복어알, 맹독성 농약 등 독극물질을 독풀이하기 때문에 토양오염으로 작물에 두드러지게 침투되어 있는 잔류 농약성분을 독풀이하는 대안으로도 황토로 만드는 지장수밖에 없다. 더불어 지장수는 우리 몸의 노폐물을 제거하는 효과가 있다. 이외 지장수는,

① 농약으로 오염된 채소·곡식·과일의 독풀이 세척제

② 옛 옹달샘물의 제1차적 대용품

③ 적조(赤潮)바다 오염의 방제제

④ 양어장의 어병(魚病) 예방제

⑤ 맹독성·독극성 물질의 해독제(解毒劑)

⑥ 태아를 농약오염에서 격리시키는 태교용 해독제(解毒劑)

⑦ 한약 등을 달일 때 쓰는 약용(藥用)물

⑧ 숙취의 완화 및 해소제

⑨ 보조식품에서 과산화지질의 감소용 등으로 이용이 가능하다.

▶ 지장수는 납작한 옹기그릇이나 유리그릇에 보관해야 한다. 지장수를 따라내고 나서 바닥에 가라앉은 황토는 먼지나 잡티가 안 들어가게 1∼2일 보관해 누면 다시 사용할 수 있다.

▶ 황토 1kg당 300g의 지장수를 2회 채취할 수 있고 옹기그릇에 담아 냉장고에 보관한다.

▶ 지장수는 120℃의 열에 20∼30분간 끓여도 효력에 지장이 없고 영하 10℃ 이내에 있어도 별 영향을 받지 않는다. 내열성·내냉성 미생물이 그 속에 있을 뿐 아니라 생물원자극소가 녹아 있기 때문이다.

13) 황토 지장수와 관련된 문답

▶ **황토목욕과 지장수가 아토피에 효험이 있나?**

황토의 다공질구조가 갖는 우수성과 약성 그리고 흡착력, 항균성, 정화력, 분해력, 소생력들과 원적외선 방사, 음이온 발생 등이 과학적으로 밝혀져 널리 포괄적으로 쓰이고 있다(최근 mbc 심야 스페셜 참조).

요즈음 아토피환우의 가정이나 어려운 질병과 투병하고 계신 분들의 가정에서 많은 문의가 온다. 대부분 사용해 보신 분들의 입소문에 의해 찾아와서 어디에 좋은지를 묻는다. "황토는 이런 것이다."라는 확정적인 대답을 못 해드리고 있다. 황토는 의약품도 아니고 식품에 등재된 원료항목도 아니고, 더구나 황토는 의약품이 아니다. 어느 병에 특별한 효능이 있는 것이 아니다. 다만 오랜 시절부터 우리의 선조들이 독성 제거에 황토를 약으로 썼고 농축에 상처가 났을 때 황토를 발라 지혈을 하고 제독을 해왔다. 또한 베이라는 영화에서와 같이 곰이 상처가 나면 황토물에 들어가 치료하는 것을 보게 되는데 이처럼 황토는 옛 전통과 옛 문헌을 근거로 하여 사용하는 자연요법 중의 하나로 보면 된다.

▶ **지장수를 냉장고에 보관할 때 플라스틱 패트 병에 담아 보관해도 되나?**

지장수를 만들어서 냉장고에 보관해서 섭취하는 것은 좋은 생각이다. 그러나 지장수를 다른 곳에 보관할 때는 꼭 유리병에 보관하여야 한다. 지장수의 물분자(코러스터)는 보통 물보다 입자가 작다. 작은 물분자는 활성이 빠르다. 지장수와 접촉되는 부분은 활성이 빠르게 진행된다고 보인다. 따라서 플라스틱에 담긴 지장수는 플라스틱의 표면을 미세하게 분해시킨다. 따라서 플라스틱에 담아 두었다가 2일 정도 지난 후에 마시면 플라스틱 냄새 같은 불순한 냄새가 난다.

▶ 지장수 물을 오래 두면 이끼가 끼지 않나?

한국생명공학연구원에는 황토에서 발생되는 원적외선 탈취율(70~90%), 항균율(50~80%), 독성해소 등에 대한 과학적 실험결과가 있다. 따라서 세균번식은 일반 상태의 물이나 여타의 다른 그릇에 담아 놓은 물보다 덜하다고 알고 있다. 따라서 실험결과를 놓고 보면 세균에 대한 걱정은 많이 줄여도 무방하지 않을까 싶다. 하지만 영리를 목적으로 위의 실험결과를 사용할 수 없게 되어 있다.

▶ 지장수를 마시면 체내에 축적될 수 있다는데?

지장수는 황토에 물을 부어 휘저은 다음에 황토를 모두 가라앉히고 위에 뜬 맑은 물만을 사용하는 것이다. 황토를 섞어서 마시는 것이 아니고 지상수는 맑은 물이다. 지하수 물도 항아리에 담아놓으면 아래에 모래가 쌓이는 것을 볼 수 있다. 그러면 윗물을 먹고 아랫물은 버린다. 지장수도 가라앉은 황토는 놔두고 윗물만 먹는 것이므로 담석에 대한 염려는 안 하여도 될 것 같다.

▶ 지장수 물은 언제 마셔야 하나?

아침에 눈뜨면 제일 먼저 한 잔 마시고 자기 전에 한 잔 마신다. 그 외에 하루 약 10~15잔의 지장수를 마신다. 비염이나 아토피에는 성인기준으로 하루에 15잔 정도는 마시는 게 좋다. 우리 몸의 3분의 1은 물로 이루어져 있어 걸어다니는 물통이라고 일컫는다. 한 번 몸속에 들어간 물이 소변으로 배출되기에는 약 15일이 걸린다고 하는데 물의 중요성이야말로 건강을 좌우하는 가장 중요한 핵심이다.

▶ **황토물로 헹구듯이 목욕을 해도 효과가 있을까?**

황토물로 헹구듯이 목욕을 하여도 좋다. 황토를 그릇에 조금 진하게 풀어서 붓으로 몸(아토피나 거친 피부)에 바르고 완전히 건조한 후에 황토를 푼 욕조에 20분 정도 입욕하면 된다. 제일 권하는 목욕법은 역시 반신욕이다. 하지만 형편에 맞게 가장 편안한 방법을 선택하면 된다.

▶ **지장수로 분유를 타서 먹여도 되나?**

지장수로 분유를 타서 먹여도 된다. 지장수는 100도에서 20분간 끓여도 성분에 변화가 없다. 지장수를 끓이게 되면 더 활성화되어 며칠간 두고 마셔도 된다. 그러므로 걱정스러우면 끓여서 사용하고 지장수를 사용할 때, 일반 항아리를 사용해도 된다. 다만 생활의 불편함을 덜기 위해서 전용용기를 사용하는 것이나 지장수를 사용할 때 정수기 물이나 수돗물, 어느 것이든 사용할 수 있다. 그리고 한 번 정수해낸 물을 사용하면 좀 더 나을 것이라 생각된다.

▶ 지장수를 만들 때 수돗물 또는 수돗물을 끓여 쓰나?

지장수를 만들 때 약수물이면 더욱 좋겠다. 수돗물을 끓이지 않고 그대로 사용하면 된다. 수돗물도 황토로 걸러내면 맛이 좋은 지장수가 된다.

▶ 황토아토욕으로 목욕한 물은 지장수같이 몇 번 더 사용할 수 없나?

결론부터 말하면, 여러 번 사용하여도 된다. 목욕한 물을 플라스틱을 제외한 용기에 담아두었다가 다음에 사용할 때에 보면 황토가 용기 밑에 가라앉아 있고 위에는 물이 고여 있을 것이다. 가만히 윗물을 버리고 사용하면 된다. 이런 방법으로 세 번까지 사용할 수 있다. 황토솔잎욕을 한 박스는 사용방법에 따라서 약 3달 정도 사용할 수가 있다. 황토요법에서 제일 중요한 것은 얼마나 끈기 있고 꾸준하게 하느냐에 따라 완치기간이 달라진다.

▶ 황토아토욕으로 아토피 치료 시 입욕을 매일 꼭 해야 하나?

기본적으로 매일 황토목욕을 하는 것을 기본으로 한다. 하루에 두 번 하면 더욱 좋고(황토아토욕은 천연재료만 엄선하여 만들어졌기 때문에 부작용이 없어 안심하고 하여도 된다.) 한 번 입욕한 물은 버리지 말고 여러 번 사용하여도 된다. 위에 뜬 각질은 걷어버리고 하면 되고, 시간이 지날수록 황토의 성분이 진하게 우러나오므로 효능이 더 좋아진다.

하루 입욕을 못 했다면 다음 날은 필히 하기 바란다(아토피인자가 올라오기 전에 잡아주어야 하기 때문이다). 입욕시간을 정해놓고 꼭 지키는 것이 아토피를 하루라도 빨리 벗어나는 지름길이란 것을 명심하기 바란다.

▶ 쓰고 남은 황토물을 하수도에 그냥 버려도 되는지?

사용하고 남은 황토물로 욕실의 바닥과 세면기, 변기 그리고 모서리 때가 낀 곳을 청소해 주면 나쁜 냄새를 없애주며 곰팡이와 균의 서식을 막아준다. 가정에서 가장 세균이 많이 번식하고 있는 싱크대의 기름때를 지장수를 사용하고 남은 황토 찌꺼기로 닦아내면 싱크대를 깨끗한 상태로 유지할 수 있다. 세균이 번식하기 쉬운 도마와 칼에다 황토 찌꺼기를 묻혀서 10분 정도 두었다 씻어내면 균이 제거되어 청결하게 사용할 수 있다. 그런 뒤에 햇볕에 말려 사용하면 더욱 완벽하다. 황토가루를 그릇에 담아 냉장고의 냉장실에 넣어두면 황토 고유의 강한 흡착력이 냄새와 나쁜 기운을 흡수하여 청결한 상태의 냉장고를 유지할 수 있다. 황토는 어느 곳에서나 다량의 음이온과 원적외선을 방출하고 나쁜 기운을 흡수하기 때문에 넓은 그릇에 담아 거실이나 공부방, 안방에다 두면 몸에 아주 이롭다.

▶ 기능성 재료로 쓰이는 황토는 다양한가?

기능성 재료로 쓰이는 황토는 점토, 황토, 머드 등 다양하게 쓰인다. 영어로는 mud, yellow soil, loess 등으로 쓰인다.

점토: 입자크기가 2㎛ 이하의 clay

황토: yellow, reddish yellow, yellowish red 색을 가지는 토양을 말하며, 원래는 바람에 의하여 운반되어 퇴적된 토양(loess)을 황토라고 하였다.

머드: mud는 점토가 많이 함유된 퇴적물로서 미용 혹은 건축재료로 사용된다(한국지질지원연구회 홈페이지 발췌).

14) 일만 년 묵은 황토(皇土)로 만드는 지장수 혁명

옛 동양의 황제들이 궁전 건축, 기능성 약제에 쓰였던 특수한 1만 년 황토를 皇土로 새로 명명하여 종래의 흔히 사용한 황토와 차별화한다.

▶ 황토의 광물성

지장수를 만들 수 있는 질료는 호황토(好黃土)이며 호황토는 가이야— 지구가 인간에게 베푸는 자연의 은총이라고 할 수 있다. 쉽게 말해서 호황토는 대지(大地)의 선물이다.

지구의 지각을 형성하는 광물들은 끊임없는 풍화작용을 하면서 장마 빗물을 따라 예성강, 임진강, 한강, 금강, 영산강 하구로 흘러내려와 퇴적되고 있다. 지구로 쏟아지는 태양에너지의 약 20% 이하는 지구상의 식물에게 흡수되어 탄소 동화작용이라는 기전(화학적)의 주체가 된다. 나머지 태양에너지의 약 80%는 지구표면을 이루는 각종 토양과 광물질 속에 투사, 흡수, 저축이 된다. 이런 다양한 원소로 구성된 지각형성광물의 재미있는 풍화체의 질료의 예로 점토성 광물을 들 수 있고 점토성 광물의 구성요소는 규소, 알루미늄, 산소, 수소 등이며 흙과 모래는 산화규소, 칼륨, 칼슘 등으로 형성되었던 편암 암석의 풍화체들이다. 이런 화산활동하의 끊임없는 조산(造山), 해진(海進), 해퇴(海退) 작용의 일진일퇴 현상은 선캄브리아(pre-cambrian)시대에서 고생대(paleozoic)시대를 거쳐 중생대(mesozoic), 신생대(cenozoic) 제4기, 홍적세, 중적세라는 타임 터널을 꿰뚫고 일관되게 오늘날도 계속 사화산, 휴화산 등 화산활동이 이어진다. 신생대 제4기는 오늘날부터 약 200만 년 전이라고 정정되었다.

　지구에는 지자기와 맨틀(mantle) 지구핵의 끊임없는 이동변화가 무상하여 화산 마그마의 열수의 힘은 마사황토라는 풍화체를 다시 육각형질인 수정으로 재결정(結晶)케 하며 점토성광물의 다층구조를 형성시키는 변화무쌍한 토양미생물이나 인간 내장 내 미생물처럼 다 종류적 다양성의 변화무쌍태(態)를 형성시키기도 한다.

　지구껍질인 지각의 화학구성은 1958년의 메손이 작성한바 산소O 46.60%, 규소Si 27.72%, 알루미늄Al 8.13%, 철Fe 5.00%, 칼슘Ca 3.63%, 나트륨Na 2.83, 마그네슘Mg 2.09%, 치탄Ti 0.44%, 수소H 0.14%, 기타 0.83%가 중량%로 표시되고 체적(용적)백분율로 따져볼 때 산소가 단연 최고구성물로 91.97%, 칼륨 2.14%, 나트륨 1.60%, 칼륨 2.14% 등에서 지구상 규소와 산소화합물 ― 산화규소가 단연 최고 구성 비율을 가지고 있다.

　그러니까 지각 속의 산소, 규소, 알루미늄 등으로 구성된 점토성 광물이 단연 으뜸을 차지하여 다시 운모성 광물이라는 다양한 내용을 표출한다. 지구에 도달된 태양에너지가 선캄브리아기 시대로부터 신생대, 중적세 시대를 거쳐 지금까지 점토성 광물 속에 흡수, 비축되어 있다고 해도 과언이 아니며 점토성 광물 중에도 규소성인 운모성 광물에 집약해서 고찰되는 것이 막대한 태양에너지 비축내용이다.

　화강암, 편마암 속에 감초같이 들어 있는 운모는 고창, 강화 고인돌 속에 또 그 많은 석조조각물(불상 등) ― 불국사 불상 ― 또 천연암석인 금강산 입구의 총석정 일대의 암석을 이룬다. 그래서 옛 도가(道家)와 선가(仙家)들은 규소성 광물의 왕조격인 석영(수정)과 운모(雲母)를 연금술의 대상으로 삼아 복잡한 과정으로 법제(정제)하여 불로불사약을 조제했다. 유리 크리스탈의 원료는 양질의 규토성 모래이고 수정, 자수정의 원료는 바로 마사황토라는 풍화체인 것이다.

장구한 시일 동안 지하수가 여행하면서 다양한 지구 미네랄이 칼슘, 나트륨, 규소의 형태로 물속에 녹아 탄산수, 규소수 등을 형성한다. 조암(造岩)광물 중 석영(수정) 장석은 Fe, Mg 같은 것은 내포하지 않아서 무색이기 때문에 무색 광물 또는 규장(felsic)광물이라고 하고 감람석, 휘석, 각섬석, 운모 등은 Fe, Mg를 내포한 암색(暗色)이어서 유색광물이라고도 한다. 화산활동에서 생긴 화성암(火成岩)의 구성광물로서 석영, 장석, 준장석족, 운모족, 각섬석족, 감람석족 등 열 가지를 넘지 않는 광물이 태양에너지가 저축된 배터리들의 정체이다. 맥반석, 운모편암, 수정, 자수정 또한 같은 맥락이다.

특이하게 함경남도 단천의 '마그네사이트'를 따로 치고도 전라남도 해안 일대에는 거의 무제한의 알루미나성 점토광물(번토)이 매장되어 있어서 북한의 마그네사이트와 산화티탄이 남한의 알루미나성(번토) 점토광물을 기술집약적 알루미늄 정제(제련)기술이 악수를 만일 한다면 21세기 우주여행시대의 로켓용 동체의 구성 주성분이 되어 포항의 제철기술과 접합되는 야금술만 발전시키면 우리나라가 밀레니엄 시대에 우주여행비행체 주 생산국이라는 영광도 그리 머지않다. 이런 지하매장 광물 내용은 이미 1934년 일본이 함남 단천의 마그네사이트를 일본으로 반출한 시섬부터 그 역사의 시침(時針)이 돌아가고 있다.

약 5억 톤이 넘는 북한 마그네사이트는 세계 철강제련 야금술과 로켓동체제련계의 이목을 집중시키고도 남는다.

▶ **광물인 보석이 액체, 고체, 분말상태로 귀한 약이 된다**

이와 같은 희귀 희토류의 일종으로 서남해안 부근의 호황토(好黃土), 즉 약황토를 지적하지 않을 수 없다. 앞으로 도래할 대체의학적 자연요법황금시대에는 향기요법을 제외하고라도 색체요법, 광석요법의 주체가 바로 찬란한 보석들이다. 각종 보석은 이미 장식물의 영역에서 건강용 객체로서의 비중이 커져가고 있는 것이다. 광석요법의 왕좌는 자수정, 수정, 호박, 마라카이트 터키석, 라피스라즈리 문스톤, 아주라이트, 에메랄드, 루비, 다이아몬드 등이 대체요법시대 꽃 보석으로 활용될 것으로 전망된다.

《비급천금방》, 《천금익방》을 저술한 손사막(손진인)은 이미 수정, 자수정, 황토를 약제로 활용했고 고대 이집트, 잉카, 마야와 바빌론 시대의 옛 사람들은 이미 병을 치료할 목적으로 보석의 분말(가루)을 약품으로 사용했다. 예컨대 호박(송진의 결정체)은 신장이나 간장 또는 변비치료에 사용되었다. 호박보석가루를 밀가루와 혼합(혼성비율미상)시켜 벌꿀 소량을 물에 같이 풀어 마셨다 한다. 또 마라카이트 보석은 패이스트 상태로 곱게 개어 백내장 치료로 눈에 발랐다고 전한다. 요사이 각광을 받은 동종 동독요법인 '호메오파시의학'에서도 보석요법이 예외는 아니었다. 라피스라즈리와 아쿠아마린 등은 피부 위에 올려만 놓아도, 또 터키석은 얼굴에 올려만 놓아도 긴장 스트레스를 해소시킨다고 전한다. 아주라이트보석의 원석을 양미간 인당에 올려놓고 누워 있으면 최면술의 연령퇴화코스를 촉진시킨다고 했다.

이런 것들은 고대과학으로 실제 활용하는 데에는 즉 현대화에는 많은 주변기술이 개발되어야만 실용화가 가능한 것이다. 맹문이들이 함부로 흉내 낼 일이 아니다. 자화철, 자화수, 육각수가 낯선 용어는 아니다. 《산해경(山海經)》 같은 고대박물학서적에도 보석요법의 편린이 엿보인다.

갑골문자(甲骨文字)를 사용한 고대 은(殷)나라의 후예이자 '산해경(山海經) 문화권' ― 필자 명명 ― 인 몽고리안들의 후예가 동진노선을 타고 알래스카, 캐나다, 북미합중국, 중남미를 지나 남아메리카로 남진해 가던 중 마야, 잉카 아스테카 문명권에서도 예부터 특이한 보석(원석)문화를 발전시켰다.

우리나라에 흔한 맥반석을 일본에서는 태양의 선물인 태양석(太陽石)이라고 존중하며 한때 건강 붐을 이루었다. 요사이는 투어마린(전기석) 붐이 일본에서 굉장하게 일어나고 있다. 일본 도멩(東錦) 그룹에서는 투어마린광석을 세라믹화하여 건강의류 등으로 개발하고 있다.

그러나 우리나라 과거의 언양 지방 자수정은 요사이 울진 특산 자수정과는 건강 목적 활용도가 게임이 안 된다. 단, 보석의 원석만이 소재이다. 가공된 보석은 건강목적으로는 이물질 혼입과정 관계가 있어 해당이 안 된다.

▶ 지장수와 자수정수(紫水晶水) 산업 개발과 벤처 동향

울진덕구온천을 가면 온천욕탕 욕조를 모조리 자수정원석타일로 꾸몄으며 자수정원석에 샘물을 부어 '자수정원석광천수'로 비치하여 고객에게 음료수로 무료로 서비스하고 있다.

전북 진안군 부귀면 소재 '동몽원'[011 – 677 – 9618(대표 이용진)]이라는 약차 황토방에서는 자수정원석광천수로 쑥차, 국화차, 감초차, 천문동차, 삼지구엽초차, 녹차, 수세미차를 만들어 건강차로 내놓고 있으며 황토탕(목욕)에도 지장수, 자수정수를 섞고 뿌리보다 잎사귀에 사포닌 성분이 더 많다는 인삼잎사귀차와 장뇌삼잎사귀차를 한국에서 제일 먼저 개발했다. 황토지장수와 자수정수의 혼합액으로 빚은 위의 '동몽원' 특산 토종된장은 당대 한국 최고 맛, 향기, 건강 기능성을 뽐내고 있다. 건강정보가 번개처럼 빠르지 않고서는 '동물원' 특제 토종된장을 입수하기가 매우 힘들다.

이런 맥락으로 경기 김포 대명포구 남안의 '대명수산 횟집'(031 – 981 – 6696)

에도 자수정원석광천수를 고객에게 몇 잔씩 서비스하는데 그것도 오전에 당일분 자수정원석수가 떨어진다는 것이다. 에메랄드, 자수정, 루비, 다이아몬드 같은 보석의 원석을 5시간 이상 물에 담갔다가 그런 보석수의 물분자의 진동과 파동을 물에 입력시켜 보석수(물)를 만들 수도 있다. 자화수(磁化水) 이론은 소련이 밝다. 즉, 자수정과 마사황토 같은 점토성(규소성) 광물이나 보석의 공명에너지(이온 형태)를 차지(charge)받아 소위 건강수가 된다. 풍성한 건강을 획득하기 위하여 자수정수(울진특산) 에메랄드원석수를 마시는 일도 권장할 만하다(장수목적 체내독소 독품이 목적).

해독, 스트레스 해소를 목적으로 또 내장의 통증을 줄이기 위하여 루비워터(루비원석물)를 마신다. 신체·정신 건강, 숙취 해소, 심장·혈관 보호 목적으로 다이아몬드 원석이나 수정, 자수정원석을 5~12시간 담갔던 물을 마신다.

고대 이집트인들은 속에 담은 식품과 같은 색깔의 돌로 식기(그릇)를 만들어 사용했다. 쌀밥에 백자사발과 같은 개념이다. 이런 그릇은 태양신 라(이집트말)의 에너지를 일부러 흡수시키기 위하여 그런 돌그릇을 태양빛에 오래 놔두었다. 그런 그릇 종류는 마노, 라피스라즈리, 마라카이트, 호박원석으로 만들었다.

지장수 원료인 호황토(동황토 서벽토)도 태양광선에 변화(change)시키면 재생·재이용이 가능하다[이원섭, 『황토건강법』, 동방미디어출판사].

8. 신토불이 다이어트

1996년 7월 16일 SBS TV <이경실의 세상을 만나자>는 프로에서 검정콩,

천일염, 황토, 마늘, 수세미, 원맥반석, 흑운모, 달맞이 꽃씨차, 둥굴레차, 초마늘 등 열 가지 생명물질로 신토불이 다이어트를 하는 비법을 소개한 바 있다. '황토요법'에서도 나온 바 있지만 비만은 각종 약으로 다스릴 것이 아니라 기름진 식사를 대폭 줄이고, 소식, 소찬과 가벼운 걷기(1일 1만 3천 보 이상, 4㎞를 45분에 걷는 속보) 그리고 잡곡밥 먹기와 광물질(황토, 원맥반석, 흑운모) 활용의 궁합을 맞출 때 효과가 있고 성공률이 높다.

1960년대 이전 황토방 생활을 하던 한국 남성의 오줌은 국내외 제약회사에서 거두어갔다. 그러나 지금은 푸른 은행잎만 거두어가고 한국 남성의 오줌은 거두어가지 않는다. 황토방 생활은 하지 않고 시멘트, 콘크리트 속에서 탁한 공기, 수질오염에서 살고 있기 때문에 오줌의 약효가 없어졌기 때문이다. 현재도 둥굴레, 김치, 토종마늘, 집 된장, 해바라기씨, 호박씨, 홍화씨 기름, 달맞이 꽃씨, 질경이씨, 순무씨 기름 등을 먹으면서 황토방에서 생활하는 한국인들의 오줌이 있다면 그 약효가 탁월할 것이다. 『뇌내혁명』이라는 책이 베스트셀러가 된 것은 제3의학, 자연의학, 심신의학의 분야를 암시하여 의학의 나아갈 길을 새롭게 제시한 발상법 때문이다. 홍화씨가 뇌 속의 모르핀, 즉 멜라토닌 호르몬 생산에 큰 역할을 한다 하여 생약 연구가들이 언구열을 북돋우고 있으며, 달맞이꽃씨에서 암의 증식을 막고 암세포를 정상 세포로 바꾸는 어떤 인자가 밝혀져 영국의 브리스톨 병원에서는 임상에 적용하고 있다. 이런 원리에 중점을 두고 수체, 혈체, 기체로 인한 독혈증의 덩어리인 군살(비만세포)을 제거하고 그 자리에 튼실한 근육을 대치시키는 것이 양명술을 연구하는 사람들의 과제이다. 특히 양명술의 저자 이재우 내관은 이 약, 저 약이 안 들을 때는 아침에 첫 번째 나온 자신의 오줌을 사용하라고 말한다. 자기가 배설한 오줌 먹기가 건강에 유용하다는 내용은 아마 발명특허가 나기 전에 관심 있는 이들이 많이 활용하게 될 것으로 추측된다. 오줌 가운데서도 최고의 오줌은 둥굴레, 산삼, 법제된 운모, 목봉의 꿀, 홍화씨, 월겨초씨(달맞이꽃), 순무씨 기름을 먹은 직후의 다음 날 첫 번째 오줌이다. 자기 오줌을 받아 토종 적송림에서 솔잎의 이슬을 모아 50 : 50으로 섞어 마시면 더욱 효과가 있다. 조선조에서는 궁중의 학과 궁녀 미용술에서 사용되는 동변(어린 사내아이의 오줌) 수집소가 궁궐 내 내시 상약 진료소와 전의의 내국에 상설되어 있었다. 좋은 오줌을 생산하는 달맞이꽃씨 기름은 한 말의 씨에서 3홉의 기름밖에 짤 수가 없어 대중화되지 못하고 있다. 최근 수치료의 일환으로 동경여자의과대학 명예교수 후리야 게이 의학박사는 9백 명의 환자를 대상으로 소위 '정보수'(스스로의 오줌에 약수를 탄 물질)를 가지고 아토피성 피부염, 당뇨, 뇌경색 후유증, 천식, 간장 질환을 치료한 결과 90%가 증세가 가벼워지고 개선되었다는 보고를 하기도 했다.

9. 약황토 요건

동벽토, 서벽토라 해서 또 뜨는 햇빛을 정동(正東)으로 맞은 오래된 청정황토라도 건축용, 물리요법용 약황토가 되기 위해서는 다음과 같은 요건이 충족되어야 된다. 그 약황토에 철분 함량이 최소한이어야 한다. 산화철 함량이 많을 때 그런 황토방바닥에 거주하는 사람이 간암 같은 질환에 걸려 있을 때 병세가 악화된다. 또 구들장의 소재 중 화강암이라도 흑운모 성분이 희소하고, 미량일 때 '아쿠리스균'이라는 폐렴성 병원균이 방 안에 득실거린다는 것이다. 그래서 해수병이 많다. 황토 속에는 의외로 라돈방사선이 방사되는데 일반적으로 시멘트보다 황토의 라돈 방사량이 적다고 알려져 있지만 일정 지역은 지리적으로 강한 독성 라돈방사선 방출 황토도 있다는 것을 유념해야 된다. 그러기 때문에 건축용, 주거용 소재로서의 황토는 아쿠리스균이나 라돈방사선으로부터 안전해야 하며 지질학적 분포도가 작성되어야만 '황토방 아파트 단지'나 '농가 황토민박마을' 조성에 안전성을 부여하게 된다.

이런 염려에서 ≪규합총서≫(빙허각 이씨 저술본)에서는 재래 온돌 방바닥의 소재 황토에 푸른 은행잎을 짓이겨 섞어 바르라고 했는지 모른다. 은행잎은 공해오염물질을 중화시킨다는 사실이 최근 밝혀져 공해발생(공기오염)도시 가로수로 채택되고 있다. ≪의방유취≫(세종 조 김예몽 편찬)에서는 '금귀방'을 인용하여 제84권에 하혈이나 배와 가슴에 어혈(피 뭉침)이 가득 찼을 때 황토탕을 사용한다 했다. 또 손씨 '천금방(千金方)'에서도 토혈에 황토탕을 사용한다 했다. 여기의 황토는 '복룡간'이라는 오래된 아궁이 밑의 황토를 지칭하되 감초, 건지황, 백출, 볶아서 독성을 제거한 부자, 아교, 황금(약초)이 같이 사용되었으나 황토(복룡간)가 주체이다. 물을 붓고 끓여서 사용했다(금귀방).

최근 아무나, 아무 데서나 황토를 채취하여 비닐 속에 가두어 꿰매 넣고 매트를 만들어 파는 소위 엉터리 황토매트 장수들이 20만 원 미만의 황토매드를 거래하다가 언론의 강한 화살을 받은 바 있다. 앞으로 '지장수'라 하면서 황토매트와 같이 기능성 음료수로 시중에 나돌 가능성이 크다. 그러나 한국판 FDA에서 엉터리 제품을 좌시하지 않을 것이다. 아직 어떤 중소기업이나 메이커에도 참(약황토)을 추천, 천거하거나 책임지고 권유한 일이 없다. 그런 곳(황토채취)은 몇 곳 안 된다(전국적).

따끈한 황토방은 몸에 시멘트냉기, 돌냉기, 비닐냉기 때문에 세포의 대사활동이 원활하지 못한 현대인들에게 건강을 준다. 냉기가 몸에 계속 흐르면 체내에 노폐물이 축적되거나 혈액의 흐름이 정체되어 여러 가지 병에 걸리기 쉬운 상태가 되는데 이런 냉기가 흐르는 곳에 열을 보충하되 물질에 깊이 침투하는 성질을 갖는 원적외선 방출이 많은 약황토 황토방은 이상적이다.

원적외선은 몸을 덥게 할 뿐 아니라 세포를 활성화하여 대사를 활발케 하는 효과가 있으므로 체내에 축적된 노폐물이나 유해물질을 배출해준다. 현대 대도시 생활에서 여름 한철 에어컨을 사용하는 사무실, 소위 상류층 가정이 늘고 있는데 그래서 여름에도 따뜻해야 할 발바닥이 차갑고 겨울의 온풍기는 머리만 덥게 하기 때문에 자연히 상대적으로 하반신에 냉기가 흐른다. 그래서 따뜻하고 시원한 황토방이 필요하다.

SBS TV가 2009년 4월 7일 저녁 11시~11시 50분까지 <뉴스추적> 프로를 방송하여 IMF 외환위기 시대, 대부분의 중산층이나 서민을 경악하게 했는데 그 내용 중 호화빌라, 모델하우스 공간이 113평에 시가 15억 원을 호가한다니 평당 2100만 원이다. 내장재가 이태리 현지에서 다듬어 들어온 고급 대리석이라 했다. 이런 대리석이 부유층들에게 무서운 냉병을 발병시킬 위험성을 갖고 있는 것을 소위 상류층은 모르는 것 같다. 흔히 냉증은 만병의 근원(배알이, 설사 위궤양, 내출혈, 어혈 등)이라고 조선조 궁정의학에서 말했다(양명술 체계-이재우 확립). 황토방에서 건강하고 따뜻한 원적외선을 많이 맞는 환경을 만들면 냉증을 모르게 되어 수족 뒤틀림(마비), 변비, 동맥경화, 위장병, 고혈압 같은 질병에 걸리지 않고 그런 증세도 완화된다. 동시에 몸이 냉하면 활성산소의 발생량이 체내에서 증가하게 되어 여러 가지 만성질환에 시달리게 된다.

개량 황토방(온수 파이프식)의 바닥재로서 바닥에 50년 이상 된 옹기 항아리 조각을 깔고 그 바탕 위에 황토 60%, 흑운모 30% 시멘트 10%를 혼합한 몰탈을 온수파이프 사이사이와 방바닥 표면에 바르되 푸른 은행잎 짓이긴 것을 혼합하면 원적외선이 넉넉한, 조상들이 선호한 황토방이 이루어질 것이다. 옹기 항아리 조각은 복룡간(伏龍肝)에 준한 귀중한 황토방 소재가 됨을 처음 밝힌 다(경기 중등과학교육 연구회 홈페이지에서 발췌한 글이다).

10. 과학적인 황토의 역할

황토 속에 숨겨져 있는 점토광물을 다이어트에 활용하는 연구는 한국에서 아니 세계에서 처음 발표하는 내용이다. 조선조 궁중 의학은 세종조의 ≪향약집성방≫, 광해조의 ≪동의보감≫으로 표출되어 있다. 얼마 전 서울대 생약 연구팀이 ≪동의보감≫을 CD롬으로 소프트웨어 작업을 해내기도 했다.

앤드루 토머스(Andrew Tomas)의 1971년 판『태고사의 수수께끼』라는 책을 보면 중앙 가열난방(센트럴 히팅), 즉 온돌난방(온탕난방)이 17세기 말 '본 만'에 의하여 발명된 후 '듀보알'에 의해서 완성된 것이 유럽식 난방장치였다는 기록이 나온다.

이런 유럽의 근대식 난방장치보다 약 4천 년 앞선 고조선 시대와 부여, 마한, 진한, 변한시대에 이미 우리 조상들은 아궁이 속, 구들 밑, 구들 골 속을 순환하는 뜨거운 공기(연기)에 의해 방을 덥게 하는 황토방을 발명해 영하 25도 혹한 속에서도 따뜻한 황토방 생활을 영위했다. 조상들의 슬기와 과학은 주생활에서의 온돌 황토방으로 나타나 있다. 구들방(방고래)에 일반적으로 사용한 흑운모, 백운모의 화학 성분표에 따르면 석영, 편마암, 장석, 운모편암으로 구성되어 있어 $KAL_2(AISi_3)$, $O_{10}(OH, F_2)$를 내포하고 있다. 그 속에는 SiO_2

43.44%, AI_2O_3 29.56%, Na_2O 2.51%, K_2O 10.11%, Fe_2O_3 6.68%, Ca 0.53%, MgO 2.13%, H_2O 5.14%가 들어 있다. 충남 서봉광산의 왕석 게르마늄 흑운모는 놀랍게도 게르마늄 함량이 1.5ppm이어서 앞으로 건강 돌로서 크게 기대된다. 문제는 수치법인데 수치라 함은 법제를 말한다. 흑운모 수치과정에서 조상들은(궁중의학) 20년 이상 된 볏짚지붕 삭은 곳에서 흘러내린 낙숫물과 양조식초 등을 동원했는데, 중국에서는 주로 천일염을 수치법으로 도입했다. 고대 동양의 황제와 군왕들은 수은과 유황을 수치하여 연금술을 개발했으며, 그다음으로는 운모를 수치하여 장생불사에 이용하려고 심혈을 기울인 바가 있다. 불로불사약은 두고서라도 흑운모 구들장에 황토를 싸 바른 1950년대 이전의 황토방에 거주한 우리나라 사람들은 약이 필요 없을 정도로 건강했다. 그러나 지금은 간암, 간염, 위암, 협심증, 당뇨병이 세계에서 손꼽힐 정도로 이 땅에 만연하고, 초등학교 학생의 약 20%가 비만증인 실정이다. 이는 식생활과 주생활의 서구화로 얻어진 결과로 파악할 수 있다.

콘크리트, 시멘트 방바닥과 벽에 둘러싸여 사는 우리의 주택구조 문제도 크다. 시멘트의 독성 그리고 아파트 건물 지하(콘크리트 건물)에서 방출되는 '라돈'이라는 방사선 물질의 폐해를 과소평가해서는 안 된다. 일단 방고래의 흑운모가 참나무 장작, 마른풀, 볏짚 같은 땔감으로 불에 달구어지면 주역 64궤속 '수화기제' 현상이 일어나 오장을 안정시키고 눈을 밝게 해주며 살을 튼튼하게 한다. 소위 흑운모의 원적외선 효과가 유감없이 발휘되는 것이다. 그 외 중기를 보하고 오로칠상을 다스리고 군살(비만증) 찌는 것을 방지해준다고 이재우 내관은 구전해주었다. 흑운모 구들장은 축열(열 보존) 효과가 높으며 열팽창률이 낮아서 방바닥도 잘 갈라지지 않는다. 20여 년 전 전북 정읍 진등이마을의 최영단 선생 댁에서 하룻밤을 쉬고 간 사람들의 고질병이 자취 없이 사라졌다

해서 방바닥이나 방고래 구들 속에 영험한 약이 있다는 소문이 순식간에 퍼진 적이 있다. 이 소문으로 하루에도 수백 명 인파가 몰렸다는 이야기는 박문기 씨의 책『본주』에 나와 있다.

충남 서봉광업소에서 생산하는 '왕석게르마늄흑운모'는 구들장에 우선 활용되어 도시공간 속의 황토방으로 나타날 것이고, 왕석게르마늄흑운모는 앞으로 법제 여하에 따라서는 황토 원맥반석, 흑운모의 복합체가 미국 최고를 자랑한다는 '몬모리로나이트'라는 미용팩보다 더 성능을 발휘할 그런 날도 멀지 않았다.

▶ 황토구들 속에 명의가 있다

1950년대 이전의 우리의 주거공간을 이루었던 온돌방의 구들 속에는 생명에너지가 가득하다. 황토로 마무리한 구들이 방바닥이 되었으며 으레 콩물이나 들기름을 발라 사용한 장판지는 5~6년 이상 튼튼했으며, 식구들의 건강을 지켜주었음은 물론 실내 장식의 효과까지 있었다.

11. 황토면역증강요법과 질병

1) T세포 림프종

백혈구는 호중구, 림프구, 단핵구, 호산구, 호염기구 다섯 가지로 구분된다.

다섯 가지 중에서 가장 중요한 역할을 담당하는 백혈구가 림프구이다. 그렇기에 '면역학'은 림프구의 행동 양태를 연구하는 학문이라고도 말한다. 림프구는 세포성 면역을 담당하는 T림프구가 림프구 수치의 70% 정도를 차지하고 체액성 면역을 담당하여 항체를 생성하는 B림프구가 12% 정도 차지한다. T림프구는 인체가 격퇴하여야 할 적군(non-self)과 아군(self, 즉 인체세포)을 판별하는 역할을 담당하는 T h/i 림프구와 이 같은 판단정보를 전달받아서 바이러스, 암세포 등 적군을 탐식하는 T s/c 림프구로 구분된다. 면역력의 높고 낮음을 판단하는 기준은 넓게는 백혈구의 수치를 말하지만 좁게는 T h/i 림프구의 수치가 기준이 된다.

백혈구 수치 → 림프구 수치 → T림프구 수치 → T h/i 림프구 수치

면역력의 증강을 이루는 여러 가지 요법이나 방법들이 있지만 실제 임상을 통하여 T h/i 림프구의 면역수치가 자세히 검사된 자료를 지닌 면역요법은 거의 없다. 그러나 황토면역증강요법은 T h/i 림프구의 면역결핍 수준에서 단기간에 면역 정상화를 이룬 자료를 지닌 요법이다. 좀 더 자세히 언급한다면 외부나 내부의 적군(non-self)으로부터 인체의 건강을 지키는 역할은 백혈구가 담당한다. 백혈구의 정상치 범위는 보통 4,000∼10,000개/㎖ 이며 다섯 가지로 분류된다. 백혈구 수치의 60% 정도는 호중구가, 30% 정도는 림프구가, 6% 정도는 단핵구가, 3% 정도는 호산구가, 1% 정도는 호염기구로 분포된다. 다섯 가지 중에서 가장 중요한 역할을 담당하는 면역세포(백혈구)는 림프구이다. 림프구는 다시 세포성 면역을 담당하는 T림프구가 림프구 수치의 70% 정도이고 체액성 면역을 담당하면서 다섯 가지 항체를 생성하는 B림프구가 12% 정도를 차지한다. T림프구는 다시 역할에 따라서 세분화되어 수치로 검사되는데 인체에 대한 모든 적군(non-self)과 아군(self, 즉 인체세포)을 판별하고 구분하는 T h/i 림프구와 T h/i 림프구의 인식정보를 전달받아서(필수조건이 됨) 적군들(바이러스, 암세포 등)을 잡아먹는 T s/c 림프구로 구분된다.

T세포 림프종에 있어서 T h/i 림프구의 수치는 정상 수준에 비교하여 매우 낮은 수치로 검사된다. 매우 낮은 수치로 검사되는 까닭은 발병 원인과도 관련된다. T세포 림프종의 근본적인 완치를 이루려면 T h/i 림프구 수치를 정상 수준으로 증강시키면 된다. 그러면 발병 원인이 되는 적군을 T h/i 림프구가 명확히 인식하고 T s/c 림프구에게 잡아먹으라는 명령을 전달하여서 발병 원인이 격퇴되는 근본적인 완치를 이루는 것이다. T h/i 림프구의 폭발적인 증강을 이루는 황토면역증강요법(민간요법)을 실행하면 발병원인이 격퇴되어서 근본적인 완치를 이루게 된다.

T림프구, B림프구, T h/i 림프구, T s/c 림프구, 다섯 가지 항체, 보체 등의 주기적인 수치검사를 통하여 황토면역증강요법에 의한 치유 과정을 확인하게 된다.

황토면역증강요법은 T h/i 림프구의 면역결핍 수준에서 단기간에 면역 정상화를 이룬 자료를 지닌 요법이다. 인체의 면역 활동에는 백혈구, 항체, 보체, 혈소판이 잠여하지만, 어디까지나 면역활동의 핵심은 T림프구인 섯이다. 황토면역증강요법은 인체의 면역 활동에 관여하는 네 가지 전체를 증강하는 요법이며, T림프구의 증강 효능은 타 요법들의 추종을 불허하는 신토불이의 면역증강요법이다.

2) 재생불량성빈혈

혈소판감소증일 때 혈액검사를 하여서 빈혈 수치가 어느 정도이고 혈소판 수치가 어느 정도인지 확인하여야 한다. 만약 빈혈 수치(Hgb)가 8.0 이하이거나 혈소판 수치가 20,000/㎕ 이하일 경우에는 수혈이 필요할 수 있다. 그리고 이렇게 수치가 낮을 경우에 피임약을 복용하여 생리를 안 하게 하는 것이 출혈의 위험성을 막을 수 있기 때문에 산부인과에 가보는 것이 좋다. 재생불량성빈혈이 중증인 경우는 말초혈액에서 중성구(백혈구의 한 종족) 수치가 500/㎕ 이하, 혈소판 수치가 20,000/㎕ 이하, 말초혈액에서 적혈구 생성 비율이 1% 미만이고 골수검사에서 세포의 수가 전체의 20% 미만인 경우로 이 네 가지 경우 중에 두 가지 이상이 해당되는 상황이고 그 외의 경우가 경증에 해당되는 경우로서 경증의 경우는 경과 관찰하면서 회복되는 경우도 있기 때문에 주기적으로 혈액검사를 하면서 지켜보게 되며 필요 시 수혈 등을 고려하거나 면역억제 치료 등을 고려할 수 있다. 그리고 중증일 경우에는 면역억제 치료나 골수이식 등을 고려하게 된다. 그렇기 때문에 경증일 때 혈액검사로 수치를 확인하고 필요 시 산부인과에서 피임약을 복용하는 것이 우선일 것이다. 혈소판 수치가 낮으면 생리기간이 길어지고 용혈현상이 나타나기도 한다. 또한 재생불량성빈혈과 함께 혈소판감소증이 있는 경우라면 골수검사와 CBC 혈액검사만으로는 정확한 원인을 파악하지 못한다. 자세한 혈액 면역검사가 포함되어야만 발병 원인이 정확하게 파악된다. 요즈음 상세불명 바이러스의 감염증상으로 인하여 적혈구·백혈구·혈소판 세 가지 모두 매우 낮은 수치로 검사된다. 적혈구 수치를 중요시하면 재생불량성빈혈로, 혈소판 수치를 중요시하면 혈소판감소증으로 진단될 수 있지만, 근본적인 발병 원인이 바이러스의 감염이기에 바이러스성 질병이다. 이 경우에 스테로이드나 면역억제제를 복용하게 되면 생명을 잃을 수도 있다. 근본적인 완치를 이루려면 T림프구의 증강을 이루는 황토면역 증강요법이어야만 한다.

3) 헤르페스 바이러스

헤르페스는 HSV 바이러스 감염에 의해서 발생하는 일종의 성접촉성 질환이다. 특징적으로 외음부에 작은 소수포를 형성하며 통증을 유발하는 것이 특징이다. 헤르페스 바이러스는 치료약을 먹어 병변이 없어지더라도 완전히 바이러스가 체내에서 사멸되지는 않고 잠복하고 있다. 인체의 면역기능이 떨어지는 경우라든지, 피곤한 경우에 흔히 재발을 잘한다. 현재의 주 증상이 가려운 것이라면 헤르페스보다는 다른 염증일 가능성이 많으니 다시 한 번 산부인과에 가셔서 정확한 검진을 받아보기 바란다. 헤르페스일 경우에는 경구약과 더불어 연고를 바르면 빨리 병변을 없앨 수 있다. 소수포가 형성되어 있을 때는 성관계 시 파트너에게 특히 전염력이 높다. 그렇지 않은 경우엔 그렇게 높지는 않다. 임신 시 만일 헤르페스가 감염되면 출산할 당시 외음부에 병변이 보이지 않을 경우 자연분만을 하더라도 큰 문제가 되지 않지만 만약 출산 시 외음부에 병변이 형성된 경우에는 자연분만보다는 제왕절개를 권한다. 그리고 드물게 태내 감염을 일으키는 경우 태아 기형을 유발할 수도 있지만 그렇게 흔하지는 않으니 너무 심각하게 걱정하지 않아도 된다. 면역력이 좀 떨어져서 모낭염 같은 피부염도 있었다고 하였는데 병적인 면역 저하를 유발한 원인이 아닐는지 정밀 혈액검사로서 확인할 필요성이 있다. 생식기에 발생한 헤르페스가 1차 질병이 아닌 면역 저하로 인한 2차 질병일 가능성이 높을 경우라면 항바이러스제의 치료만으로는 완치가 거의 불가능할 것이다. 항바이러스제는 바이러스의 증식을 억제하는 치료제이지 바이러스를 죽이는 치료제는 아니다. 2차 질병인 헤르페스는 인체의 자연치유력과 면역력의 핵심이 되는 T림프구의 지속적인 증강을 이루는 황토면역증강요법을 실행하여 완치를 이룰 수가 있다.

대한산부인과의사회 자궁경부암연구회에 의하면,

① 진료받는 동안 성관계 안 해도 피곤한 상태에서는 헤르페스가 오래가거나 재발할 수도 있다.

② 헤르페스는 작은 물집이 생기면서 가렵거나 따끔거리는 증상이 있다.

③ 치료법이 없는 것은 아니고, 자주 재발할 수 있기 때문에 그때그때 치료를 받아야 하고 증상 발현 시 성관계하면 상대방에게 전염이 가능하므로 가급적 증상이 있을 땐 성관계를 하지 않는 것이 좋다.

④ 헤르페스를 보균하고 있어도 회음부가 정상이면 자연분만이 가능하지만 분만 시점에 회음부에 병변이 발생한 경우 분만 과정에서 아기에게 전염될 수 있으므로 제왕절개를 하는 것이 좋다. 헤르페스가 있다고 해서 임신이 잘 안 되거나 기형이 생기지는 않는다.

4) 체부백선

곰팡이균에 의한 피부질환으로 병변이 동그랗게 생기면서 점점 병변이 많아지기도 하고 테두리가 넓어지면서 커지기도 한다. 여러 가지 원인에 의해 발병하게 되는데 피부가 습한 경우, 곰팡이질환이 있는 사람과 접촉한 경우, 침구나 의류에 의해 옮은 경우, 애완동물에 의해 옮은 경우, 면역이 저하된 경우 등등에 의해 발생하게 된다.

곰팡이에 의한 질환에 일반 피부연고를 바르게 되면 오히려 악화되는 경우가 많으므로 아무 연고나 바르지 말고 피부과에 가서 진찰을 받고 적절한 처방을 받아야 한다. 약물치료로서는 완치가 매우 어렵고 면역세포들의 증강을 이루는 황토면역증강요법으로서는 근본적인 완치를 이룬다.

5) 몸여드름(얼굴, 목, 등, 가슴)

여드름의 발생과정을 설명하면, 안드로겐(남성 호르몬)에 의해 피지선이 비대해지고 피지 분비가 많아지면서, 이상 각화에 의해 쌓인 각질 덩어리와 피지가 함께 모낭구를 막아버리면 피지가 피부 표면으로 배출되지 못하고 모낭 내에 정체하게 된다. 이때 모낭 내의 박테리아가 번식하여 피지의 지방분을 분해해서 유리지방산을 만들어내어 모낭벽을 직접 자극하고, 박테리아에 의해 분비된 여러 효소의 작용으로 모낭 내 염증을 유발한다. 이런 일련의 과정이 여드름이 만들어지는 과정이다. 간단하게 요약한다면 피지 분비가 원활하지 못해 피지가 쌓여 생기는 증상을 여드름이라 할 수 있다. 이러한 피지선은 얼굴뿐만 아니라 등, 가슴, 두피 등에 많이 발달되어 있어 얼굴 외에도 여드름이 발생할 수 있다. 여드름의 치료는 정도나 범위에 따라 먹는 약이나 바르는 약을 사용하거나 적절하게 압출하는 과정이나 필링, 염증주사 치료법 등 여드름의 상태에 따라 단독 혹은 병행하여 치료를 받아볼 수 있다. 여드름은 완치가 어려운 질환이기 때문에 치료를 받

아 호전이 되어도 다시 발생할 수도 있으니 꾸준히 관리를 해주어야 한다. T림프
구의 증강을 이루는 황토면역증강요법의 실행으로 완치를 이루게 될 수도 있다.

6) 지루성 피부염

지루성 피부염을 완치시킬 수 있는 방법은 현재까지 없다. 지루성 피부염용
샴푸를 사용하면서 필요 시 바르는 약, 먹는 약을 사용하는 것이 현재까지의
치료법이다. 특히 성관계로 인하여 지루성 피부염이 쉽게 감염된다. 지루성 피
부염이 바이러스성도 함께 가지고 있어 약으로서는 완치가 매우 어렵다. 자연
치유력과 면역력의 핵심이 되는 T림프구의 증강을 이루는 황토면역증강요법을
실행하여 근본적인 완치를 이루지만 장기간 실행하여야 한다.

12. 황토와 아토피에 대한 잘못된 상식들

아토피 치료에 있어서 가장 중요한 것은 피부 보습이다. 황토를 아토피 치료
에 사용하는 이유도 황토가 보습에 가장 뛰어나기 때문이다. 그러나 황토도 아
토피 치료에 중요한 한 부분일 뿐 전체적인 치료법은 아니다. 알레르기를 일으
키는 음식들, 즉 튀김음식이나 콩, 우유, 돼지고기 등등 아토피에 좋지 않은 음
식들은 많이들 알고 있는데 이러한 음식들도 안 좋다고 무조건 피하는 것이 아
니라 반응이 심한 음식은 당분간 피하되 증상이 호전되면 조금씩 섭취하면서

반응을 살펴 섭취해도 된다.

가끔씩 지장수가 아토피에 좋다고 마시고 싶다는 사람이 있는데 이건 별로 권하지 않는다. 몸이 건강하고 지장수를 마셔서 괜찮으면 섭취해야지 무턱대고 좋다고 섭취하면 안 된다는 것이다. 지장수는 목욕이나 샤워를 할 때 사용하는 것이 더 좋다. 저녁 취침 시에는 빨래를 걸어놓거나 가습기를 틀어주는 것이 좋다. 가습기에서 세균이 나온다고 사용 안 하는데 가습기에 세균이 인체에 미치는 영향은 극히 미비하다(길에서 자동차 배기가스 한 번 마시는 것보다 훨씬 낫다). 가습기 사용 안 해도 피부가 건조해지는 것이 아토피에는 더 치명적이다. 샤워는 땀이 많이 날 때는 매일 해주어야 하지만 더운 날씨가 아닐 때에는 일주일에 3번 정도만 해주어도 된다. 때수건은 사용하시면 안 되고 황토목욕을 해주면 더욱 좋다. 샤워 후 3분 이내에 한방보습제를 사용하여 아토피 부위에 20~30분 정도 마사지하듯이 고루 발라주어야 한다. 보습제는 매일 발라주면 좋고 가능하면 하루에 두 번은 발라주는 것이 좋다. 단, 시중에서 판매하는 베이비오일은 절대 사용하면 안 된다.

아토피 아이들은 속옷이나 내의를 잘 안 입으려고 하는데 가렵고 피부에 닿기 때문에 싫어한다. 그러나 황토옷이면 너욱 좋겠지만 황토옷이 없으면 천연 면제품으로 속옷은 꼭 입어야 한다. 속옷을 입어주어야 피부가 보습을 유지할 수 있다. 그리고 아이들에게 옷은 될 수 있으면(특히 속옷) 염색이 덜된 옷으로 입혀주는 것이 좋다. 그리고 피죤과 같은 섬유유연제는 절대 사용하지 말아야 한다. 옷을 부드럽게 하거나 정전기 때문에 사용하는데 이건 옷에 있는 화학 염색된 것들을 더 강한 화학제품으로 누르는 것이다. 피부가 호흡을 하면서 다 마시게 된다. 세탁할 때 식초나 천연 제품을 사용하는 것이 좋다. 이렇게 음식 조절, 생활환경 조절, 보습제 사용 등 복합적으로 관리를 해주어야 아토피는 치료가 가능하다. 그래서 치료가 힘든 것이고 많은 분들이 실패를 하는 부분이다.

아토피에 어떤 것이 좋다 해서 어느 한 가지만 사용한다고 해서 좋아지는 게 아니다. 아토피는 가족이나 본인의 정성이 90% 이상이다. 보통 처음 2주 정도를 가장 힘들어하지만 2주 후부터는 피부가 달라지기 시작하니깐 아이들이나 가족들이 더 적극적이 돼서 훨씬 수월해진다. 아토피는 치료법을 몰라서 그렇지 100% 고칠 수 있다고 본다. 정성과 노력이 상당히 요구되지만 실천해보면 그리 힘든 일도 아니다. 직접 아이들을 100% 다 치료했기 때문에 자신 있게 설명할 수 있다. 아토피 증상이 있는 분이나 아이들이 있으면 황토목욕이나 옷 같은 것은 당장 못 입히더라도 습도 조절만 확실히 해주면 상당히 피부가 달라진다. 보습제는 매일 꾸준히 발라주면 된다.

참고로 시중에서 판매하는 저가 황토제품들은 대부분 중국산 황토 색깔만 낸 화학제품들이다. 황토 메모리폼이나 황토침대 매트라고 판매들 하는데 황토로는 침대 매트나 메모리폼을 만들 수 없다. 염색은 할 수 있겠지만 며칠 못 가서 바스라진다. 황토는 우리 주변에서 흔히 볼 수 있지만, 아무 황토나 다 염색용으로 쓰이는 것은 아니다. 지장대에서 캔 후 일 년 이상 숙성하고 끓인 후 염색용 좋은 황토를 사용하는 것이다. 그렇기 때문에 천연 염색된 제품들은 당연히 값이 조금 비싸다.

V

오색황토와 생명의 흙

1. 오색황토란

    일반 황토에 비해 적송림에서 약 4,000년 이상 더 숙성된 것으로 적토, 황토, 청토, 흑토, 백토 다섯 가지 색깔의 황토로 붉을수록 미네랄과 유기물을 더 풍부하게 함유하며, 다섯 가지 색 모두가 한 지역에서 나오는 것은 극히 제한적이며 그 희귀성이 보석에 견줄 정도로 기가 충만한 황토이다. 오색황토는 동의보감, 향약집성방과 같은 고서에 따르면 "오색황토의 약성은 크고 독을 해독시킬 수 있는 해독제이다. 황토를 물에 걸러 만든 지장수는 인체에 쌓인 독을 푼다."라고 언급되어 있고 귀한 약재로 쓰여 왔다. 예를 들어 선조들은 집을 지을 때도 황토구들장으로 기를 보충하고 화상 등에는 황토를 발라 화독을 제거하였으며 옷을 황토로 염색하여 입었다. 오색황토는 약재로도 사용되고 문헌상에 나오는 우수한 황토의 조건을 모두 갖추고 있으며 풍부한 미네랄이 많이 함유되어 있어 그 미네랄 성분이 민감한 피부를 개선하고 미세한 가루입자가 모공 속 깊은 노폐물까지 제거하므로 피부주름개선과 미백효과가 있어 예로부터 피부미용과 기타 용도로 귀하게 쓰여 왔다. 특히 오색황토상품에 들어 있는 황토는 경남 고성(한려해상국립공원 내)의 깊은 산속에서 채굴되며, 이 지역의 청정성은 기타 일반 황토와 차별되어 자랑이다.

황토찜질방, 황토팩, 황토로 만든 옷 등 황토 붐이 형성되고 있지만 황토에도 여러 가지 종류가 있으며 가장 오랜 기간 숙성된 오색황토의 원료로 팩을 함으로 인해 피부 노폐물 관리 및 피부의 탄력을 줄 수 있다고 한다. 적토, 황토, 청토, 흑토, 백토 다섯 가지 다른 색깔의 황토가 한데 어울려진 황토를 말하며 일반 동황토보다 수천 년 더 풍화된 황토이며 각종 미네랄과 효소가 더 풍부하여 피부미용에 매우 효과적이다. 현대에서 황토의 과학적 분석은 다량의 원적외선 방사, 음이온 방출, 활성효소로 인체의 독을 해독하는 유익한 생리활성 물질을 포함해 정화력과 분해력이 있어 적조현상에도 쓰이고 있다.

1) 오색황토 옛 문헌 자료

- **향약집약성:** "여름철 땀띠가 날 때 황토를 가루로 내어 바르면 낫는다" 또 배와 명치가 아플 때 "황토를 뜨겁게 하여 천에 싸서 찜질을 하면 곧바로 낫는다."라고 되어 있다. 황토 원적외선의 기를 받으면 산후통, 질병 등 성인병에 탁월한 효과가 있다.

- **본초강목, 동의보감:** 땅의 기운을 지닌 황토온돌방에 솔잎을 깔고 자면 당뇨병, 고혈압, 중풍 등에 탁월한 효능이 있으며 약쑥을 깔고 자면 산후 부인병, 위장병, 빈혈 등에 효과가 있고 오늘날 냉(冷)과 지기(地氣)의 부족으로 발생하는 냉증, 신경통, 관절염 등에 효과가 있다고 밝히고 있다.

- **명의별록:** 황토는 독이 없으며 폐, 비장, 방광에 좋은 영향을 끼치고 간에도 좋은 약성분이 흡수된다. 또한 지혈, 어지러움, 경기, 설사에 잘 듣고 배 멀미나 특히 군살(비만)을 없애는 데 쓰였다. 기를 내려 살과 근육

을 튼튼하게 했기에 강병술에서 항마군의 상비약이 되기도 하였으며 해독성이 가장 강하다고 했다.

▶ **본초강목**: 고기 독, 열독, 아랫배 통증 및 식중독 치료에 사용되었다고 쓰여 있다. 특히 아궁이 속에 오래 묵은 황토로 만든 복룡간은 각종 출혈, 체증 및 구토 등에 쓰였다고 한다.

▶ **산해경**: 인체의 암이나 종기 등 기타 유해한 세포들을 흙 속의 효소인 프로테아제가 분해, 해독시켜 주고 몸을 정화시켜 주는 기능을 한다고 기록되어 있다.

2) 오색황토 사용법

▶ 피부미용(얼굴, 바디용)

- 적당량의 오색황토 물을 1 : 1 비율로 섞어 걸쭉하게 잘 개어준다(꿀, 올리브오일 등을 섞어 사용하면 더욱 좋다).
- 눈 주위를 제외한 얼굴과 몸에 골고루 펴 바른다.
- 그 상태로 마를 때까지(15분 내외) 휴식을 취하고 마사지를 한다.
- 미온수로 비누나 폼클렌저로 깨끗이 세안한다. 몸은 바디클렌저를 사용한다.

▶ 반신욕

- 38~40℃의 따뜻한 물을 욕조에 준비한다.
- 오색황토 적당량을 넣고 잘 저어준다.

- 욕조에 몸을 담그고 20여 분 휴식을 취한다(중간에 피부를 골고루 마사지 한다).
- 비누나 바디 클렌저로 깨끗이 씻어준다.

▶ 아토피성 피부염

- 황토 지장수를 마시거나
- 황토를 물에 개어 피부염 부위에 발라주면 진정 효과가 탁월하다.

▶ 기타

- 문헌에 나오는 지장수로 사용한다.
- 어항에 황토 분말을 넣으면 물과 고기의 생명력, 지속력이 탁월하다.
- 가정의 화분 분갈이 중간에 활용, 생명체로써의 역할이 뛰어나다.

3) 오색황토의 탈취, 항균 효과

황토에 관한 특히 주목할 만한 효과는 항균과 탈취이다. 탈취의 경우 암모니아 가스의 제거율이 90%를 넘고 항균에서도 80% 이상의 높은 항균력을 보이고 있다. 이러한 항균작용이 있기에 황토가 아토피에 널리 사용되고 있다. 황토가 이러한 성질을 가질 수 있는 것은 황토의 주요 물리적·화학적 성질을 결정하고 있는 점토광물 때문이다. 특히 지올라이트 구조는 황토가 이온 교환 능력과 흡착력을 가질 수 있는 데 중요한 요인이 된다. 반응하는 이온들의 크기에 따라 적절한 이온을 흡착하기도 하고 방출하기도 하여 이온교환과 흡착력을 갖는 것으로 알려져 있다.

4) 오색황토의 원적외선과 미생물 효소

적외선 중에서 인체에 가장 유익한 파장(5.7∼10미크론)을 갖고 있는 원적외선은 피부의 심층(3∼4cm)까지 침투하여 세포를 촉진시켜서 체온을 높여 피하층의 온도 상승, 미세혈관의 확장, 조직의 자생력과 효소 생성을 촉진시키며 운동 전후 스트레스 해소, 성장촉진, 노화방지, 피부미용, 무기력 등을 개선해 항상 쾌적하고 건강한 신체의 컨디션을 유지시켜 준다. 중요한 효소로 카탈라아제는 생물에게 독소를 뿜어 노화에 관여하는 과산화수소를 제거하여 노화를 방지하고 사카라제 효소는 황토를 더욱 활성화시키는 역할을, 프로테아제는 정화작용으로 진정과 독소 배출에 관여한다. 오색황토와 인삼, 당귀 등 다섯 가지 한방성분과 곡물 가루, 커피 파우더 등 자연친화적인 천연 재료가 함유되어 자극 없이 민감한 피부에도 부드럽게 흡수된다. 특히, 카탈라아제, 사카라제 등 황토의 독소 제거 효소와 커피 파우더의 카페인이 시너지 효과를 일으켜 셀룰라이트를 감소시켜 매끈한 바디라인 형성에도 도움을 준다.

5) 오색황토의 채취장소

경상남도 고성군 동해면 장좌리 산 259번지(한려해상국립공원 인근 해발

400m 지점)

6) 오색황토의 가공방식

자연 해풍 건조 → 3단계 공기압 분쇄방식 → 숙성, 멸균 → 제품화

7) 오색지장수

지장수는 황토와 함께 예부터 동양의학에서 생리활성물질로 분류되었다. 황토가 양질의 물을 만나면 이온 반응이 나타나 강한 해독작용을 한다. 독버섯, 복어알, 맹독성농약 등 독극물질을 중화시키기 때문에 토양 오염으로 작물에 남아 있는 잔류 농약성분을 중화시키는 대안으로도 황토로 지장수를 만들어 사용한다. 이러한 지장수의 효능과 효과를 황토사업을 통해 직접 경험하면서 지장수에 주목해야 한다. 양질의 오색황토를 정제수와 7 : 3의 비율로 섞어 72시간을 우려낸 뒤 맑은 상층액을 필터와 UV 조사(살균과정) 후 과학적으로 제품에 사용될 오색지장수로 완성시킨다. 이는 오색황토의 각종 미네랄과 영양성분이 그대로 우러나온 것으로 그 수분감이 미끈거리는 것이 온천수를 연상시킨다. 이렇게 생산된 오색지장수는 국제 화장품 원료집(ICID)에 국제원료로 등재되어 오색지장수의 안전성 및 우수성이 확보된 원료로서 다양하게 사용되고 있다.

지장수 효능의 비밀은 지장수 내에 녹아 있는 인, 철, 아연, 칼슘, 나트륨 및 염소, 칼륨, 마그네슘 및 망간 등 미네랄원소들이다. 이는 오색황토에도 있는

성분이며, 오색지장수는 "인체의 진액이 혈장이듯 황토의 진액이 지장수"라는 개념으로, 즉 오색지장수는 오색황토를 우려낸 물로서 오색황토가 함유한 좋은 성분이 모두 녹아 있는 진액인 것이다.

▶ 오색지장수를 위한 오색황토

좋은 지장수를 만들기 위해서는 우선 좋은 흙을 골라야 하며, 좋은 물은 물 이외의 다른 성분이 하나도 없는 순수한 H_2O가 아니라 미네랄이 풍부한 물이 정말 좋은 물이다. 오색지장수의 원재료인 오색황토는 다량의 미네랄이 포함되어 있다. 지장수를 위한 황토는 수백 년, 수천 년 양지 바른 산비탈 언덕에서 태양광선을 받아온 태양에너지 비축제로 같은 규석층의 흙이라도 약흙을 말하며, 동쪽이나 서쪽에서 태양광선을 직각으로 오래 받은 청정황토를 파들어가면 지장대의 띠가 나타난다. 그 띠는 진한 초록색을 띠는데, 그 띠 밑의 황토를 채취하여야 한다. 물론 농약으로 농사짓던 논밭 부근의 황토나 여러 해 동안 유독성 폐기물 쓰레기장 부근의 황토는 절대 사용하면 안 된다. 또, 낙엽이 수북하게 쌓였다가 부식한 갈토나 부식토도 지장수를 만드는 황토는 아니다. 즉, 언제나 양지 바른 곳의 황토를 골라야 한다. 송학의 오색황토는 원산지(경상남도 고성)가 확실한 황토이다.

2. 생명의 흙인 황토의 위대성

1) 황토로 빚어내는 건강인생

    땅의 기운을 듬뿍 머금은 신토불이 황토는 우리 몸과 친숙하며 어디서든지 쉽게 구할 수 있어 예로부터 훌륭한 약재로도 활용되어 왔다. 황토는 노화현상의 원인이 되는 성분인 과산화지질을 강하게 흡수하여 그 독성을 중화, 희석하는 데 큰 작용을 하고 있다. 야외에서 고기를 구울 때도 황토바닥에 불을 지피면 황토 성분이 산화되면서 미각을 돋우는 데 그만이다. 또한 옛날 농촌에서는 지력의 향상과 병충해 예방을 위해 황토로 객토를 했다. 이렇게 하면 씨알이 굵고 천연당도가 보통 경작지보다 5배 정도 높은 결실을 맺을 수 있다.

2) 조상의 황토 전통가옥

    황토로 만들어진 전통가옥(초가, 기와집 등)이 주를 이루었던 옛날엔 우리 주업은 농사였다. 많은 짐을 머리에 이고 등짐을 져가며 살았지만 사람들에겐 활력이 넘쳐 있었다. 그때에 비해 지금은 모든 일이 기계화되어 힘든 일이 줄어들었고 좋은 음식에 편히 살건만 우리는 항상 피로에 시달리고 있다. 그때엔 정말 힘들게 일을 했지만 쌓인 피로가 아침이면 깨끗이 회복되어 활력에 넘쳤다. 이런 비결들이 다름 아닌 우리 전통가옥의 황토로 만든 황토바닥(원적외선 방사)에 있었던 것이다.

3) 황토의 예언

흙 중에 황토는 우리 몸에 유익한 원적외선이 가장 많이 방출되는데 이것을 우리는 흙의 기(氣)라고 말하며 현대의학에서도 생리작용을 활성화하고 각종 질병에 치유력이 있는 것으로 밝혀져 대학병원에서도 이 원적외선을 이용하여 많은 환자를 치료하고 있으며 ≪산해경≫에서는 황토를 생과 사의 죽지 않는 매개물로 중요하게 다루었고 ≪왕실양명술≫에서는 훗날 나약해진 세상 사람을 구하는 데 황토가 큰 역할을 할 것이라고 예언하고 있다.

4) 죽어가는 하천도 살리는 생명의 흙

황토에서 파장되는 원적외선은 세포의 생리작용을 활성화하고 체내의 유해물질을 분해 정화하며 오염된 하천이나 어항, 적조현상으로 죽어가는 바닷물에 황토를 뿌려주면 점진적으로 회복하는 현상을 볼 수 있다.

5) 꿈의 물질 황토

황토로 만든 옹기에 김치를 담으면 양념 속의 굴이나 젓갈들이 상하지 않고 맛있게 김치와 어울려져 숙성되지만 다른 그릇에 담은 김치는 쓴맛에, 비린 젓갈 냄새에 한마디로 맛이 없는 김치가 된다. 옹기의 원료는 황토다. 이렇듯 황토의 성분은 독소가 있으면 제거하고 상하는 물질은 발효시켜 더욱 맛있게 하며 우리 몸이 아프면 진통역할을 하고 치료하는, 인간의 생명물질의 역할을 하고 있다.

6) 각종 질병을 치료하는 능력

생체를 구성하는 유기체분자에 황토의 원적외선 파장이 방사되면 공진, 공명, 운동을 활발하게 일으키는데 이것을 소립자에너지, 즉 흙의 기(氣)라고 말하며 우리 인체에 복사되었다가 다시 방출되기도 하는데 각종 냄새를 제거하고, 진정효과와 진통효과, 각종 암을 예방, 치료하는 능력이 확실히 있다.

7) 눈에 보이는 능력

머리가 아프거나 배가 아플 때 손으로 아픈 곳을 만지면 아픔이 줄어들고 놀랐을 때 가슴을 만지면 진정되는 이유는 손을 통해서 아픈 곳에 기(氣)가(원적외선) 흡입되기 때문에 진정되고 진통효과가 있는 것이다. 장마철에 우리 몸이 무거워지고 평상시에 약간씩 아프던 팔다리가 비가 오려 하면 유난히 쑤시고 아픈 신경통과 모든 환자들이 밤에만 통증이 심하게 오는 이유는 흙의 복사열로 인해 방출되는 원적외선 양이 밤에는 현저히 떨어져 흙에서 얻어진 진통효과를 못 받기 때문이다. 혈액을 촉진시키고 신진대사를 왕성하게 하여 관절염, 근육통, 요통, 자율신경 실조증(교통사고 후유증)에 좋다. 체내 노폐물을 분해하고 자정능력이 있어 피부미용에 좋다. 체내 독소를 제거하고 통증을 완화한다. 염증을 제거하며 비세포(암)를 억제하는 효능이 있다. 마음을 진정시켜 심신을 튼튼하게 한다. 아침에 일어나면 상쾌하고 활력이 넘친다.

3. 황토찜질

1) 황토찜질방의 원조는 세종대왕?

메소포타미아, 이집트의 공통점은? 눈치 빠른 사람들은 이미 알아챘겠지만 세계 4대 문명의 발상지다. 그런데 이 문명발상지들의 또 다른 공통점은 모두 황토지대(黃土地帶)에서 발원했다는 점이다. 세계에서 가장 큰 황토분포지는 북위 22~55도 사이에 있는데 신기하게도 인더스, 황하, 메소포타미아, 이집트의 세계 4대 문명 발상지와 일치한다.

우리나라도 33~43도 사이에 위치하고 있으니 이 황토지대에 속한다. 엄밀히 말하면 우리나라의 황토지대는 중국대륙에서 수십만 년을 날아온 황사가 쌓여서 이루어진 것이라 할 수 있다. 자양분이 풍부하게 축적된 황토는 곡물의 성장을 도와주어 가히 축복의 흙이라 불릴 만했디. 우리 조상들은 이 자연의 선물을 생활 전반에 걸쳐 다양하게 활용해 왔다. 중국과 우리나라의 종합의학 사전격인 본초강목(本草綱目), 향약집성방(鄕藥集成方)을 보면 "복룡간(伏龍肝)의 효험을 중요시하라."라는 말이 나온다. 복룡간은 바로 아궁이 속의 흙, 즉 황토를 말하며 부인의 어지러움이나 토혈 및 중풍 치료제로 쓰였다는 기록도 있다.

또한, 세종대왕은 황토로 만들어진 찜질방에 한의사를 배치해 중증의 고혈압,

당뇨병, 난치병 환자들을 치료하도록 배려했으며, 왕과 왕자들이 피로할 때 쉴 수 있도록 3평 정도의 황토방도 궁내에 만들어 운영했다고 한다. 현대 황토방의 원조인 셈이다.

왕실 외에 일반 서민들도 황토를 적절히 활용했다. 황토로 만든 기와, 옹기가 대표적인 예다. 팔만대장경이 소장되어 있는 해인사의 장경각도 그 내부가 황토로 이루어져 있다니 조상들의 황토 활용은 그야말로 경의를 표할 정도다.

그렇다면 과연 황토의 어떤 성분이 우리 조상들을 그렇게 매료시켰을까?

황토의 효능으로, 가장 많이 언급되는 것이 황토의 효소 성분과 원적외선 효과다. 황토의 효소에는 카탈라아제, 디페놀 옥시다아제, 사카라제, 프로테아제 네 가지 성분이 함유되어 있다. 이 효소들은 각기 독소 제거 및 분해, 비료 성분, 정화 작용 등의 역할을 한다. 하지만 황토의 가장 큰 효능은 황토에서 방출되는 원적외선이라고 주장하는 학자들이 많다. 황토에서 나오는 원적외선의 파장은 8~14미크론으로 우리 몸속 세포의 생리작용을 활발히 하고, 열에너지를 발생시켜 유해 물질을 방출하는 효과가 크다는 것이다.

사우나의 원적외선 방이 바로 이 원리를 응용한 것이다. 황토 한 스푼에는 약 2억 마리의 미생물이 살고 있으며, 다양한 효소들이 세포의 분자를 활성화해 인체의 신진대사를 촉진시킨다.

2) 황토찜질의 작용효과

▶ 『황토의 신비』 류도옥 저서에서
황토 1g 속에는 약 2억 마리의 이로운 미생물이 꿈틀거린다. 이 힘으로 황토는 독성을 정화시키고 생물을 분해시키며 동시에 새것을 소생하게 할 수 있다.

① 양어장에 잉어가 병들어 죽어갈 때 황토를 넣으면 독소를 제거시켜 잉어가 되살아난다.

② 배탈이 나거나 중독에 걸리면 황토물을 마신다.

③ 소가 여물을 먹고 난 뒤 외양간에 있는 황토를 핥아먹는다.

④ 지금도 낙동강 을숙도 지역에는 황토로 물을 걸러 식수로 사용한다.

⑤ 임종을 눈앞에 둔 사람이 황토방에 있으면, 죽기 일주일 전부터 고약한 냄새가 난다(황토 속의 미생물들이 예민한 감각으로 죽어가는 세포를 감지하고 분해하기 때문이다).

⑥ 태국의 마약 왕 쿤사는 마약중독증 환자를 황토굴을 파서 며칠 있게 한다(황토굴 속에 있으면 황토기운이 몸 안에 들어가 강력한 제독작용을 해 체내에 축적된 아편 찌꺼기를 배출시킨다).

▶ 일본의 천업의대 연구팀

흙 속의 스치브스균이 일산화탄소를 흡수하여 탄산가스로 바꾼다'는 연구결과 발표.

▶ 루마니아 여류학자 아나아스

생명원 자극소인 '제로비타M'이라는 용액을 흙 속에서 추출하여 신비한 장생약으로 선전한 일은 오래전이며 세계지도자인 모택동, 흐루시초프, 키신저 등이 복용하였다.

▶ 황토에 열을 가하면 복사열인 바이오 원적외선이 뿜어져 나오고 이 원적외선은 강한 열을 내는 광선으로 인체 깊숙한 곳으로 파고드는 에너지이며, 혈액순환 및 신진대사를 촉진시켜 피부노화를 방지하고, 체내 유독물

질을 배출하고 상처와 질병에 도움을 준다고 한다.

▶ 가톨릭의대 재활의학과 강세윤 교수

찜질방은 고온이 아니면서 체내를 따뜻하게 해 생리활성물질인 호르몬을 분비시켜 자율신경계의 조절을 쉽게 하고, 나아가 생체 내의 항상성을 유지, 온몸의 방어활동에 도움을 준다고 한다.

▶ 『황토의 신비』 허리통증은 찜질로 다스린다

황토기운이 몸 안에 스며들며 경락을 뚫리게 하고 곳곳에 찌든 노폐물을 빼내는 데 도움을 준다고 한다.

▶ ≪본초강목≫, ≪동의보감≫, ≪향약집성방≫에는 황토의 약성 범위는 광범위하지만 그중에서도 부인병과 소아병에 많은 도움을 준다고 나와 있다.

▶ 세계적인 고전 중국의 ≪산해경≫에는 황토는 질병치료에 효험을 보이고 귀한 약초들과 광물들을 자라게 하며 그 외에 황토와 관련이 있게 되면 그것들이 모두 최상급의 물질로 변화되는 것으로 묘사되고 있다.

▶ ≪향약집성방≫ 약토의 내용

좋은 흙은 맛이 달고 성질이 평하여 독이 없다.

냉이나 열로 생긴 설사, 배 속이 열독으로 쥐어짜는 듯이 아프고 하혈을 할 때 이것을 치료하는데, 땅속의 마른 흙을 파서 물로 끓이되 3~5번 넘치도록 끓인 다음 따뜻한 물을 1~2번 되먹는다. 또한 여러 가지 약물중독, 어육중독, 열매중독, 버섯중독 등을 푼다.

4. 흙과 미생물

1) 미생물과 효소의 엄청난 가치

일본 최고의 과학평론가, 다치바나 다카시 교수는 그의 명저서『사이언스 나우』에서 특수 환경하의 미생물들에 관한 최신 학계의 동향을 소개했으니 황우석 교수의 연구와 맞먹는 고열, 고기압, 강산성, 강알칼리 같은 특수환경하(악조건)에서 서식하는 미생물들에 대하여 알기 쉽게 해설했다. 그의 해설과 평가에서 우리 인류가 마치 미생물이라는 바다 속과 같은 환경 속에서 삶을 꾸려가는 실상을 파헤쳤다.

흙 1g 속에는 10억 개의 미생물이 서식하고 수심 1만 m 해저에서의 퇴적토 1g당 50만 마리 이상의 미생물이 살고 있으며 고도 1만 m의 성층권 대기 중에도 1㎥ 4천 마리 이상의 세균이 있다고 밝혀 놓았다.

우리가 공기를 그냥 호흡하는 것만으로 하루 8만의 미생물을 들이마신다고……. 인간의 내장 속에는 내용물 1g당 수천억 개의 세균(미생물 — 유익한 것, 해로운 것 포함)이 살고 있으며 구강(입) 속의 치이(이빨)에 낀 찌꺼기 1mg 속에 2억 개의 미생물이 있다는 끔찍한 발표를 했다. 흙 1g 속에 10억 개의 미생물이 정지 상태에 있지 않고 제각기 어떤 구실을 하며 끝없이 증식하고 합성과 분해라는 대사 작용을 멈추지 않고 있는 것이다. 공기 속에서 하루 8만 개의 미생물을 들이마신다는 실감하기 어려운 내용을 다치바나 교수는 소위 <다나카 가쿠에이 금맥연구>라는 부패 폭로 기사를 쓰듯 밝히고 있다. 특히 황토의 점성은 탄산칼슘 때문이며 공극이 절반에 달하는 벌집구조이고 황토 속에는 많은 미생물이 살아 있으며 이미 밝힌바와 같이 효소의 종류와 흙 속에 활성을 가지는 효소, 그중에 주요 효소 네 가지를 설명한바와 같다.

2) 흙과 황토, 흙(바위의 풍화체)의 숨 막히는 마술

해변이나 강변의 모래는 물론 바닷가 개흙, 풍화된 퇴적물 속에도 특히 흙 복토의 경우 1g당 수억 이상의 미생물이 활발하게 활동하니까 식물, 동물의 고목조각, 사체 유해가 1그램당 수억 개의 미생물에 의해서 아주 깨끗이 분해되어 버린다. 진한 황산용액 속에 개구리가 잘못 빠지면 순식간에 녹아버리는 속도를 능가할 것이다. 이런 기막힌 자연현상을 오로지 인간 영지인 습관과 경험으로 알아낸 우리 조상들이 콩 갈아 메주 쑤고, 가을 김장 담그며 건강 양생 (섭생)을 위하여 모래건강법인 모래찜질, 황토찜질, 황토죽탕 목욕, 개흙 마사지 등이 전통건강술법으로 이어져 미생물들의 신세를 지고 살아오고 있다.

남해안 적조현상도 황토 살포 이상의 대안을 찾지 못하고 있다. ≪동의보감≫, ≪향약집성방≫, ≪의학입문≫, ≪증류본초≫ 같은 고의학서와 ≪의방유취≫ 255권(세계 최초, 최고의 의약학 백과사전 ― 세종 때 발간 착수) 같은 문헌에서 황토, 황토로 만든 지장수, 황토가 아궁이 밑에서 100년 이상 불에 구워진 흙인 '복룡간'이 독풀이 물질의 왕자라고 기록하였다― 그 속에 흙이라는 규소와 한없이 많은 미생물의 합동 작품이다.

미생물 없이는 술 한 사발, 간장 한 종지 얻어먹을 수 없으며 황토와 흙모래를 단순한 점토성광물의 풍화체로만 여겼다가는 과학무식의 낙오자가 된다. 이런 흙 속의 미생물들이 인체 내 간 속의 효소를 응원하면서 엄청나게 큰 정교한 화학공장을 운전하고 있으니 그런 미생물들의 영양분이 바로 인체 내에서 합성할 수 없는 미네랄(무기 광물성 미량원소)들이다.

5. 생명의 흙 황토

　농산물의 양적 증가를 위해 화학비료를 마구 뿌린 결과 일시적으로는 농작물의 수확량은 늘어났지만 땅의 힘이 줄어들어 작물이 병충해에 약해졌다. 때문에 부득이하게 농약을 더 많이 살포해야만 하는데. 그럴수록 해충의 면역력이 점점 강해져 해마다 더 독한 농약을 사용해야 농작물의 수확이 가능해지는 악순환이 되풀이되고 있다. 이런 실정이니 매일 식탁에 오르는 과일, 채소, 곡식이 농약 무침이요, 살충제에 전 것이라 해도 과언이 아니다. 그러나 생명이 흙에서 시작되었듯이 건강은 흙에서 찾을 수밖에 없다. 황토 속의 미량원소가 중금속 등의 공해물질을 해독한다는 사실을 인정하고 있는 현대 영양과학에 주목해야 한다.

　황토찜질, 황토방, 지장수 마시기, 황토진흙목욕, 황토차 등이 대표적인 황토 이용법이다. ≪동의보감≫, ≪본초강목≫, ≪증류본초경≫, ≪향약집성방≫ 같은 고의학서에는 이 같은 황토의 효용이 깊고 넓게 수록되어 있다.

1) 황토의 약성

황토 속에는 규산, 산화알루미늄, 산화나트륨, 산화제2철, 산화칼륨 등이 함유되어 있다. 황토는 해독제의 대명사이다. 독버섯, 크라목손(맹독성 농약), 복어알의 중독을 해독시켜 주는 것은 황토로 만든 지장수이다. 황토는 정화력, 분해력, 소생력을 갖추고 있다.

우리나라에서 손꼽을 만한 지역의 황토를 지적하라면 ① 안면도 중장리 송림 부근의 양지 바른 곳의 황토, ② 남한산성에서 동쪽으로 바라보이는 적송림 부근의 양지 바른 곳의 황토, ③ 변산반도 송림 부근 양지 바른 곳의 지는 태양광선을 직각으로 받은 황토, ④ 언양 자수정 광산을 뒤로하고 서쪽으로 향한 양지 바른 언덕 부근의 황토(양산과 인접한 곳), ⑤ 강원도 홍성군 홍동면 수란리 부근 서향 언덕의 황토, ⑥ 경주 토함산자락산 등이 등성이의 동향 마사 황토, ⑦ 하 언덕 벼랑의 황토를 꼽을 수 있다.

≪향약집성방≫, ≪동의보감≫과 같은 고의학서를 보면 황토를 그 질에 따라 여러 가지로 분류해놓고 있는데 동쪽에서 비치는 태양빛을 직각으로 받는 노출된 황토절벽과 황토집벽의 황토를 '동벽토'라 한다. 우리나라에는 토함산 자락, 지리산 자락, 계룡산 자락, 춘천, 고성, 언양 등지에 우수한 동벽토가 많다. 이 동벽토는 태양의 기를 품고 있다. 태양의 화기는 설사, 하혈, 각기 등 아래로 고이고 밑으로 빠져나가는 성향을 중화하고 다스려 준다.

2) 황토차

　지장수를 100℃의 열에 10분 이내로 끓인다. 그리고 대추의 씨를 뽑고 썰어 실대추로 만들거나 꽃 모양을 만들어 지장수 끓인 물을 차원에 담고 그 위에 띄운다. 황토차는 스트레스와 피로를 풀어주고 대자연의 순환 사이클에 동화되게 함으로써 대기오염, 수질오염, 음식물오염과 중독을 해독시켜 준다.

3) 황토방의 원적외선 효과

　황토는 무엇보다도 물질을 활성화시키는 데 가장 효력 있는 생명광선으로 불리는 원적외선을 대량 흡수 및 방사한다. 적외선을 세분하면 근선, 중간선, 원적외선으로 나누어지는데, 6～14㎛의 원적외선은 사람이나 생물에게 좋은 파장이다. 황토방은 이런 원적외선의 흡수와 방출을 조절하여 인체의 원적외선을 적당하게 조절시켜 준다. 요컨대 원적외선 파장과 방사율의 파동을 증대시키려면 황토방에 불을 지펴 덥게 해야 한다. 유해 전자파가 방출되므로 위험하다. 강조하고 싶은 것은, 참숯을 깔고 그 위에 황토 갠 것을 바른 구들방에 솔잎이나 쑥을 깔고 아궁이에 불을 따뜻하게 지핀 후 돗자리를 깔고 몸을 지지는 옛 방식을 현대에 활용하면 스트레스, 요통, 관절염 같은 만성질환의 개선에 크게 도움이 된다는 사실이다. 아울러 물을 뿌리면 황토냄새가 물씬 나는 원맥반석 석재를 가정의 목욕탕 벽재로 이용하는 것도 권장할 만하다.

6. 황토솔림욕

　촉촉하고 탄력 있는 피부를 만들기 위해서 만들어진 황토솔림욕. 사용한 사람마다 무척 좋다고 소문이 자자한 이 솔림욕은 화학성분이 일체 사용되지 않는 자연주의 제품으로 피부자극을 최소화시켰다. 사용한 사람들의 이야기를 들어 보면 한 번 사용만으로도 충분한 효과를 나타내고 그 효과를 의심할 수 없는 황토팩이 아닐 수 없다. 피부를 숨 쉬게 할 수 있는 황토솔림욕은 동황토를 사용함으로써 동황토 안에 들어 있는 미네랄을 포함하고 있어 피부가 자유롭게 숨 쉴 수 있게끔 도와준다.

1) 황토솔림욕

　지친 피부에 탁월한 효과를 보이며 부작용을 최소화하여 사용하는 데 큰 불편함 없이 편하게 사용할 수 있다. 뾰루지가 난다거나, 각질 같은 것이 일어나는 제품이 아니라, 오히려 진정시켜 주는 제품이기 때문에 피로에 지친 피부에는 좋을 거라고 생각된다.

2) 황토솔림욕의 새로운 방향

　이미 홈쇼핑이라든지, 인터넷 각종 매체를 통해 충분한 홍보효과로 그리고 그 제품의 대단한 특성으로 인하여 많은 소비자들에게 극찬을 받고 있는 황토솔림욕이지만, 황토는 몸에 좋은 각종 성분이 들어 있기 때문에, 얼굴에 관해서만 집중적으로 만들지 말고, 일반적으로 사용될 수 있는 바디워시, 핸드크림, 스킨로션으로도 다양하게 개발하여 소비자들에게 더 많은 호응과 구매를 이끌어낼 수 있을 것이다.

7. 황토(黃土)바람

'황토찜질방, 황토로 지은 집, 황토매트, 황토화장품, 황토비누, 황토건축재, 황토페인트, 황토학용품, 황토쌀독, 황토축제, 황토에서 키운 옥수수 · 고구마 · 사과…….'

요즘 들어 황토가 들어가지 않은 제품이 없을 정도로 황토는 생활 전반에 걸쳐 웰빙과 건강을 대표하는 상표가 되고 있다. 먹는 물도 황토로 거른 지장수가 인기를 얻고 있을 정도니, 먹고 마시고 뒹구는 모든 일에 황토가 들어가는 셈이다. 선조들이 삶터 주변에서 얻어 생활에 유용하게 이용했던 황토의 현대판 전성시대가 열렸다고 할 수 있겠다.

1) 황토의 재발견

우리나라에서 발견되는 황토는 순수한 의미에서 국산(國産)은 아니다. 봄이면 중국으로부터 심심찮게 날아드는 불청객 황사(黃砂)가 수십만 년 쌓여 만들어진 것이 바로 황토다. 요즘이야 황사에 섞인 공해물질 탓에 애물단지가 됐지만 공기 맑던 옛날에는 땅을 비옥하게 만드는 좋은 일을 했던 것이다. 이렇게 오랜 세월 우리 땅에 사뿐히 내려앉아 만들어진 황토는 지표의 약 10%를 덮고 있으며, 다량의 탄산칼슘($CaCO_3$)을 함유하고 있다. 또한 황토에는 알루미나(Al_2O_3), 철분(Fe), 마그네슘(Mg), 나트륨(Na), 칼륨(K) 등이 내포돼 있고, 엄청난 숫자의 미생물이 살고 있다. 탄산칼슘은 황토의 점성을 높여 쉽게 부서지지 않도록 하고 물을 섞으면 찰흙으로 변하게 한다. 또 황토는 표면이 넓은 벌집구조로 수많은 공간이 복층구조를 이루고 있다. 이 벌집구조는 마치 스펀지와 같은 역할을 해 태양에서 방사되는 원적외선을 다량 흡수했다가 열을 받으면 발산한다. 이 원적외선은 잘 알려져 있다시피 동식물의 성장에 꼭 필요한 물질이며 주요 효소성분이 있어 이 성분들은 각기 독소제거, 분해력, 비료요소 정화작용의 역할을 하고 있다.

2) 선조들의 황토 사랑

워낙 다양한 분야에 사용되면서 황토가 거의 만병통치약 같은 분위기다. 실제로 황토의 효능은 상당하다. 이미 황토의 효능에 대해서는 옛 문헌에서도 상당히 많이 다루고 있다. 먼저 중국의 종합의학사전인 향약집성방(鄕藥集成方)에는 여름철 땀띠가 날 때 황토를 가루 내 바르면 낫는다고 했고, 배와 명치가 아플 때도 황토를 뜨겁게 해천에 싸서 찜질을 하면 곧바로 낫는다고 했다.

고의학서인 본초강목(本草綱目)과 동의보감(東醫寶鑑)에는 땅의 기운을 지닌 황토온돌방에 솔잎을 깔고 자면 당뇨병, 고혈압, 중풍 등에 탁월한 효능이 있고, 약쑥을 깔고 자면 산후부인병, 위장병, 빈혈 등에 효험이 있다고 기록하고 있다. 특히 본초강목에는 복룡간의 효험에 대해 설명하고 있는데, 복룡간은 아궁이 속에서 오래 묵은 흙이다. 이 복룡간은 부인의 어지러움증, 토혈, 중풍 등의 치료제로 쓰였다.

조선시대 왕실의 비전인 왕실양명술(王室養命術)에는 황토가 뒷날 세상 사람들을 구하는 데 큰 힘을 발휘할 것이라고 예언했다. 여기에는 몇 가지 황토에 대한 이야기가 기록되어 있다. 세조 임금이 황토를 민간에 알리게 했을 뿐만 아니라 왕과 왕자들이 피곤할 때 쉴 수 있도록 3평(10㎡) 정도의 황토방을 만들어 피로회복실로 사용했다고 한다. 또 철종 임금은 강화도에 두고 온 첫사랑을 못 잊어 상사병에 시달렸을 때 황토방에서 요양을 했고, 민간에서는 상사병을 앓는 사람에게 황토로 만든 환을 먹였다고 한다. 이쯤 되면 황토는 그야말로 만병통치약인 셈이다.

3) 다양한 황토 이용법들

황토는 다양한 약리적인 기능을 가지고 있다. 황토에는 다양하 약성원소들이 포함돼 있어 제독작용이 뛰어나고 항균작용과 지혈작용도 갖추고 있다. 과거에는 몸에 화상을 입었을 때 얼굴을 제외한 몸 전체를 땅에 묻고 토수를 먹이면서 화상을 치료했는데, 황토요법은 화상의 후유증이 거의 없다고 전해진다. 요즘 이 방법은 피로회복을 위한 요법으로 쓰이고 있다. 또 황토를 오동잎에 섞어서 놓아두면 파리 등 곤충이 접근을 못 하며, 이것을 된장 항아리에 넣어두면 쇠파리나 구더기가 생기지 않았다.

황토는 이처럼 병을 고치는 데만 사용된 것이 아니라 식용으로도 사용됐다. 조선 태종 임금 때 지금의 함경도에서 식토가 나왔는데, 흉년이 계속되면 이 진흙으로 떡을 만들어 먹고 기근을 면했고, 선조 임금 때도 대기근이 들었을 때 황해도 봉산 땅의 진흙이 밀가루처럼 부드러워 이 흙 70%에 싸라기 30%를 섞어 떡을 해먹었을 뿐만 아니라 질병도 앓지 않게 되었다는 기록이 있다.

이런 황토는 먹거나 바르는 것 외에도 다양하게 이용됐는데, 황토로 만든 약탕기는 일반 약탕기보다 약 8배 정도의 약 추출효과가 있을 뿐 아니라 효과도 월등하고, 황토 옹기는 우리의 전통식품인 각종 장류의 발효에 큰 역할을 하고 있다. 또 우리나라 남해 연안에 발생해 어민들에게 큰 피해를 입히는 적조현상 때 황토를 살포해 이를 제거하기도 한다.

요즘 유행하는 황토로 재배한 농산물들도 다른 농산물에 비해 효능이 뛰어난 것으로 알려지고 있다. 또한 양질의 황토에서 자란 약초는 다른 곳에서 자란 약초보다 그 효능이 뛰어난 것으로 알려지고 있고, 황토에서 자란 버섯이 항암 효과가 더 탁월할 뿐 아니라, 양식장에 황토를 뿌린 결과 물고기의 성장이 빨라지고 어획량도 크게 늘어난 것으로 나타났다.

4) 황토전성 시대

황토의 다양한 역할과 효능이 지금처럼 각광을 받은 적은 그리 많지 않았던 것 같다. 시장조사기관인 알앤디비즈에 따르면 황토를 응용해 만들어진 제품은 건축자재, 침구류, 의류, 미용제품 등 무려 30가지에 이르고 있다고 한다. 특히 한 화장품업체의 분석에 따르면 화장품의 경우 황토관련 시장규모만 무려

1,500억 원이 넘는 것으로 알려지고 있다.

황토화장품 회사 중 탤런트 김영애 씨가 운영하는 참토원의 '김영애의 황토 솔림욕' 미용팩은 지난 2002년부터 GS홈쇼핑에서 첫 판매를 시작한 이래 2004년과 2005년 연속해 연간 판매수량 1위를 차지했다. 지난해 매출액만 무려 450억 원에 이른다. 황토건축자재를 생산하는 나인황토는 화학첨가제를 사용하지 않는 생황토 건축자재 제조 및 시공법을 개발해 1년 만에 1만 1,000세대의 공사를 수주하는 기염을 토하기도 했다. 수주금액만 1,000억 원 규모다.

이 외에도 황토는 다양한 상품으로 개발되고 있다. 한스는 친환경 마감재인 황토벽돌과 황토시멘트를 개발했고, 화장품회사 GS리테일은 헤어디자이너 박준과 손잡고 'Park Jun's 촉촉한 황토'를 개발해 시판에 들어갔다. 이 제품은 샴푸, 린스 등 헤어케어제품 19종과 바디 및 훼이셜 제품 4종 등 총 23종으로 구성되어 있다. 최근에는 황토성분을 추가해 장시간 사용해도 눈이 아프지 않는 노트도 출시됐다.

충남 홍성군은 콘셉트 중 하나가 바로 황토이다. 도시민들이 고향의 향수를 느끼고 다양한 웰빙체험을 할 수 있도록 황토 만들기, 황토건강음식 등 황토관련 대마존을 설치하겠다는 것인데 이미 황토를 주제로 한 축제가 열린 곳도 있다. 올해 전라북도 정읍에서 개최된 황토현 동학축제가 바로 그것이다. 이 축제에서는 황토마당을 마련해 황톳길 걷기, 황토염색, 미니황토집짓기 등 다양한 황토체험과 놀이를 마련했다. 바야흐로 황토 전성시대가 도래한 것이다.

8. 황토 천연재료 발견

황토(黃土) 중 '생물원 자극소'(＝소련의 필라토프 박사 논급) 함유 황토를 '한국양명회'에서는 황제의 약황토라 하여 황토(皇土)라고 명명했다.

뛰어난 우리 강산의 황토를 주축으로 한 황토의 소산(所産), 능산(能産)의 내용이 임원 16지 같은 농림서적에 배열되어 있을 뿐 아니라 본 농림서적 속에 본초(약물학)에 관한 부분이 세밀하게 논술되었다. 임원 16지 속 '보양지(補養志)'에 [복기방(服氣方)], [복수방], [복금석(金石)방], [복초목방], [복과(果)방], [복곡방]이 나누어져 소위 양생서(養生書)의 체제로 의약품 영역이 설명되었다. 이때의 박물학은 주로 본초학(약용식물학)이 의방(의술)에서 분리된 그런 영역을 의미했다. [종삼법(種蔘法)], [감자소], [어목지(漁牧志)], [자산어보(정약전)], [해이어보], [산림경제], [도문대작(허균)] [성호쇄설], [식경(장영)] 등이 한결같이 영조, 정조, 순조 시대 전후의 박물학 전성기의 저술들이다. 주목할 것은 조선조에서 가뭄과 기근에 대비한 특급 양식대책이었던 《구황촬요》라는 문헌 속에 솔잎, 벌집, 느릅나무, 더덕, 찹쌀, 귀리, 좁쌀, 검정콩, 황정, 순무씨, 천문동, 질경이씨, 민들레가 등장하는데 이런 곡식들과 산야초는 임원 16지(복곡방)의 연장선상에 있는 것이다. 최근 세계 첨단 분야 영양학자들 사이에서 뜨거운 시선을 받는 'MX48호' 강력 항암성 기능식품의 원료가 《구황촬요》 속 곡식들과 70% 이상이 일치한다. 매우 놀라운 일이다. 우리 산야의 약황토 속에서 자라는 흑임자 등에 셀레늄이 풍부하고 의성 토종마늘 속에는 게르마늄이 풍부하며 강화산 순무, 고수, 울타리콩, 밴댕이, 왕새우, 석모도 염전의 천일염과 연평도 조기 등에는 바나디움(Va) 성분이 뛰어나므로 암 등 성인병 예방에 전력하고 있다.

≪왕실양명술≫ 체계 책자 속의 특급 약황토는 홍성의 서벽황토, 청학동의 동벽황토, 경주토함산 자락의 칠성 마사황토를 쳐주고 있고 또 한 곳이 있는데 자연히 그런 곳의 가을무[菁根]는 왕실 큰 잔칫상에 발탁되리만큼 결핵 등에 신효(神效)를 인정받았고 강화 마니산 자락의 서벽황토에는 싸주아리라는 쑥이 염분이 있는 자외선 기운의 해양성 바람과 같이 어우러져 자라고 있다. 흔히 의원(의사)들이 1침, 2뜸, 3약이라고 했는데 그것은 통속적인 의미일 뿐이고 정연한 궁정박물학(본초학)에서는 1식(食), 2주(酒 - 약주), 3약, 4차(약차), 5침, 6뜸으로 건강 술을 배열했다. 그것은 내시부 직제 조직에서 핵심을 읽을 수 있다. 약에 앞서 분자 영양학 분야인 식(식품 - 기능성식품)을 다루었으니 ≪본초강목≫이나 ≪동의보감≫, ≪제중신편≫을 능가하는 뛰어난 안목이 그 속에 침전되어 있다. 고산자 김정호가 '8도 강역도'를 완성했으나 나라의 기밀과 왕실통치술에 거역된다 하여 비밀누설 명목으로 장살을 당했듯 신라 1천 년, 고려 5백 년, 조선조 5백 년의 '사람을 살려내는' 의술 비방인 ≪왕실양명술≫ 핵심 부분, 예컨대 납약(臘藥), 지장수, 콩 이용법, 솔잎 법제술 같은 것은 특급 비밀로 동의보감 편찬자인 어의 허준도 감히 그 비밀을 다루어 자세히 누설할 수는 없었던 속사정이 숨어 있다. 강화 약쑥은 황토방(굴) 속에서 기거하며 약황토와 같이 법제된 것이라야 사람을 살려낸다고 일러왔다. ≪왕실양명술≫ 책 내용 중 기이하여 앞으로 의학사 분야에서 연구할 비중이 큰 부문을 기록하자면 해양생물에서 적취(체증이 오래되어 뱃속에 덩어리가 생기는 병), 반위(위암) 대책 성분이 있었던 것 외에 ① 태조 이성계의 아버지 조부가 함흥 동쪽 5리에 설치한 황토굴 속에서 궁술을 연마하던 중에 황토의 기운으로 기(氣)를 공부하여 화살촉끝과 손끝의 기 응집술, 즉 기의 눈(眼)을 연마했다(형태파동술

의 원형). ② 궁중에서는 왕의 복상사만이 문제가 되는 것이 아니라 후비 궁녀가 갑작스러운 왕과의 동침이라는 스트레스 때문에 복하사 하는 경우가 자주 있었다는데 복상사는 물론 복하사에도 약성황토, 황토를 먹인 닭 벼슬 피 먹이기 등 대처 방법이 있었다는 것이다. ③ 공룡화석인 왕골과 굴 껍질, 전복 껍질을 복룡간(아궁이 밑의 오래된 황토)과 법제하면 심번, 심화(강력스트레스 쇼크)에 특효가 있다 했다. ④ 솔잎과 황토 그리고 천일염이 법제되면 방사 지속력이 탁월하다. ⑤ 고구려 특산 약성 순금(純金)을 재료로 사용한 신침술과 순금과 황토의 연금 등으로 초강력 보신제가 가능했다. 고구려 왕실 금침법은 고사방(古師方)이라 해서 당나라에도 전수되었다.

하지만 현대과학의 발전은 우리의 삶의 질을 높이는 반면, 도시화의 영향으로 산업폐수 발생량이 증가하고 대기오염물질을 방출하며 농약 사용량은 점차 늘어나는 등 지구상의 모든 생물들의 생존을 위협하기도 한다. 이러한 환경오염은 수질오염을 심화시켜 오염도가 이미 기준치를 초과했다.

환경오염의 영향으로 현대인들은 건강한 생활을 먼저 생각하게 되었으며, 웰빙문화 시대가 도래하면서 황토 역시 매스컴에 자주 오르내리면서 황토를 활용한 민간 치료법들이 우리 인간의 질병을 치료함으로써 황토가 우리 생활에서 주목받게 되었다.

9. 몸에 좋은 '황토' 맹신은 금물

황토에 대한 기록이 중국 신화를 기록하고 있는 산해경에 이미 나와 있는 것을 보면, 그만큼 오래전부터 황토의 효과를 이용했었다는 것을 알 수 있다.
황토의 다양한 부산물, 즉 황토로 만들어져 장시간 사용된 부뚜막의 흙을 복룡
간이라 부르는데, 이 흙은 임신 입덧에 가장 효과가 있는 특효 약물로 지금도
한의학계에서는 사용하고 있다. 하지만 최근에는 모든 부엌이 나무장작을 사용
하지 않고 연탄도 거의 사용하지 않기 때문에 품질 좋은 복룡간을 구하기는 어
려워졌다. 요즘 지장수라는 말도 시중에서 회자되고 있는데 지장수도 황토에서
만들어진 물이다. 황토에 구덩이를 파서 얻어내는 물을 지장수라고 하는데 대
략 90㎝ 정도 깊이가 되어야 한다. 우리나라의 겨울은 춥고 땅도 얼지만 90㎝
깊이의 땅속은 얼지 않기 때문에 기온의 영향을 일 년 내내 받지 않는 깊이에
고여 있는 황토수, 즉 황토 구덩이에 고여 있는 물이 바로 지장수다. 지장수는
세상의 모든 독을 해독하는 기능이 있다고 한의학 서적에서는 기록되어 전해오
고 있다. 황토의 효능에 대한 설명은 동의보감에 잘 정리되어 있고, 동의보감
이전의 모든 내용을 거의 망라하고 있기 때문에 다른 한의서적을 찾을 필요는
없다.

1) 좋은 황토의 요건과 효능

동의보감의 황토에 대한 내용을 보면 노란색은 오행 중 토, 즉 흙에 귀속되
며 세상 삼라만상 중 한가운데 중앙을 뜻한다. 또한 노란 흙, 즉 황토는 성질
이 평이하고 독이 없고 부작용이 없다고 설명하고 있다. 이질, 설사를 멈추게
하고 설사 전에 배가 꼬일 듯이 아픈 복통이 있을 때 황토를 사용할 수 있고
약물중독이나 버섯중독 고기 먹고 탈난 경우에도 황토는 효과가 있다고 한다.

좋은 황토는 땅속 90㎝ 이상 깊이 있는 것을 사용해야 한다고 기록되어 있다.

2) 효과 표준화, 제대로 된 황토 구입 어려워

이처럼 황토가 좋다는 내용만 있고 우리 주변에서 쉽게 접할 수 있는 흙이라는 인식으로 인해 우리나라 국민들은 황토찜질방, 황토로 만든 옹기, 황토화장품 특히 팩 제품 등에 높은 관심이 있고 좋아하는 듯싶다. 하지만 실상 황토에 대한 연구가 거의 없고 황토의 정의 자체도 부정확한 편인 걸 보면, 현재까지 황토라 함은 기반암의 풍화로 형성된 퇴적토양을 황토라 정의하고 있는데 기반암의 종류와 풍화 정도, 기후와 퇴적의 시간 깊이 등등에 따라 광물조성이 다를 것이기 때문에 황토의 효능 또한 다양할 수밖에 없다.

황토 사용에 대한 문제점을 살펴보면 **첫째, 황토 구성광물에 대한 기준이 없기 때문에 황토라 하여도 매번 같은 효과를 기대하기 어렵다. 둘째, 지하 90cm 이상의 깊이에서 가져온 황토를 구입하는 것도 어려울 것이다.**

몸 안의 대사 활성화, 노폐물 배출 황토의 효능은 크게 두 가지로 나누어 볼 수 있는데 첫째, 원적외선을 다량 복사하는 것이고, 둘째, 유해물질을 흡착, 응집, 침전시키는 효과를 갖고 있다. 뜨겁거나 따뜻한 온기를 황토에 가하면 황토는 원적외선으로 복사하기 때문에 원적외선이 인체에 들어오면 진동을 유발하고 열을 발생하면서 인체 내 대사가 활성을 띠고 노폐물이 배출되기 때문에 황토가 매력의 물질로 지금 각광받고 있다고 보인다.

3) 황토팩 후 남은 찌꺼기 피부과민반응 유발

황토를 이용한 피부미용팩은 이런 원적외선을 이용한 것인데 황토는 입자가 크기 때문에 팩을 한 후에 깨끗한 세안이 이루어지지 않는다면 피부에 황토가루가 남아 오히려 피부과민 반응을 유발하기 쉽다. 황토의 유해물질에 대한 흡착, 응집, 침전효과는 황토를 먹는 것보다 황토를 이용하여 도자기를 만들어 사용하거나 집을 짓고 살아가는 것이 더 큰 효과를 거둘 수 있고 황토를 복용하는 것은 오히려 복통이나 위장점막의 자극을 유발할 수 있다. 황토가 녹아 있는 화장용 에멀전류는 사실 만들어 쓸 수 없다. 왜냐하면 황토가 물에 녹는 물질이 아니기 때문에 입자 상태로 피부에 접촉되는 경우 부작용이 발생될 가능성이 높다. 하지만 최근 나노기술이 출연하면서 화장품 유황에 대한 기술이 진일보하고 있기 때문에 황토를 이용한 크림류를 만들고자 하는 시도가 점차 늘어나고 있다.

VI

황토한옥

1. 주거공간에 부는 황토바람

　매일경제신문 '96년 8월 9일자 '단독주택, 아파트에 황토바람'이라는 제목하에 소제목으로 **'건강인식, 황토온돌방, 벽재 등 활용 늘어'**라는 기사에 의하면, 경기도 양평군 강상면 신화리에 들어서는 3천여 평의 '초막 전원주택' 역시 외벽을 황토로 마감한 순수 전통한옥 주택으로 건립되고 있다 한다. 또한 경남 창원에 본사를 둔 '대동주택'은 국내 최초로 황토를 활용한 온돌방을 아파트에 설치했는데 강원도 횡성지구 2백 64가구에 황토방을 선택형으로 공급한다고 공시만 해놨는데도 계약자의 90%가 황토방을 원했다는 것이다. 대동에 이어 우방건설, 현대건설도 황토벽, 황토온돌방 아파트를 건설하는 초동단계에 와 있다 한다. 각 건설업체가 건설한 고층 콘크리트 아파트가 미분양 상태로 막대한 수량이 남아돌아 유명업체도 부도사태를 겪는 이때, 건설업계에 불고 있는 황토방, 온돌은 '효자상품'으로 각광을 받을 것으로 생각된다. 그러나 황토는 내구성이 약해 아파트의 벽을 황토로 할 수 없는 문제가 있다. 따라서 프레임을 이룰 골조공사는 철근 콘크리트로 하되 방이 될 공간의 내벽, 구들은 황토로 지으면 된다. 현대는 평균연령이 높아져 노령화 사회로 가고 있는데 이런 노령층일수록 잔병이 많이 생겨 잠자리가 개운치 않은 시멘트 방바닥보다 뜨끈뜨끈하게 절절 끓는 온돌형식의 옛 황토방을 선호할 것임이 명백하다. 지장수를 얻고 구들을 바를 만한 황토는 부여, 백제권, 계룡산 자락, 지리산 자락 그리고 경주 토함산 자락의 동향 또는 서향 황토, 금강하구 고창 일대의 황토가 적격이다. 중국에서는 서북부나 화북 등의 황토가 가장 적합하다. 멀지 않은 장래에 시멘트만큼이나 건축에 사용될 황토가 위의 지역에서 막대한 물량으로 공급될 것이다.

1) 흑운모와 백운모

또 하나 중요한 황토온돌의 소재로 반드시 채용할 광물이 바로 화강암 등 속에 들어 있는 흑운모이다. 궁중의학의 경전인 세종시대의 《향약집성방》, 광해군시대의 《동의보감》에는 돌로 만드는 약원질 가운데 상품 중의 상품이 흑운모라 기록하고 있다. 흑운모 성분은 $KAl_2(AlSi_3)O_{10}(OH, F)2$로 그 속에는 산화규소 43.44% Al_2O_3 29.56%, Na_2O 2.51%, K_2O 10.11%, Fe_2O_3 6.68%, CaO 0.53%, MgO 2.13%, H_2O 5.14%가 들어 있다. 특히 충남 계룡산 자락 서봉광산의 약 8천 톤(매장량)의 바나지움이 비율 높게 함유되고 있다. 흑운모는 규산염류의 귀한 광석으로 왕실과 사대부가의 온돌구들장으로 수천 년 사용되어 왔다.

2) 백운모와 흑운모를 합한 구들의 약효

백운모는 특수 조제하여 택견병법에서 몸을 가볍게 하는 선약으로 사용했고,

흑운모는 왕궁의 여러 주요방 구들장으로 사용되었다, 매미 날개 같은 외형의 백운모는 특수 조제하면 불로장생의 선약이 된다며 이재우 내관은 그 수치법을 발표하였다. 흑운모 또한 방구들로 사용되면 원적외선 방출, 미네랄 용출, 해독 작용, 군살 빼기(비만개선), 각종 신경통, 관절염의 통증을 없애주는 데 적격이어서 옛 왕실의 건강을 지켜주었다. 서민들은 운모 구들장 대신 화강암 구들장을 사용했으나 이것은 장작을 땔 때에는 돌이 뜨거워져 튀며 약성분 또한 약했다. ≪신농본초경≫, ≪향약집성방≫, ≪동의보감≫의 기록에 따르면 흑운모의 특성은 달고 따뜻하며 ≪명의별록≫에는 폐, 비장, 방광에 좋은 영향을 끼치며 간에도 좋은 약 성분이 있다 하였다. 또한 흑운모는 지혈, 어지러움, 경기, 설사에 잘 듣고 배 멀미나 특히 군살(비만) 없애는 데 쓰였으며 기를 내려 살과 근육을 튼튼하게 했기에 강병술에서 항마군의 상비약이 되기도 하였다. 해독성이 강한 운모성분이 황토에 많이 섞여 있을 때 그 황토는 해독력이 뛰어나다.

야사에 의하면 계룡산에 양질의 운모가 산출되어 왕도(서울)로 정하면 강군을 양병하고 백성이 건강할 수 있다는 이유로 정도전(삼봉)이 계룡산으로 서울을 정하자고 주장했다고 한다.

그러니 황토방 바람을 타고 외형만 그럴듯하게 황토로 칠하고 구들에 흑운모를 사용하지 않으면 약 구들방이 안 된다. 흑운모로 방바닥을 마련하고(온수보일러 틈새) 그 위에 황토를 바른 후 종이장판에 들기름을 먹일 때 비로소 공해, 오염을 해독해 주는 황토방이 된다.

2. 황토집에서 건강한 생활

1) 온도환경과 항온성

　목조 심벽집의 실내 온도 변화를 관측한 결과, 실외의 일교차는 2℃에서 21℃까지 변화하는데 내부 온도의 일교차가 여름철에는 3℃ 이하, 겨울철에는 5℃ 이하로, 흙집은 외기 변화에 민감하게 반응하지 않고 일일 기온차가 작아 쾌적한 환경을 제공하는 항온 효과가 있음을 알 수 있다. 스티로폼을 단열재로 사용하고 적벽돌과 시멘트벽돌을 함께 쓴 슬래브 집의 경우도 온도를 일정하게 유지하는 효과는 있다. 황토집은 자료에서 볼 수 있듯이 건강에 좋은 재료임을 알 수가 있다.

〈표 9〉 여러 가지 재료의 열전도율

재료	열전도율(k), W/mK
콘크리트	1.628
흙벽	0.204
흙(자연상태)	0.580
적벽돌	0.616
삼나무	0.099
유리섬유	0.044
단열재 스티로폼	0.037

2) 음환경과 청음성

주택 내부에서 요구되는 음향적 성능으로는,

▶ 주변에 피해를 주지 않고 자유롭게 원하는 음을 발생시킬 수 있는 성능

▶ 듣고 싶은 음이 잘 들리는 성능

▶ 듣고 싶지 않은 음이 들리지 않는 성능 등을 들 수 있다.

실제적으로 콘크리트조 주택의 차음성능이 더 높음에도 불구하고 외부로부터 전달되는 음에 대한 만족도가 목조 주택의 경우가 더 높다. 흙집은 가청역(15 Hz~20㎑)인 기계소리는 투과 손실률이 높은 반면 초음파역(20~30㎑)인 자연소리는 투과 손실률이 작다. 그런데 악기소리의 경우 집 밖으로 나가는 투과 손실률이 커서 주변에 피해를 주지 않고 음을 발생시킬 수 있으므로 소음에 대한 만족도가 높다. 그리고 목재, 흙 등의 건축재료들은 흡음 성능이 높아서 실내에서의 잔향시간이 짧다. 음(소리)이 콘크리트 소재나 철 소재 등을 통과할 때는 변조가 되는 반면에 나무와 흙을 통과할 때는 변조가 되지 않으므로 흙집에서는 본래 소리를 그대로 들을 수 있어 음향의 청음성이 좋다.

3) 습도환경과 항습성

흙과 목재는 대기 중의 습도에 따라서 수분을 흡습하거나 방습하는 성질을 갖고 있다. 따라서 실내에 흙과 목재가 많이 노출될수록 외기의 습도변화에 대한 실내의 습도변동이 줄어든다. 이러한 습도조절 효과는 흙벽과 목재의 두께가 두꺼울수록 더욱 크게 나타난다. 목조심벽집에서 7~8월까지 습도 변화를

관찰한 결과, 실외의 일교차는 3~69%까지인데, 여름철에 12% 이하, 겨울철에도 12% 이하로 항습 효과가 있다. 그리고 실내의 쾌적 습도 60%에서 여름에는 10% 정도 높게, 겨울에는 10% 정도 낮게 유지되었다. 슬래브 집은 단열재를 사용하고, 알루미늄 창틀 설치 등으로 밀폐되어 내부에서 일상생활 중에 발생되는 수분의 배출이 어려워 환기를 한 상태에서도 습도의 일교차가 커 습도조절 효과가 없다.

4) 환기환경과 정화성

주택 내의 공기환경은 건강에 큰 영향을 미친다. 열효율을 높이기 위해 알루미늄 새시나 시스템 창호를 이용하면 단열과 밀폐가 잘 되어서 주택 알레르기 현상이 일어날 확률이 높아진다. 목조주택은 1시간에 3번은 안팎의 공기가 바뀌고, 흙집은 1시간에 5번, 단열재를 쓴 집은 2~3시간에 1회 정도 환기가 되는 것으로 알려져 있다. 흙과 목재 재료는 미립자 공기층이 층층이 형성되어 있어 단열성이 있으면서 통기성이 좋아 실내 공기가 탁해져서 밀도가 높아지면 흙벽의 공기층에 머물면서 바깥으로 이동하게 되어 환기가 스스로 이루어진다. 실외의 혼탁한 공기는 흙벽의 필터 효과로 정화되어 실내로 공급된다.

주택의 이산화탄소 농도를 높여 시간 경과에 따른 변화를 측정한 결과 슬래브 집보다는 목조벽집에서 초기에 빨리 감소하였고, 흙벽이 두꺼울수록 초기에 감소되는 효과가 크게 나타났다.

3. 황토주택과 시멘트주택 비교
(인하대학교 벤처센터 황토나라 제공)

1) 콘크리트 문화의 건강

지구상의 동식물은 땅에 뿌리를 두거나 서서 땅의 기(氣)를 받아야 건강하게 살아갈 수 있도록 세상에 태어났다. 그러나 공해는 햇빛을 차단하여 적외선이 줄어들었고 집이나 사무실 또는 도로까지 콘크리트로 도배가 되어 땅의 기(氣) 또한 차단되어 버린 상태에서 지금 우리에겐 건강에 절대 필요한 땅의 기(氣)와 하늘의 기(氣)를 어떻게 적절히 받아가며 살아갈 수 있느냐는 것이 급선무일 것이다. 그렇다고 생활문화 속 깊이 자리한 콘크리트를 멀리 할 수 없는 상황에선 우리의 잠자리만이라도 황토방으로 꾸미고 잠을 잔다면 한계에 부딪힌 생활문화 속에서 우리의 건강을 근본적으로 해결해나갈 수 있을 것이다.

2) 황토집(현대식 평면주거), 시멘트집(주택 아파트) 비교

〈표 10〉 황토집과 시멘트집의 비교

항목	황토집(현대식 평면 주거)	시멘트집(주택, 아파트)
집의형태	온화하며 포근한 느낌을 준다.	삭막하지만 편리하며 부유한 느낌이다.
생명력	황토와 목재에서 발생되는 원적외선 등의 기운은 생명의 기로서 인체에 매우 유익하다.	시멘트에서 발생하는 독성 등으로 인한 성인병 유발로 인체에 매우 유해하다.

항　목	황토집(현대식 평면 주거)	시멘트집(주택, 아파트)
해독력	인체 내 나쁜 독인 과산화지질을 중화시켜 주는 역할을 한다.	유해물질 방출, 해독능력이 전혀 없다.
pH	8.5~9.5로서 중성에 가까워 인체에 전혀 무해하다.	12.5의 강알칼리로 CaO에 의해 접촉 시 피부에 손상을 준다.
습도조절력	황토는 습도가 높을 때 습기를 흡수하고 건조 시에는 습기를 발산하는 등 자동습도조절력이 뛰어나다. 흡수율은 20~25%로 높다.	시멘트의 특징인 수화반응으로 바닥은 항상 눅눅하고 방 안은 건조하여 습도조절능력이 없다. 흡수율이 14% 정도로 낮다.
온도조절력	바깥의 더운 열기를 막아주며 날씨가 추울 때는 반대로 온기를 발산시킨다.	열전도율이 높아 쉽게 차가워지며 쉽게 더워진다.
통풍력	황토미립자 속의 작은 구멍으로 인하여 공기를 순환시키는 환풍기 역할은 물론 공기 정화기 역할을 한다.	통풍이 잘되지 않아 장마철에는 방바닥과 벽면이 축축하여 곰팡이 등이 서식한다.
열효율성	축열작용이 높아 난방비가 절약된다.	외기의 온도에 민감하여 열손실이 높아 난방비가 많이 든다.
흡수력	음식냄새, 담배냄새 등 기타 유해성 냄새를 신속히 흡수 정화시킨다.	흡수력이 전혀 없다.
개 · 보수력	개 · 보수력이 좋아 건축물의 사후관리에 효과적이다.	개 · 보수력이 어렵다.
항균력	곰팡이 및 인체에 유해한 각종 균류의 서식을 방지한다.	인체에 유 · 무해한 어떠한 균류의 곰팡이도 서식할 수 있다.
건강성	고율의 원적외선 방사로 노화방지, 혈액순환 촉진, 스트레스해소, 피부미용, 신경통, 요통, 만성피로회복 등에 아주 좋다.	강알칼리로 인한 다량의 가스방출로 각종 성인병을 유발시키며 항상 건조한 상태로 각종 기관지 질환을 유발한다.
쾌적성	항균, 탈취, 습기 조절력으로 건물 내부를 쾌적하게 하여 숙면을 유도한다.	바닥이 항상 눅눅하여 곰팡이 서식, 쾌적성이 황토집에 비해 매우 떨어진다.
전자파 차단력	다량의 원적외선 방사로 유해 전자파를 차단한다.	철 골조 등에서 유해 전자파를 흡수하므로 오히려 유해 전자파를 확산시킨다.
난방효과	원적외선의 온열효과에 의해 약 30%의 난방비를 절감할 수 있다.	온열효과가 거의 없어 황토집보다 약 30%의 난방비가 더 들어간다.

4. 황토한옥의 장점

▶ 습도조절 능력이 우수하다

황토는 습도조절 능력이 우수하다. 황토는 외부가 습하면 수분을 흡수하였다가 외부가 건조해지면 수분을 방출하는 특성이 있는데, 다음 표에서 보듯이, 황토 모르터는 수분을 흡수하였다가 외부가 건조해지면 보유하고 있던 수분의 66%를 방출하는 반면에, 시멘트 모르터는 불과 13%의 수분만을 방출하게 되어, 황토 모르터는 시멘트 모르터에 비하여 수분을 흡수하였다가 방출하는 능력이 5배에 달한다.

	시험체방습비
황토 모르터	66%
시멘트 모르터	13%

또한 항균 성능이 우수하다. 황토용기, 바이오용기, PET병에 각각 물을 담아 둔 후에 하루가 지난 다음 물속의 용존산소량과 대장균 마리 수를 확인하였는데, 이 실험 결과, 황토제품 속의 물이 용존산소량이 많았으며, 대장균 억제효과가 탁월함을 알 수 있다.

용기 종류	황토제품	바이오 용기	PET병
용존 산소량(ppm)	5.4	5.2	5.2
대장균(마리/㎖)	32	200	240

▶ 항곰팡이 성능이 우수하다

황토 모르터는 곰팡이를 강력하게 억제하고 있는데, 시멘트 모르터에 뒤지지 않는 것은 시사하는 바가 크다고 하겠다.

탈취성능이 우수하다. 황토가 좋은 점으로서 또한 탈취성능을 들 수가 있는데, 시멘트와는 비교할 수 없을 정도의 강력한 탈취력으로 실내공간의 악취 등을 없애주어 쾌적한 실내 환경을 창출할 수 있다.

▶ 실온 유지능력이 우수하다

황토는 다음에서 설명하게 될 방열효과에 의하여 난방 시에 바닥의 온도가 높게 되고, 또한 축열성이 있어서 난방 종료 후, 시멘트 모르터보다 높은 온도를 지속하게 되는데, 동일한 온도의 온수를 공급하여 난방을 하였을 때, 시멘트 모르터에 비하여 높은 온도를 유지하고 있다. 또한, 난방 중에 황토 모르터의 온도가 더 낮은 경우라고 할지라도, 난방 종료 후 연속 난방 시에는 약 4시간 후, 간헐난방인 경우에는 약 2시간 40분 이후에는 온도역전이 일어나서 시멘트 모르터보다 더 높은 온도를 오랫동안 유지하게 된다.

▶ 방열효과가 우수하다

황토는 같은 온도의 열이 공급되었을 때, 시멘트 모르터에 비하여 높은 방열온도를 나타내는데, 40℃의 열을 공급한 경우, 시멘트 모르터의 최고 방열온도는 34.2℃인 데 비하여 황토 모르터의 최고 방열온도는 39.6℃에 달하고 있다. 이러한 성능을 이용하면 에너지 절감형 온돌시스템을 구현할 수 있다.

　우리나라에서는 황토의 약리작용에 대하여 여러 가지 뛰어난 효과가 기록되어 있고, 이것은 황토가 원적외선을 많이 방사하기 때문이라고 알려져 있는데, 원적외선이 인체에 미치는 영향 및 그 효과는 본격적인 의학적 문제이고, 또한 원적외선의 효과에 대해서 인정할 수 있느냐 없느냐 하는 것이 기존학계에서 첨예하게 대립되어 있다. 여기에서는 다만 황토가 시멘트에 비하여 원적외선 방사량이 많다는 것을 확인하였는데, 원적외선 효과가 인정된다면 황토는 효율적인 재료라고 할 수 있겠다.

▶ **황토집에서 살 때 좋은 점**

① 새집증후군이 없다(흙벽이 발암성 물질을 탈취한다).
② 생체리듬을 안정시켜 준다(기온차가 적아 쾌적한 생활환경을 제공하는 항온효과가 있다).
③ 쾌적한 환경을 유지시켜 준다(흙벽의 탈취, 정화기능이 뛰어나다).
④ 여름엔 시원하고 겨울엔 따뜻하다(난방 시 한 번 데워진 방은 그 열기가 오래간다).
⑤ 습도 조절 기능이 뛰어나다(습기가 많으면 흡수하고, 건조하면 내뱉는 성질이 있다).
⑥ 방음 효과가 탁월하다(소리의 변조나 굴절이 없어 원래 소리 그대로 느낄 수 있다).
⑦ 숙면을 취할 수 있다(깊게 잠들 수 있고, 한 번 잠들면 깨지 않고 아침까지 잠들 수 있다).

5. 황토가옥이 좋은 이유

물론 황토가 좋은 것은 사실이지만 많은 사람들이 황토로 집을 짓는다면 좋을 것이라는 막연한 생각들을 가지고 있는 경우가 많다. 황토는 고유 세라믹 성분을 함유하고 있어 자연 그대로의 친환경적이라는 측면에서 좋다고 볼 수 있다. 황토는 자연적으로 공기의 흐름을 방해하지 않고 수분의 함수성이 뛰어나 체온에 맞는 수분을 흡수 방출하므로 호흡이나 기관지에 좋은 효과를 가지고 있다고 보아야 할 것이다.

그런데 문제는 좋다고만 해서 황토주택을 선호하는 경우 많은 공법과 기술적 접목이 이루어져야 그 효과가 나타난다고 할 수 있다. 황토라고 해서 그 고유의 성분이나 성질을 언제까지나 유지한다고 볼 수 없고 지속적인 관리도 필요하다고 볼 수 있다(물론 다른 소재도 같겠지만). 친환경 소재로 아토피에도 효과가 있는 것도 사실이나 관건은 어떻게 사용해야 그 효과를 많이 볼 수 있느냐 하는 것이 아닐까 한다.

단점은 단열성이 콘크리트보다는 우수하지만 황토벽돌만으로는 완벽하다고 할 수 없기에 혹 주택의 경우 단열방법을 고려해야 하며 또 한 가지 천연 그대로 사용하는 방법이 제일 좋지만 내구성에 문제가 발생할 수 있다. 내구성을 높이기 위해서는 가공이 필요한데 가공 방법 에 따라 그 고유성분을 잃을 수 있다는 것이다.

황토의 쓰임새는 인류가 태어나며 시작된 것으로 세계문명의 발생지(4대강 유역)가 황토를 빼놓고는 생각할 수 없을 정도로 지대하였다고 생각된다. 무엇보다도 황토의 우수성은 습도조절이다. 적당한 습도는 쾌적한 환경을 만들어준다(여름에 시원하고, 겨울에 따뜻). 누구나 황토 하면 떠올리는 것이 원적외선(遠赤外線), 말 그대로 멀리 있는 적외선으로 가시광선으로 눈에는 안 보이나 곤충은 보이니 황토집에는 해충이 안 들어온다고 본다.

눈이 아프거나 성기가 아플 때 병원에 가면 적외선을 쐬어 주는 것도 바이러스를 죽여주기 때문이라 한다. 원적외선은 황토집에 들어가면 무조건 나오는 것이 아니라 최소한 영상 14도가 되어야 발생한다. 구들장 위에 드러누우면 처음에는 손도 못 댈 정도로 뜨거웠으나 차차 신기하게 시원해지는 것이 같은 온도라도 뜨겁게 느껴지는 것은 원적외선의 특징인 **온열효과**로 몸속의 노폐물을 체외로 땀을 통해 배출하므로 시원한 느낌을 받는 것이다.

주·부식 모두가 농약에 노출되었고 과일 심지어 인삼까지 비료나 농약, 산성비에 오염 안 된 것이 없을 정도로 심각한 지경인데 매연, 일산화탄소 등 때문에 사는 것이 아니라 죽기 위해 살고 있는 셈이다. 집터를 구하고 황토로 집 짓고 하는 것은 있는 사람들 이야기이고 없는 사람은 못 하는 것으로 알고 있지만 벽지 할 돈이면 황토로 미장(두께 5㎜)할 수 있다. 최소한 자는 방이라도 황토 25㎏들이 한 포면 한 평을(가로 3m 세로 3m) 바를 수 있으며 바닥은 2포 들어간다(1cm 두께). 또한 음이온(생체이온)발생 효과, 즉 화학적·전기적·방사성 물질 등의 원인인 공기오염을 정화하고 건축재에서 실내에 발산되는 포름알린 등의 유해물질을 정화시킨다. 그리고 담배연기나 불쾌한 냄새를 분해, 제거하고 곰팡이 발생 방지나 냄새를 제거한다. 그러나 황토집에 산다고 다 건강해지는 것은 아니다. 따라서 인체의 70%가 물인데 물도 황토를 녹인 물 소위 지장수를 먹어야 한다. 인체의 장(腸 창자)은 길이가 10m 정도 되어 인간은 원래 채식동물로 탄생되었는데 식생활의 무분별함으로 오만가지 병에 시달리는 것이다. 이때 황토지장수로 씻어 내면 좋다. (**실험: 지장수를 분무기에 넣**

어 손이나 얼굴에 뿌리면 10만 원짜리 화장수보다 더 촉촉하고 매끈거린다.)

6. 황토집이 시원한 이유

지하 5m 정도의 기온을 유지한다고 한다. 겨울엔 수분을 배출하고 여름엔 수분을 흡수하여 집 안의 습도도 조절되어 살기 좋고, 원적외선이 나오며 새집증후군도 없어서 건강에도 좋은 황토집이다. 예로부터 광해군은 지병을 알고 있었는데 황토로 만들어진 집에서 자라면서 숨바꼭질을 해서 지병이 나았다는 설도 있다.

우리 조상들이 흙 중에서도 단연 으뜸으로 쳤던 것이 황토였고 황토가 우리 몸에 좋다는 것은 과학적으로도 증명되었다. 황토의 효소 성분은 인체에 독소제거, 분해력, 정화작용을 하고 탁월한 온·습도 조절은 물론 원적외선을 내뿜어 생체세포를 활성화시켜 주고 시멘트 독을 제거하는 역할을 하며 근래에 다시 황토주택에 대한 인식이 새롭게 바뀌어가고 있고 또 많은 주택들이 황토로 건축되고 있다.

1) 황토주택의 특징

▶ 습도 조절기능

황토는 습할 때는 습기를 흡수하고 건조할 때는 습기를 발산하여 항상 쾌적한 환경을 제공하여 여름에는 시원하게, 겨울에는 따뜻하게 하여 준다.

▶ 단열·보온 기능

　황토는 단열재로서도 훌륭하지만 축열효과도 뛰어나 에너지 절감 효과가 크다.

▶ 항균·방충 효과

　황토에는 토양미생물과 효소 작용에 의한 항균, 항충, 탈취의 효과가 우수하다.

▶ 황토는 원적외선을 방출하여 사람의 몸을 편안하게 하여 주고 숙면의 효과가 크며 혈액순환을 원활하게 하여 건강한 삶을 살게 한다.

2) 황토의 물성치 비교

〈표 11〉 황토와 시멘트의 물성치 비교

	황토	시멘트
밀도	1.960g/㎤	1.793g/㎤
열전도율	0.577kcl/mh゜c	0.280kcl/mh゜c

3) 시공방법

〈표 12〉 시공방법 및 사용처

	사용처	두께
미장공법	바닥, 벽, 천장	10mm 이상
뿜질공법	벽, 천장	11mm 이상

4) 시공과정

▶ 터 닦기

집 지을 장소가 정해지면 집짓기 좋게 닦아야 한다. 일정한 깊이로 구덩이를 파고 모래나 자갈, 돌 등을 놓은 후 흙으로 다지면 터 닦기는 끝난다.

예전에 집을 지을 때는 집이 들어갈 만큼 구덩이를 판 후 돌을 쌓고 그 위에 굵은 모래와 천일염을 섞어 다진 후 그 위에는 참숯을 부수어 넣고 다졌다. 이것은 방충과 방습 그리고 방부효과를 노려서다.

▶ 기둥 및 골조 세우기

주춧돌 위에 기둥을 세우고 나서는 차례로 보를 건다. 골조가 만들어지면 서까래를 올리게 된다. 서까래를 걸 때는 되도록이면 촘촘히 걸어야 하중을 많이 받아도 문제가 생기지 않는다. 벽면도 세부골조를 세워 벽체를 만든다. 우선 기둥에 구멍을 뚫어 기둥과 기둥을 가로로 연결시켜 나무를 댄 후 이 가로로 댄 나무에 세로로 힘살을 박아 넣는다. 벽면의 힘살이 완성되면 힘살에 수수깡이나 겨릅, 대나무, 싸리나무 등을 사용하여 가로로 외를 촘촘히 댄다.

▶ 지붕 얹기

서까래 위에 흙이 떨어지는 것을 방지하기 위한 얇은 나무판을 깔고 그 위에 흙을 덮는다. 서까래 위에 흙을 깔 때는 약간 질척한 황토로 12㎝ 정도 되게 발라주고 천장 쪽에서 다시 곱게 도배하듯이 발라서 마무리한다. 지붕 위에 흙을 올릴 때는 단열과 관계가 깊으므로 신경 써야 한다. 흙을 올린 위에 다시 기와를 올리든가 이엉을 올린다.

▶ 벽 만들기

서까래를 올리고 벽체가 완성되면 그 벽체에 흙을 쳐야 한다. 흙 치기를 하기 전에는 우선 흙을 다져야 하는데 이 흙을 다지는 기술이 황토주택을 짓는데 가장 중요한 기술이다. 흙벽을 만들었을 때 벽이 갈라지든가 아니면 흙이 떨어져 나오는 이유는 바로 흙 다지기에 실패하였기 때문이다. 흙 다지기를 할 때는 물을 뿌려가며 흙 알갱이 하나하나에 수분이 스며 들 수 있도록 충분히 밟아주어야 한다. 다진 흙은 곧바로 사용하지 말고 며칠 동안 물을 뿌려가며 덮어두었다가 사용하는 것이 좋다. 며칠간 충분히 숙성시킨 흙으로 벽을 만들었을 때 갈라지지 않는다. 벽은 세 번에 걸쳐서 치는데 처음 치는 벽을 초벽이라 한다. 초벽은 황토에 짚을 5㎝ 정도 되게 썰어 넣고 물을 많이 부어 질게 다진 후 사용한다. 벽을 바를 때는 벽체 골조를 사이에 두고 양쪽에서 각각 2㎝ 정도의 두께로 마주 보고 발라준다.

초벽이 끝나면 재벽을 치는데 재벽은 초벽을 친 위에 짚을 넣지 않은 순수한 황토만으로 곱게 발라주면 된다. 재벽이 끝나면 사래로 친 고운 흙에 풀이나 모래, 강회, 백시멘트 등을 섞어 벽 표면을 마무리해 발라준다. 이렇게 하면 견고하여 벽이 터지지 않게 되는데 이것을 새벽이라 한다. 새벽을 할 때는 땅 쪽에 가까운 곳의 벽면은 강회나 석회를 섞은 황토를 발라주면 큰 비나 장마에 벽을 보호할 수 있다. 새벽까지 끝나 마무리된 벽의 두께는 8~12㎝ 정도 된다. 이러한 벽치기의 방법을 맞벽치기라 하고 이렇게 만들어진 벽을 삼벽조라 한다.

▶ 구들 놓기

방바닥에는 구들을 놓아야 한다. 구들은 집의 보온에 관한 것이므로 많은 기술을 요한다. 아궁이 쪽과 연결시켜 바닥을 파고 몇 개의 불목을 만들고 불목 끝에는 굴뚝 쪽으로 가는 흠을 만들어준다. 불목 끝의 가는 흠은 불목보다 깊이 파 주어야 굴뚝을 통해 찬바람이 들어와도 온기를 지속시킬 수 있다. 불목을 만든 후에는 두께 10㎝ 정도의 화강암으로 구들장을 놓는다.

▶ 방바닥 만들기

구들장이 놓이면 그 위에 황토를 발라 방바닥을 만들게 된다. 방바닥을 만들 때는 쑥을 깔고 그 위에 황토를 바르면 건강에도 좋다. 또 수맥파를 차단하기 위한 동판을 깔아준 후 그 위에 황토를 덮는다. 방바닥을 바를 때는 보리풀이나 볏짚, 솜 등을 섞은 황토로 발라주면 단단하고 갈라지지 않는다. 또 찰수수풀에 쑥이나 소나무 등의 가루를 함께 사용하면 향도 좋고 오래간다. 이렇게 하여 황토집이 완성된 후에는 15일 동안 하루에 세 번 이상 군불을 지펴 서서히 마르게 해주어야 한다. 처음 말릴 때는 습기가 차 연기가 안 빠지는데 차츰 마르게 되면 연기가 잘 빠진다.

▶ 황토벽돌 종류

일반 황토벽돌과 삼실을 첨가하여 만든 삼실 첨가 벽돌이 있습니다.

<표 13> 벽돌의 종류

종류	규격	무게	가격(VAT 별도)
일반황토벽돌	30cm×15cm×15cm	10kg	₩1,600
삼실첨가황토벽돌	30cm×15cm×15cm	10kg	₩2,200

7. 황토 바이탈이란?

- 황토 바이오 모르터의 약자로서 전통소재인 황토에 적정량의 무기 광물질을 혼합하여 현대건축 소재로 개발한 제품이다. 현장에서 물만 가해 믹싱하여 미장하는 바닥미장재이다.
- 황토가 가지는 강도가 약하고 균열이 많이 가는 단점을 보완하고 시공하기 용이하며, 강도가 우수한 건축자재이다. 원적외선 방사율이 높고 축열성이 뛰어나며 탈취 및 습도조절기능이 있어 실내공기를 정화한다.
- 주재료가 황토이며, 시멘트나 수지 및 기타 유기재료를 사용하지 않는다.
- 시멘트 모르터는 수화작용에 의해 경화하나, 본 제품은 포졸란 작용에 의해 응결한다.
- 우리나라 전통건축재료인 황토가 지니고 있는 균열 및 저강도라는 문제점을 완전 해결하여 현대적인 건축재료로 개발하였다.
- 길이변화는 시멘트 모르터의 1/60에 지나지 않으며, 수축균열이 없는 마감면을 얻을 수 있다.
- 바탕접착강도가 커서 일단 시공된 것은 박리되지 않는다.
- 대동 황토SL재는 우수한 자동수평기능이 있어 미장공을 대폭 삭감할 수

있다.

- 시공성이 좋아 시멘트 모르터 및 기타 미장재료에 비해 바닥, 벽, 천장 등의 미장작업이 용이하다.
- 내장재로 황토제품을 사용함으로 전통적인 한국 주택문화를 재창출할 수 있다.

1) 습도조절 능력이 우수하다

황토는 또한 습도조절 능력이 우수하다. 황토는 외부가 습하면 수분을 흡수하였다가 외부가 건조해지면 수분을 방출하는 특성이 있는데, 다음 표에서 보듯이, 황토 모르터는 수분을 흡수하였다가 외부가 건조해지면 보유하고 있던 수분의 66%를 방출하는 반면에, 시멘트 모르터는 불과 13%의 수분만을 방출하게 되어, 황토 모르터는 시멘트 모르터에 비하여 수분을 흡수하였다가 방출하는 능력이 5배에 달한다.

〈표 14〉 시험체에 따른 방습비율

시험체	방습비
황토 모르터	66%
시멘트 모르터	13%

2) 항균성능이 우수하다

황토용기, 바이오용기, PET병에 각각 물을 담아둔 후에 하루가 지난 다음 물속의 용존산소량과 대장균 마리 수를 확인하였는데, 이 실험 결과, 황토제품 속의 물이 용존산소량이 많았으며, 대장균 억제효과가 탁월함을 알 수 있었다.

〈표 15〉 용기별 용존산소량과 대장균의 차이

용기종류	황토제품	바이오 용기	PET병
용존 산소량(ppm)	5.4	5.2	5.2
대장균(마리/㎖)	32	200	240

3) 항곰팡이 성능이 우수하다

다음 표에서 보듯이 황토 모르터는 곰팡이를 강력하게 억제하고 있는데, 시멘트 모르터에 뒤지지 않는 것은 시사하는 바가 크다고 하겠다.

〈표 16〉 황토 · 시멘트 모르터의 배양 기간별 곰팡이 생성

시험체	배양시험 기간별 곰팡이 생성			
	1주 후	2주 후	3주 후	4주 후
황토 모르터	0	0	0	0
시멘트 모르터	0	0	0	0

4) 탈취성능이 우수하다

황토가 좋은 점으로서 또한 탈취성능을 들 수가 있는데, 시멘트와는 비교할 수 없을 정도의 강력한 탈취력으로 실내공간의 악취 등을 없애주어 쾌적한 실내 환경을 창출할 수 있다.

〈표 17〉 황토 모르터의 시간경과에 따른 탈취율

경과시간(분)	Blank농도(ppm)	시료농도(ppm)	탈취율(%)
0	500	500	–
30	490	60	88
60	480	40	92
90	460	20	96
120	450	10	98

〈표 18〉 시멘트 모르터의 시간경과에 따른 탈취율

경과시간(분)	Blank농도(ppm)	시료농도(ppm)	탈취율(%)
0	500	500	–
30	480	220	54
60	470	200	57
90	450	180	60
120	440	170	61

5) 실온유지능력이 우수하다

황토는 다음에서 설명하게 될 방열효과에 의하여 난방 시에 바닥의 온도가 높게 되고, 또한 축열성이 있어서 난방 종료 후, 시멘트 모르터보다 높은 온도를 지속하게 되는데, 아래 표에서 보듯이 동일한 온도의 온수를 공급하여 난방을 하였을 때, 시멘트 모르터에 비하여 높은 온도를 유지하고 있다. 또한, 난방 중에 황토 모르터의 온도가 더 낮은 경우라고 할지라도, 난방 종료 후 연속 난방 시에는 약 4시간 후, 간헐난방인 경우에는 약 2시간 40분 이후에는 온도역전이 일어나서 시멘트 모르터보다 더 높은 온도를 오랫동안 유지하게 된다.

〈표 19〉 난방시간에 따른 바닥온도의 변화

난방시간	시멘트 모르터 시스템의 바닥온도(℃)	황토 모르터 시스템의 바닥온도(℃)
난방 진행 중	34.93	36.29
난방 종료 30분	28.19	31.91
난방 종료 1시간	25.93	27.40

6) 방열효과가 우수하다

황토는 같은 온도의 열이 공급되었을 때, 시멘트 모르터에 비하여 높은 방열온도를 나타내는데, 40℃의 열을 공급힌 경우, 시멘트 모르터의 최고 방열온도는 34.2℃인 데 비하여 황토 모르터의 최고 방열온도는 39.6℃에 달하고 있다. 이러한 성능을 이용하면 에너지 절감형 온돌시스템을 구현할 수 있다.

〈표 20〉 황토·시멘트 모르터별 열화상 측정

종류	열화상 측정(40℃ 기준)
황토 모르터	39.6℃
시멘트 모르터	34.2℃

7) 원적외선 방사량이 많다

우리나라에서는 황토의 약리작용에 대하여 여러 가지 뛰어난 효과가 기록되어 있고, 이것은 황토가 원적외선을 많이 방사하기 때문이라고 알려져 있는데, 원적외선이 인체에 미치는 영향 및 그 효과는 본격적인 의학적 문제이고, 또한 원적외선의 효과에 대해서 인정할 수 있느냐 없느냐 하는 것이 기존학계에서 첨예하게 대립되어 있다. 여기에서는 다만 황토가 시멘트에 비하여 원적외선 방사량이 많다는 것을 확인하였는데, 원적외선 효과가 인정된다면 황토는 효율적인 재료라고 할 수 있겠다.

〈표 21〉 황토 · 시멘트 모르터별 원적외선 방사율

종류	원적외선 방사율
황토 모르터	0.93
시멘트 모르터	0.86

8. 황토펜션의 원리와 효과

황토펜션, 즉 황토를 사용한 찜질방, 펜션, 황토방 등에 황토가 미치는 황토의 원리와 효과에 대해 알아보려고 한다. 주로 황토에서 발생하는 열, 즉 원적외선의 효과가 주를 이루고 있는 것을 볼 수 있다. 황토는 형질, 광물적 및 화학적 조성 때문에 주거용 건축물의 주재료로 사용될 경우 제습, 단열, 축열, 탈취, 유해물질 미방출, 가열 시 원적외선의 다량방사 등 인체 친화적 특성들을 가지고 있다. 그러한 황토재료의 인체 친화적 특성들 중에서 직접적인 건강증진에 기여도가 가장 큰 것은 가열 시 다량의 원적외선 방사인 것으로 알려져 있다. 적외선은 그 열작용으로 특징지어지는 전자기파로, 물질이 원적외선을 흡수하면 물질 내에서 진동하게 되며, 이러한 진동 작용에 따른 열 발생으로 온도가 상승한다. 세분된 적외선에서 파장이 가장 긴 원적외선은 방사 시 물체에 흡수되는 동시에 열에너지로 변환되는 성질을 가지고 있기 때문에 인체에 유익하게 활용하는 다양한 방안이 적용되고 있다.

따라서 황토펜션의 원리는 황토 가열 시 발생되는 다량의 원적외선을 이용한다는 데에 기초를 두고 있다. 온돌난방 구조를 갖는 황토방을 난방하면 황토재료의 방바닥이 가열되면서 황토로부터 원적외선이 다량 방사되게 된다. 방사되는 원적외선이 인체피부에 깊숙이 침투하여 혈관, 신경 및 근육계통에서 진동하면서 열에너지로 변환되게 된다.

황토를 가열할 때 발생되는 원적외선은 인체 심층 침투와 진동에 의한 에너지 변환과정에서 체온을 높이는 작용을 하게 하여 모세혈관 확장, 혈액순환 원활, 신진대사 촉진, 조직재생력 강화의 효과들이 나타나는 것으로 알려져 있다. 동시에 많은 땀이 방출되면서 각종 유독성 물질, 노폐물 및 중금속류가 배출되고 혈관 내 혈전을 분해시킴으로써 혈액이 맑아지므로 체질이 점차 건강한 알칼리성으로 개선되는 효과가 있으며 인체의 면역기능이 강화되게 된다. 또한 지각 신경의 이상흥분 억제, 자율신경기능 조정의 효과도 있는 것으로 알려져 있다. 황토펜션, 황토방의 역할은 원적외선의 효과에 대해 앞에서 설명을 했다. 원적외선뿐 아니라 암의 치료 등 다양한 효과를 볼 수 있는 황토의 효과이니 좀 더 많은 관심을 가져야 한다. 원적외선에 의한 에너지의 전달방식은 인체

세포의 생리작용을 활성화시킴으로써 혈류 촉진, 체온 보존, 발한작용 촉진, 통증 완화, 중금속 방출, 진정 및 숙면효과, 탈취, 방균과 방충제습 및 연수화 효과를 가져오는 것으로 알려져 있다. 황돌, 흑운모석은 가열하면 높은 생명성 전자파 에너지가 방사되어 여드름, 알레르기, 습진, 아토피성 피부염, 타박상 등을 치유하고 내장의 기능을 향상시키게 된다. 실금증의 치유, 신장기능 향상, 숙면 유도, 탈취, 스트레스 해소, 산후조리, 노인성 신경통과 관절염의 완화 등에도 좋다. 그 밖에 황토펜션의 요법은 스트레스 해소, 정서 함양, 자연환경 교육, 건강 장수를 위해서도 좋은 방법이 되며 황토방 환경 속에 파묻혀 영양요법을 실시하면 암세포도 정상세포로 바꿀 수 있을 뿐만 아니라 암보다 더 힘들다는 비만 증가까지도 극복할 수 있는 가능성이 있다.

따뜻한 황토방 공간에서는 마음이 안정되어 뇌파가 '알파파' 상태가 되고 잠이 들면 뇌파가 세타파가 되어 숙면상태에 빠지게 된다. 황토 한 스푼에는 우리 몸에 이로운 미생물이 5억 개나 살고 있어서 우리가 흘리는 땀, 내뱉은 메탄가스, 탄산가스 같은 배설물을 흡수해주고, 따뜻한 황토방에는 원적외선이 방사되어 냄새와 노폐물을 분해시켜 준다. 황토벽은 일종의 필터 역할을 하기도 한다. 선조들이 기거했던 황토집은 습도가 높을 때는 습기를 흡수해서 습도를 낮추고, 습도가 낮을 때는 습기를 뿜어주어 쾌적한 습도를 유지해주는 에어컨의 역할을 했다고도 기록이 되어 있다.

9. 황토집의 약리성과 효능

　황토(黃土)는 현미경으로 관찰하면 마치 벌집구조로 된 수많은 구멍을 볼 수 있는데 이는 약 2억 가지의 미생물과 각종 효소 및 필수 미네랄 등을 함유하여 황토로 건축자재(황토가 금이 가지 않고 갈라지지 않는 판재 만들기만 연구)로 사용하면 열에 의하여 수많은 구멍에서 다량의 원적외선과 음이온을 방출하여 우리 몸에 신진대사를 촉진시키고 생리 작용을 활성화하여 각종 질병에 탁월한 치유 효과를 볼 수 있어서 현대의학에서도 이 원적외선으로 각종 질병을 치료하고 또 연구 중에 있다.

　오늘을 사는 우리는 항상 기계적인 삶과 반복적인 생활 그리고 각종 매연, 소음 공해 등으로 인한 스트레스, 사방이 시멘트로 덮이고 화학적인 주거문화 때문에 항상 피로하고 아토피 등 각종 질환에 시달리는데 이를 치료하는 데는 친환경 주거문화를 만들어야 하고 이런 모든 증상에 황토집 이상 더 좋은 주거환경은 없다고 생각된다.

1) 황토집의 효능

- 방 안에 들어가면 은은한 흙냄새와 함께 삼림욕을 느끼게 한다.
- 황토집은 스스로 온습도를 조절하여 냉·난방비가 적게 들어간다.
- 방음 효과가 탁월하고 탈취효과가 있어서 각종 냄새가 제거된다.
- 음이온과 원적외선의 다량 방출로 인하여 신진대사를 촉진하고 인체의 면

역력을 증가한다.

- 수면 장애가 없는 편안하고 아늑한 잠자리를 유지한다.

- 집중력을 향상시켜 수험생 등의 공부에 많은 도움을 준다.

- 집진드기 및 각종 먼지로 인한 아토피나 천식 등을 예방한다.

- 쾌적한 환경을 조성하여 인체에 활력(氣)을 준다.

- 인체에 유해한 전자파와 수맥을 차단한다.

2) 황토집의 효과

- 온습도 조절
- 다량의 원적외선 및 음이온을 발산
- 신진대사를 촉진하여 혈액순환을 도와 체내의 면역력 증가
- 수면 장애가 없는 편안한 잠자리 유도
- 아파트나 새집 증후군 완화
- 항상 쾌적하고 포근한 주거 공간 창출
- 주의력의 집중으로 수험생에게나 도움
- 유해화합물, 포름알데히드, 집먼지·집진드기에 의한 아토피 천식 등 예방

3) 황토집에 살면 어떤 건강을 갖게 되나

황토는 여러 기능이 많이 있다. 그중에서도 대표적인 10가지를 말하자면,

① 새 집을 짓고 입주할 때 신축건물에서 나타나는 화학 냄새 등이 전혀 없다.

② 일정한 온도를 지켜주어 생체리듬을 안정화시킨다.

③ 환기와 정화가 뛰어나 쾌적한 환경을 유지시켜 준다.

④ 여름엔 에어컨이 필요 없다.

⑤ 겨울엔 구들방 찜질효과를 느낄 수 있다.

⑥ 습도 조절 기능이 뛰어나 감기에 걸리지 않는다.

⑦ 소음을 막아주고, 소리가 변조되지 않아 원음 그대로를 즐길 수 있다.

⑧ 숙면, 숙취 해소를 피부로 느낄 수 있다.

⑨ 마음이 여유로워진다.

⑩ 건축 폐자재를 줄일 수 있다.

황토집에 산다고 다 건강해지는 것은 아니다. 인체의 70%가 물인데 물은 황토를 녹인 물, 소위 지장수를 먹어야 한다. 인체의 장(腸, 창자)은 길이가 10m 정도 된다. 인간은 원래 채식동물이었는데 육식으로 인하여 뱃살이 붙어 오만 가지 병에 시달리는 것이다. 이때는 황토지장수로 씻어내면 좋다.

[실험: 분무기에 지장수를 넣어 피부(손, 얼굴)에 뿌려 보면 화장수보다 더 촉촉하고 매끈거림을 느낄 수 있다.]

다음은 살에 닿는 옷은 면섬유가 좋다는 것은 잘 알 것이다. 천연소금 한 숨과 황토벽돌 한 장 정도의 비례로 흙물을 만들어 치대듯이 비벼주면 황토가 잘 스며든다. 반복 2회 내지 3회 정도면 염색이 잘된다. 신생아 옷은 우유나 쌀뜨물로 하시면 더 좋고 아토피나 밤새도록 긁고 자는 사람에게는 좋다. 세탁기용 세제에는 탈색제가 들어 있어 황토옷은 따로 주방세제로 빨아야 한다.

황토옷을 입고 잠을 자면 건강한 사람은 땀이 안 배어 있으나 심각한 질병이 있는 분은 아픈 부위에 땀이 비오듯 척척하다. 이와 같이 황토의 우수성은 이미 인정되었다.

10. 한옥 집짓기 가격은 얼마나 드나?

블로그 방문은 많지 않지만 분석을 보니 한옥 건축비에 관심이 많아 만들어 놓은 한옥과 현장 경험을 한 기술진의 진술을 기준으로 적어본다(살림집에 한하여). 현재 기술진은 경남과 전남에서 5개 현장 7동의 한옥을 진행하고 있는데 계약금액은 평당 420만~605만 원 사이라고 한다.

왜 이렇게 차이가 날까? 그것은 각각 수준이 다르기 때문이다.

① 목재량과 목수 노임(민가)

한옥을 짓는 데는 보통 평당 500재 정도의 나무가 소요되는데 기둥은 8치×8치 각재, 서까래는 말구 4치 서까래를 사용하고 있으며 보재는 12치×14치 내지 15치이다. 중방과 하방은 4치×6치이며 지붕엔 헛집을 짓는다. 구조는 민도리 장여집이다. 도목수 수준: 15년 이상 경력자, 어쨌든 30평×500재＝15,000재 정도가 소요된다. 이 정도면 골격은 튼튼하다고 볼 수 있다. 서까래의 경우 기계 가공한 것이라면 4.5치 정도는 되어야 한다.

② 창호: 외부는 한옥 세살창, 내부는 우드톤 하이샤시 페어그라스, 방문은 수입산 원목도어

③ 도배: 고급 모노륨, 종이벽지, 창 한지형

④ 도색: 구조목은 친환경 오일스테인, 창호는 투명락카

⑤ 조적: 황토블록 쌓기

⑥ 미장: 내부 및 바닥 황토미장 마감, 외부 회 마감

⑦ 단열: 외단열 열반사단열재 시공

⑧ 기단: 발파석, 주변이 지천에 돌이면 자연석 쌓기

⑨ 난방: 기름보일러

⑩ 전기: 매입시공

⑪ 기초: 독립기초 또는 매트 기초 철근 배근

이 정도면 외관상이나 생활에 거슬릴 수준은 아니다. 400만 원대 한옥의 주요 사양이다.

VII

황토 가옥 건축

1. 건축재료로서의 황토

흙을 이용한 주택은 기후 조건에 따라 건조 시에는 습기를 발산하고 흐린 날에는 습기를 흡수함으로써 습도를 조절하여 여름에는 시원하고 겨울에는 따뜻한 주거환경을 만들어준다. 현대에 들어서 건물이 고층화, 대형화됨으로 인해 흙은 건축재료로서 용도가 폐기되었다. 그러나 콘크리트 건물이나 주택은 통기성이 나쁘고 결과로 인해 곰팡이나 해충이 서식하기 좋을 뿐 아니라 콘크리트에서 방출되는 라돈가스가 환경에 축척되어 인체에 나쁜 영향을 미친다. 이를 해결하기 위한 방안이 다각적으로 검토되고 있으며 그 일환 중의 하나가 흙이다.

옛날 흙집의 개념을 현대 주택문화와 접목시켜 흙집의 건강함을 유지하며 현대주택의 편리성과 견고함, 미적인 수려함을 지닌 흙집이 새로운 건강주택의 개념으로 대두되고 있다.

▶ **습도조절기능:** 황토는 습기가 있을 때는 습기를 흡수하고 건조할 때는 다시 습기를 발산함으로 쾌적한 습도를 유지하여 주며 여름철에는 시원하고 겨울철에는 따뜻하다.

▶ **단열보온기능:** 흙이 갖고 있는 큰 장점 중의 하나가 냉난방을 위한 에너지 절약 효과이다. 흙은 단열재로서 훌륭한 역할을 할 뿐만 아니라 축열

효과도 뛰어나 열의 손실을 줄일 수 있다.

▸ **항균방충기능:** 황토에는 오랜 기간 축척된 토양 미생물과 효소작용에 의해 항균, 방충, 탈취효과가 탁월하다.

▸ **공기정화기능:** 황토는 습도조절과 함께 흙이 숨을 수기 때문에 원활한 통풍과 황토의 오염물질 제거 효과가 탁월해 항상 신선한 공기를 유지한다.

▸ **황토에서 생활하면 건강해진다:** 황토는 우리 몸에 모성과 같은 친화력이 있으며 황토의 약성은 우리 몸에 활력과 생기를 준다. 옛날 흙집에서는 질병이 적었다. 부인들은 자궁암, 유방암 등이 없었으며 또한 감기가 들면 방을 뜨겁게 해서 자고 나면 몸이 개운하게 풀렸다. 그래서 황토방에서 생활하면 자연 건강해진다.

▸ **황토방에서 생활하면 잠자리가 편해진다:** 잠자리는 건강의 기본 – 편안한 잠자리가 건강생활의 기본이다. 자는 동안 몸의 원기가 회복된다. "온돌방의 황토바닥은 불을 지피지 않았을 때 누워 있어도 금세 온기가 살아난다. 그것이 바로 흙이 가진 인간과의 친화력이다. 적당한 열이 있는 황토방에 누우면 온몸의 혈맥이 그대로 자연스럽게 흘러가는 것을 느끼게 되고 편안해진다. 그것이 바로 황토의 기운이다."

▸ **혈액순환이 잘된다:** 혈액순환이 잘되면 병이 없다. 황토방은 원적외선의 온열작용에 의해 세포운동을 활성화하여 몸 전체의 혈액순환을 잘되게 한다.

▸ **황토방은 각종 독성을 제거한다:** 황토는 각종 효소작용과 원적외선에 의해 해독 및 세포재생 등의 효과가 탁월하다. 토방은 투병 생활에 최고다. 황토방은 시멘트 독을 차단하고 원적외선에 의한 혈액순환 및 신진대사를 촉진시켜 자연치유력을 높게 한다.

▶ **최고의 주거환경**: 무수한 다공질로 구성된 황토는 효소와 원적외선작용에 의해 쾌적한 주거환경을 제공한다. 습도조절효과가 탁월하다. 여름에 시원하고 겨울엔 따뜻하다. 각종 악취를 제거한다. 곰팡이 바퀴벌레 등의 서식을 막는다.

2. 황토의 우수성과 황토집 시공 절차

1) 황토의 우수성

가옥의 구조 중 벽체, 지붕, 방바닥 등에 황토나 황토벽돌 등을 주재료로 쓴 집을 흙집이라 정의하고 전통민가와 최근의 개량식 흙집 등을 말한다.

① 온화하며, 포근한 느낌을 준다.

② 인체 내 나쁜 독(毒)인 과산화지질을 중화(中和)시켜 주는 역할을 한다.

③ 8.5~9.5로서 중성에 가까워 인체에 전혀 무해하다.

④ 황토는 습도가 높을 때 습기를 흡수하고 건조 시에는 습기를 발산하는 등 자동습도조절력이 뛰어나다. 흡수율은 20~25%로 높다.

⑤ 바깥의 더운 열기를 막아주며, 날씨가 추울 때는 반대로 온기를 발산시킨다.

⑥ 황토 미립자 속의 작은 구멍으로 인하여 공기를 순환시키는 환풍기 역할은 물론 공기 정화기 역할을 한다.

⑦ 축열작용이 높아 난방비가 절약된다.

⑧ 음식냄새, 담배냄새 등 기타 유해한 냄새를 신속히 흡수, 정화시킨다.

⑨ 곰팡이 및 인체에 유해한 각종 균류의 서식을 방지한다.

⑩ 개·보수력이 좋아 건축물의 사후관리에 효과적이다(보수력이 좋다).

⑪ 황토에서 발생되는 원적외선은 노화방지, 혈액순환 촉진, 스트레스해소, 피부미용, 신경통, 요통, 만성피로회복 등에 아주 좋다.

⑫ 항균, 탈취, 습기조절력으로 건물 내부를 쾌적하게 하여 숙면을 유도한다.

▶ 심벽집

전통가옥 중 가장 널리 보급되어 있는 집이다. 기본 골격을 나무로 짜 맞추고 벽체를 대를 이용해서 발처럼 심을 역은 후 양쪽으로 황토를 쳐 바르는 방법이다. 집짓는 기간이 빠르고 소요되는 목재가 굵지 않아도 되는 전통적인 초가집 건축의 기본 방식인데 옛날엔 초가삼간을 짓는 데 동네사람이 어울려 지으면 한 달도 안 걸린다고 했다.

▶ 흙벽돌집

벽체를 흙벽돌로 쌓아 올리는 집이다. 기본 뼈대를 나무로 짜고 난 뒤 기둥 사이를 흙벽돌로 쌓는 방법이 있고 뼈대 없이 흙벽돌로 벽을 완성한 후 그 위에 목재를 걸쳐 지붕만 나무로 하는 방법이 있다. 흙벽돌을 옛날에는 집을 썰어 넣고 물로 반죽하여 말려 사용하였으나 지금은 공력이 너무 들어 그렇게 하는 사람은 없다. 프레스를 이용해 대량 생산하는데 그 가격이 만만치 않고 물에 치명적인 약점이 있다. 그러나 단열효과가 뛰어나고 작업공기가 빠른 장점이 있다.

▶ 귀틀집

나무가 풍부한 산간 지방에서 주로 지어진 집으로 각 벽체의 길이만 한 나무를 귀를 맞추어 쌓아 올린 후 지붕을 얹는 식이다. 나무와 나무 사이의 틈새는 흙으로 채워 막는다.

▶ 토담집

기둥을 세우지 않고 판축 방식으로 쌓았다. 판축은 판과 판 사이에 흙을 넣어 단단하게 다지거나 판 양쪽에 흙을 쌓는 것을 말한다. 목재는 도리, 서까래, 문틀 등에만 사용했다. 두꺼운 초가지붕으로 추위와 더위를 효율적으로 방지하여 쾌적한 주거환경을 제공하는 장점이 있는 집이다.

▶ 나무토막을 이용한 흙집

나무와 흙을 차례로 놓아 벽을 구성하는 방법인데 기둥을 세워 놓고 쌓아야 안전하다. 나무가 수축하면서 흙과 나무사이에 틈이 생기는 경우가 많으므로 나무를 충분히 건조시킨 후 사용해야 한다.

▶ 철골을 이용한 흙집

기본 뼈대를 경량 철골로 구성해놓고 심벽을 나무 또는 철망으로 만들어 심벽집처럼 벽체를 만들든지 심벽치는 대신에 흙벽돌로 채우는 방식이다. 튼튼하고 공기가 빠른 반면 자연적 소재를 추구하는 이에게는 불만일 수 있다.

2) 황토집의 시공순서(보통 짓는 황토집 시공 과정)

▶ 터 닦기(현장조사 및 가설공사, 철거공사, 토목공사)

① 현장 사항을 파악한다: 진입로 확인, 지질조사, 전기시설, 수도시설, 주변에 사전 양해를 구할 곳은 없는가 등등

② 가설공사: 강관비계, 규준틀 설치, 먹 메김, 현장정리 한다.

③ 철거공사: 기존에 건물이 있을 경우 철거작업을 실시한다.

④ 토목공사: 지반이 높거나 낮을 경우 흙 반입, 반출작업을 한다. 경사지인 경우 콘크리트 석축이나 조경석 작업을 실시한다.

▶ 기초공사

① 기초는 통기초 방식과 줄기초 방식으로 있다.

② 통기초 방식: 지반이 단단하거나 오래 다져진 지반인 경우에 많이 적용한다. 공사비 절감을 위해 많이 적용한다.

③ 줄기초 방식: 지반이 단단하지 못하거나 건축을 위해 조성된 지반인 경우, 동결심도가 높은 위쪽지방은 줄기초를 적용해야 한다.

④ 기초공사시 주의 사항: 콘크리트 타설 전 비닐을 깔아서 습기가 올라오지 않도록 하고 철근 작업을 한다. 오·폐수 배관작업과 전기배선작업을 한다.

▶ 골조제작

① 박피작업을 하고 도면에 의한 통나무 골조를 제작한다.

② 제작되는 통나무 골조가 어떤 위치에 들어가느냐에 따로 통나무 굵기나 휨 정도를 잘 파악해야 한다.

③ 홈파기는 작업 후 지그를 이용 확인 작업을 거쳐 골조 세팅 시 문제

가 발생하지 않도록 한다.

④ 제작된 골조는 그라인더 작업을 한다.

⑤ 그라인더 작업이 된 골조는 오일스텐을 칠해준다.

⑥ 골조는 통나무 그 자체를 사용하는 방법과 사각각재를 만들어서 사용하는 방법이 있다.

▶ **기둥 및 골조세우기**

① 기초 위 도면에 맞게 먹 메김 작업을 실시한다.

② 통나무 기둥이 세워질 자리에 앙카를 설치하고 루핑을 깔아서 습기가 통나무에 전달되지 않도록 한다.

③ 통나무 기둥이 밑동에 프라이마를 칠해서 이중으로 삼중으로 습기를 차단한다.

④ 통나무 골조를 설치한다.

⑤ 통나무 골조가 연결되는 부분은 L 자 철물을 사용해 고정해준다.

⑥ 설치 시 수직·수평이 잘 맞도록 설치한다.

▶ **지붕공사**

① 서까래 작업을 한다.

② 난열 작입을 해준디(흙을 이용한 단열, 단열재를 이용한 방법).

③ 지붕의 마감에 따라서 지붕 작업을 한다.

④ 기와설치, 너와설치, 슁글설치, 양철기와 등을 설치한다.

⑤ 지붕마감에 따라 처마 및 물받이 작업을 해 준다.

▶ **벽체공사**

① 벽체는 황토벽돌을 이용 단일 벽체 쌓기와 이중벽체 쌓기를 한다.

② 외벽은 주로 이중벽체 쌓기를 하고 내벽은 단일벽체 쌓기를 많이 한다.

③ 외벽에 이중벽체 쌓기를 할 경우 벽체 사이에 공간을 두어서 숯을 넣는다.

④ 외벽은 메지 작업을 해서 외관을 살린다.

⑤ 내벽은 조금 두꺼운 황토벽돌로 단일 쌓기를 한다.

⑥ 황토 몰탈로 미장을 하고 한지 등으로 마감을 한다.

⑦ 문틀과 통나무 골조 등 황토벽돌과 연결되는 부분이 황토집에 가장 세심한 시공이 이루어져야 한다.

⑧ 외부 사이딩 작업을 실시한다.

▶ **창호공사**

① 방문틀과 방문을 설치한다.

② 창문틀과 창문을 설치한다.

▶ **전기공사, 설비공사**

① 전기도면에 근거로 작업을 실시한다.

② 각 위치에 들어가야 할 선들은 빠짐없이 설치를 한다.

③ 화장실, 주방, 다용도실 등 배관작업을 한다.

▶ **내장공사**

① 거실, 방, 화장실, 다용도실, 천장 작업을 한다.

② 박공 부분 벽체, 몰딩작업 등을 한다.

③ 인테리어 선반, 계단, 난간대 작업 등을 한다.

▶ **난방작업**

① 바닥 난방작업을 한다.

→ 옛날방식의 구들장을 놓는 방식

→ 기름보일러를 이용하여 엑셀배관 등을 시공하는 방식

→ 심야전기 보일러를 이용 열선으로 시공하는 방식

→ 기타 시공방식 등을 활용하는 방식

② 바닥미장 작업을 한다.

→ 콘크리트를 타설하는 방법

→ 황토미장으로 시공하는 방법

→ 기타 방법 등

③ 바닥 난방작업 전에 기초 위 다시 비닐을 깔아서 습기를 예방한다.

▶ 미장공사

① 기초옹벽 미장, 벽체미장, 바닥미장 작업을 한다.

② 황토 미장 시 숯, 쑥 등을 혼합해서 미장을 한다.

▶ 타일공사

① 화장실, 주방, 다용도실 등 타일작업을 한다.

② 세면기, 반신욕조, 수전, 액세서리 등을 설치한다.

▶ 도장공사

문, 계단, 난간대등 도장을 실시한다.

▶ 수장공사

① 도배를 한다.

② 바닥은 황토장판이나 한지종이장판, 온돌강화마루 등으로 시공한다.

▶ 전기작업

스위치, 전등 등의 설치를 마무리한다.

▶ 기타 공사

① 싱크대, 신발장, 가구 등을 설치한다.

② 야외 데크공사, 조경, 울타리, 벽난로공사 등 시공한다.

3. 황토구들과 약효

황토벽, 황토구들은 습도를 조정하고, 축열효과가 커 영하 25도씨의 혹한에
도 온돌에 장작불을 때면 봄날같이 훈훈한 방이 되었다. '구들, 바닥 난방학회'
의 최영택 회장은 가까운 장래에 우리의 온돌이 세계 난방시장을 휩쓸 것이라
주장하는데 이 말은 타당하다. 우리는 1960년대 이후로 우울한 회색빛 시멘트
문화에 갇혀 지냈다. 벌집모양으로 다닥다닥 붙은 방을 시멘트, 콘크리트 공간
에 마련하고 시멘트독이 풍기는 말실 아파트에서 숨 막히는 생활을 해 온 것이
다. 야생동물들은 황토 산림 속에서 자연을 벗하며 건강한 삶을 누려왔건만 20
세기 말 우리는 아스팔트와 시멘트 속의 주거공간을 선호하고 있는 것이다. 제
비는 황토와 짚으로 둥지를 지어 부화란과 새끼 제비를 건강하게 보호하고, 물
총새도 약황토 절벽에 구멍을 파 둥지를 만들어 새끼를 산란한다. 이는 그들이
본능적으로 황토가 생리활성에 필요한 물질임을 알기 때문이다. 캐나다, 오스트
리아 등 나라들은 이미 벽돌, 콘크리트, 아파트 문화에서 탈출하여 생활공간을
순수 자연소재인 흙, 돌, 나무를 건축 소재로 한 전원주택으로 바꾸고 있다. 오
염이 날로 심해지는 현대생활에서 오염된 공기, 강물, 먹을거리의 독성에서 우
리를 보호하기 위해서는 제비와 물총새가 황토에 둥지를 트는 사실, 서구인들
의 전원주택 건축 풍조를 되새겨보아야 할 것이다.

4. 황토벽의 종류

황토집에서 가장 중요한 부분은 벽이다. 벽을 어떻게 하느냐에 따라 그 집의 외관이 많이 좌우되고 또 제대로 지은 집인지 아닌지도 알 수 있다. 벽은 황토집의 모든 것이라 해도 과언이 아니다. 그래서 황토벽을 어떻게 만들 것인가에 대한 여러 가지 방법들이 고안되고 있으며 황토에 섞어 쓰는 자재에 대한 연구도 꾸준히 이루어지고 있다. 황토벽을 만드는 여러 가지 방법들에 대해 알아본다.

1) 삼벽조

앞에서 설명하였듯이 맞벽치기로 만든 벽을 말한다. 기둥과 기둥을 가로질러 나무를 대로 그 가로나무에 힘살을 넣은 후 수수깡이나 겨릅, 대나무, 싸리나무 등을 칡넝쿨과 새끼로 엮어 벽체 골조를 세운다. 또 다른 방법은 힘살 대신 새끼줄로 바둑판과 같이 가로세로 촘촘히 엮어 벽체를 만들어도 된다. 이 벽체를 사이에 두고 양쪽에서 흙을 발라 마무리하는 벽이나. 벽에 흙을 비르는 것을 '흙을 친다'고 하는데 흙을 칠 때는 세 번에 걸쳐서 친다. 초벽은 짚을 썰어 넣어 흙을 질게 하여 2㎝ 정도의 두께로 발라주고 재벽은 사래로 친 고운 흙으로 발라준다. 재벽이 끝나면 다시 사래로 친 흙에 모래나 강회, 백시멘트 넣고 마무리해준다. 이 마무리 작업을 새벽이라 한다. 이렇게 하여 만든 벽의 두께는 12㎝ 정도 된다. 이 두께는 별도의 단열처리를 하지 않는 이상 단열에 문제가 생길 수 있다.

2) 황토블록벽

　현재 짓고 있는 황토집도 황토블록을 이용하는 경우가 많다. 황토로 벽돌보다 큰 블록을 만들어 건조시킨 다음 그 블록을 쌓아서 집을 짓는다. 블록을 만들 때는 짚을 썰어 넣고 충분히 갠 후 철판으로 만든 블록틀에 넣어서 찍어낸다.

　블록틀은 나무로 만들 수 있으나 작업을 매끄럽게 하기 위해서는 철판으로 하는 것이 좋다. 짚을 썰어 넣은 황토를 잘 이긴 후 틀에 넣고 다음 모양이 만들어지면 꺼내서 응달에 말린다. 직사광선을 바로 받지 않게 비닐하우스를 만들어 그 안에서 말리는 것이 좋다. 한 이틀 정도의 시간이 필요하다. 블록의 크기는 보통 벽돌보다 4~5배 크게 만들어야 한다.

　이 블록을 그늘에서 잘 말린 후 쌓아서 집을 짓는다. 블록을 쌓을 때는 층마다 잘 개어진 흙을 발라주어 블록의 틈새가 벌어지지 않게 만든다. 그리고 표면을 다시 흙으로 발라주면 된다. 블록의 질감이 좋아 표면 처리를 별도로 하지 않아도 나름대로의 독특한 멋이 있다.

3) 황토벽돌벽

　황토를 블록을 만드는 것과 같이 벽돌로 만들어 집을 짓는다. 벽돌의 대량생산만 가능하다면 황토집을 짓는 방법 중 가장 좋은 방법이라 할 수 있다. 황토벽돌의 대량생산을 위해 꾸준히 연구하는 사람들이나 업체가 늘어나고 있는데 충남 병천의 김정덕 씨의 경우 10㎝×19㎝×32㎝ 크기에 10㎏ 무게의 벽돌을 찍어내는 기계를 이용, 황토벽돌을 생산하고 있다. 30평형 집을 짓는 데 필요한 황토벽돌은 4천 장 정도다.

황토벽돌 만들기는 황토집에 관심을 갖고 있는 사람은 누구나 한 번쯤 생각해 보았을 정도로 연구할 여지가 많다. 황토집의 질을 높이고 건축기간을 단축시키는 것은 바로 이 황토벽돌에 달려 있다.

황토벽돌을 만드는 방법에는 재래식 방법인 완전 수작업의 경우와 기계를 이용하는 방법 등 두 가지로 나눌 수 있다.

재래식방법은 손수 흙을 갠 후 벽돌 틀을 만들어 손으로 찍어내는 방법이다. 이렇게 하면 품질은 양호하나 표면이 거칠고 대량생산이 불가능하다. 기계를 이용하였을 때는 대량생산이 가능하고 외부표면이 정교하나 품질은 손으로 직접 만들었을 때보다 떨어진다. 이런 측면에서 볼 때 좋은 집을 짓는 데는 벽돌을 손수 정성들여 만들어 사용하는 것이 좋다.

4) 황토담틀벽

고전적인 방법으로 콘크리트의 거푸집을 연상하면 된다. 거푸집과 같이 나무판자로 틀을 만들고 그 틀 속에 황토를 채운 후 다져서 벽을 만들어낸다. 콘크리트는 벽 하나를 통째로 거푸집을 만들지만 황토의 경우에는 아래에서부터 20㎝ 정도의 넓이로 올라가면서 벽을 만든다. 이것을 담틀이라 한다. 이렇게 담틀로 벽을 만들 때는 완성된 담틀에 흙을 다져 넣는 일이 가장 중요하다. 담틀에 사용하는 흙은 물기가 없게 하여 넣은 후 막대기로 단단하게 다져주어야 한다. 그만큼 노동력이 필요하다. 담틀로 벽체를 만든 집을 담집이라고 하며 벽면이 견고하고 아름답다.

5) 집게벽

　삼벽조와 같이 흙을 쳐서 벽을 만드는데 위로 올라가면서 중간중간에 통나무를 대고 흙을 눌러준다. 귀틀집과 비슷하지만 가로대는 나무가 기둥을 벗어나지 않는다.

6) 주먹흙벽

　벽돌로 쌓아 벽을 만드는 것과 같은 방법인데 벽돌 대신 흙을 주먹만 하게 빚어서 사용한다.

5. 황토벽이 터지는 이유

　황토집을 지어본 사람들은 하나같이 '벽면이 자꾸 터져 고생을 많이 하였다'고 한다. 아무리 잘 발라도 황토벽의 표면은 갈라진다. 이렇게 황토벽에 금이 가는 것은 물을 머금고 있던 황토가 마르면서 수축되기 때문이다. 이렇듯 황토벽에 금이 가는 것을 방지하는 것이 황토집 건축의 최고 기술이다. 보통 황토벽이 터지지 않게 하기 위해서 강회나 백시멘트를 황토에 섞어 쓴다. 황토를 이길 때 강회나 백시멘트를 10% 정도 섞어 사용하면 벽이 터지지 않고 견고해진다. 그러나 이 방법은 황토 고유의 효능을 떨어뜨릴 수 있다. 또 하나의 방법은 황토로 블록을 만든 다음 이것을 불에 달구어낸다. 이렇게 구운 블록을 다시 잘게 부수어 가루를 만든 다음 벽체에 발라주면 벽이 터지지 않는다.

6. 황토와 통나무를 이용한 벽 두 가지

① **귀틀집:** 예전 산간지방에서 통나무와 흙을 이용하여 지은 집이다. 통나무를 긴 성냥을 사각형으로 쌓아올리듯 쌓고 그 공간을 흙으로 채워 마무리하였다. 근래 들어 이 귀틀집을 응용하여 지은 집들이 생겨나고 있다.

② **황토통나무벽:** 통나무 자른 것과 황토를 이용하여 벽을 만든다. 벽 단면을 가로질러 통나무토막을 놓고 황토벽을 만든다. 황토벽에 나무토막을 박아 넣는 식이다. 이때 통나무는 전나무나 소나무, 잣나무를 사용한다. 사용하는 통나무는 껍질을 벗겨야 한다. 이유는 건조되었을 때 껍질이 몸통에서 분리되어 따로 놀기 때문이다. 또 제대로 건조되지 않은 통나무를 사용할 경우 벽을 만들고 난 후 건조되면서 통나무의 부피가 작아져 벽에 틈이 생길 수 있다. 통나무와 황토를 같이 사용하기 때문에 벽면의 질감이 아름답다. 이 방법으로 10평 정도의 주택을 지을 경우 황토가 15톤 트럭으로 한 대 분량, 통나무 8백~9백 개가 들어간다.

7. 황토블록에 대하여

생산 방식에 따라 크게 두 가지로 분류된다.

① 건식 블록: 마른 황토가루에 약간의 수분을 가하여 금형에 채운 뒤 고압의 프레스로 성형한 제품

② 습식 블록: 황토를 기계 반죽하여 사출방식으로 밀어낸 후 절단하여 건조한 제품

▶ 강도

일반적으로 건식제품보다는 습식 토련방식의 블록이 더 단단하다. 그러나 건식방법의 제품도 프레스의 압력에 따라 상당한 강도로도 생산된다.

▶ 단열성

습식 토련 방식은 진공펌프를 가동하여 기포를 제거하므로(균열 방지) 열 전도성이 아무래도 좋을 것 같다. 건식 방식은 상대적으로 기공이 많아 단열성은 좀 나을 것 같다(개인적 견해이다).

▶ 첨가물

시판되는 상당수의 제품에는 강도를 유지하거나 습기로부터 견딜 수 있도록 하기 위하여 화학적 첨가물 내지는 시멘트류를 배합하여 생산하고 있다고 한다. 물을 뿌려보거나 비를 맞혔을 때 빨리 녹아내리는 것이 순 황토라고 생각하면 된다.

8. 윗대벽체시공법

친환경적이고 생태적인 것은 물론이고 비용까지 줄일 수 있다. 적어도 한옥에 있어서의 개별 공정은 이치에 맞아야 한다. 윗대벽체시공법은 전통의 방법을 개선한 방법이다.

다음은 전통 외엮기 방법과 개선된 외엮기 방법이다.

▶ 전통 외엮기 시공 방법

① 적당한 간격으로 힘살(주로 각재)을 고정한다.

② 대나무 산자를 발로 엮는다.

③ 초벽을 바른다.

④ 적당히 마른 뒤 맞벽을 바른다.

⑤ 재사벽 처리한다.

⑥ 회반죽 마감한다.

그렇다면 단열은 어떻게 이루어지나?

우선 맞벽을 처리하는 과정에서 산자의 유동성에 주목할 필요가 있다. 대나무 산자를 중심으로 초벽과 맞벽이 붙는 작업공정에서 산자가 울렁이면서 자연스레 수많은 기공이 형성된다. 이 기공은 작은 기공들이므로 대류에 의한 열전도를 막아준다.

다음으로 회벽처리를 보자. 회를 바르는 것은 외관을 위해서일까? 외관도 깨끗하게 하지만 회가 단열성을 가지고 있다는 데 주목해야 한다. 그렇다면 회벽마감 시 두께를 얼마나 해야 하느냐는 문제가 제기된다. 10㎜ 정도가 좋다. 이정도면 외단열이란 것과 연관 지어 연상이 될 것이다. 회는 얇게 바르는 것이

기술이라고 하는데 무너진 전통을 맹신하는 사람이다. 얇게 바르면 재료고 적게 들고 일도 수월하고 건축물들을 해체 복원하는 과정에서 가장 인상 깊게 느낀 점 중 하나가 바로 회벽의 두께이다. 우리의 선조들은 내단열보다 효과가 훨씬 좋은 외단열을 오래전부터 적용하고 있었던 것이다. 회가 귀했던 터라 사용이 제한적이었으므로 서민들에게는 거리가 멀었을 것이지만 지금의 우리가 한옥을 지을 때 참고할 사항임은 분명하다.

▶ 개선된 외엮기 방법

– 공장 작업

① 벽체마감 두께를 고려하여 공간에 맞게 각재로 틀을 짠다(50㎜ 정도).

② 상하방향, 좌우방향으로 각재로 상을 끼워 넣고 고정한다.

③ 한쪽 면에 열반사단열재를 붙인다.

④ 왕겨와 숯을 섞어 밀실하게 채운다.

⑤ 부직포를 덮고 단단히 고정한다.

⑥ 외부각재 양면에 벽체 두께를 고려한 작은 각재를 붙인다(대나무 산자를 붙이기 위한 것임).

⑦ 대나무 산자를 가로방향으로 단단히 고정한다.

– 현장작업

① 기둥과 수장재 사이 벽체 공간 사면에 각재를 고정한다(마감치수 유지).

② 공장에서 운송된 윗대틀을 붙인다.

③ 대나무 산자에 초새흙을 바른다.

④ 건조 후 재새하고 회마감한다.

어떻게 생각되는가? 현장에서의 작업내용이 연상될 것이다. 개선된 윗대시공법은 공장에서 제작되어 현장에서는 붙이기만 하면 되므로 전통의 윗대방법이나 황토블록시공법에 비하면 엄청 빠르고 깨끗하다. 황토블록의 현장 하차, 보관에 따르는 장비나 공간 확보의 문제가 없어진다. 몰탈 준비를 위한 과정도 없다. 블록을 쌓으며 생기는 잔량처리문제 및 파벽돌문제도 없다. 한마디로 현장에서는 운송된 윗대를 당일 바로 부착해버리므로 아무 일 없었던 것처럼 깨끗하다.

9. 한옥의 기단(장대석)

한옥의 기단은 습기로부터 건물을 보호하기 위한 수단이었는데 목재도 목재지만 전통의 난방방식이 구들이었기 때문에 기본적으로 높을수록 우기 때 피해를 덜 입게 될 것이고 또한 난방시기에는 열역학상 연소성(동시에 난방성능)이 훨씬 좋았을 것이라 생각된다. 그러나 중장비가 없었던 시절에 기단을 높이는 것은 상당한 노동이 필요했을 터여서 기단의 높이가 신분을 상징하기도 하였다. 기단은 외벌대, 두벌대, 세벌대, 네벌대로 나눠 불린다. 가장 손쉽게 구하고 잘 어울리는 소재는 자연석이며 강돌보다는 산석이 가공하기에 부담이 없어 좋다. 오늘날로 치면 발파석 정도로 생각하면 된다. 색깔이나 자연스러움에 섭섭한 돌이라면 황토 구덩이 빠트렸다가 사용하면 된다.

장대석은 길고 크다는 의미 그대로의 돌이다. 길이는 4자, 폭은 1자 이상, 두께는 6치 이상 정도이고 그중 긴 것은 어간을 중심으로, 두꺼운 것은 신방석으로도 사용된다.

최근에 새로운 아이템으로 장대석을 만들어 시공을 하는데 보기 좋다. 비용도 저렴하고 길이나 면 처리가 다양하고 자연스러워 세월이 갈수록 더 돋보일 것 같다. 길이는 평균 4자인데 1개당 가격은 3만 원 정도이고 시공은 인력으로 (3인) 하루 반이 걸린다. 장비가 들어가는 곳이라면 하루에 단시간에 끝난다.

10. 한옥의 단열

한옥은 춥다? 연료비가 많이 든다? 반드시 그런 것은 아니다. 내부의 서까래를 노출할 시 그만큼 공간이 커지므로 연료비가 조금 더 들어가는 것은 어쩔 수 없지만 벽체 시공 시 단열을 잘하고 창호 설치 시 신경을 쓴다면 얼마든지 따듯하게 될 수 있다.

최근에 열반사 단열재가 시장에 나오면서 벽체가 비교적 얇은 한옥에 깔끔하게 벽체 시공을 하면서 우수한 단열효과를 얻을 수 있게 되었다. 열반사 단열재는 두께가 7㎜ 정도인데 스티로폼 70㎜의 단열효과를 가진다. 외단열재이므로 더욱 효과가 좋다.

① 외엮기 시공을 할 시

이때는 중방이 3치나 4치인 경우가 대부분이므로 마감을 염두에 둔다면 벽체 두께는 8㎝ 내지 10㎝ 정도이다.

첫째, 벽체 둘레와 가운데에 1치 각재로 지지대를 고정하고 열반사 단열재를 붙인다. 30㎜ + 7㎜ = 37㎜

둘째, 양쪽에 대나무 외엮기를 한다. 못으로 각재인 지지대에 박는다. 10㎜ + 10㎜ = 20㎜

셋째, 초벽과 맞벽을 친다. 이때 단열재가 붙으면 흙이 얇고 반대쪽은 지지대 두께만큼 두껍게 되므로 처음 지지대를 고정할 때 5푼 정도 안쪽으로 박는 것이 좋다. 흙을 더 두껍게 붙이려면 지지대에 턱을 파서 단열재와 윗대를 붙이면 된다.

넷째, 재새 후 회마감한다. 시공이 귀찮고 어렵지만 단열효과가 뛰어나다. 연료비도 많이 절감한다.

② 황토블록을 사용할 시

황토블록을 쌓고 틈새를 잘 막은 후 외부에 열반사 단열재를 붙인다. 그리고 그 위에 스틸라스 처리하고 미장을 한다. 벽체와 기둥 등 나무틈새에서 새는 바람까지 막으려면 블록 쌓기를 하기 전에 벽돌이 닿는 나무 면에 열반사 단열재를 여유 있게 고정한 후 블록을 쌓은 후 단열재를 벽면으로 접은 다음 시공하면 된다.

11. 일반적인 황토에 대한 사고

과연 황토에 대해서 제대로 알고 이야기하는 사람들이 몇 명이나 될까.

그 많은 사람들이 말하는 황토는 이렇다는 말을 보면 그저 며칠 교육을 받으면서 들은 몇 가지 내용을 그대로 답습하며 녹음기처럼 말하는 모습들이라 참 답답한 마음 가눌 길이 없어서 참고로 올린다.

황토로 벽체를 형성하기 위해서 현재 많은 방법들이 사용되고 있다. 압축식 황토벽돌, 물 반죽 황토벽체, 혼합식 물 반죽 황토벽체, 그리고 담틀집 등 찾아보면 더 많지만 보편적으로 많이 사용되는 몇 가지 사항에 대해서 이야기하여 본다. 특히 많은 사람들이 통나무 황토집에 대하여 오해하거나 모르기 때문에 그렇게 생각하는 부분들이다.

▶ 통나무 구조법에서는 어느 형태의 시공법도 다 가능하다.

예를 들면 벽돌, 흙벽치기, 담틀집 등은 시공이 다 가능하고 구조적인 측면을 보면 이미 통나무구조 자체적으로 안정되어 있다.

▶ 그렇다면 왜 압축식 황토벽돌을 사용하는가?

이 부분은 경제적 효율성에 큰 장점이 있기 때문이다. 그리고 단열, 안전성, 통풍성 등 다른 시공법과 별다른 내용이 없는데 바로 이 부분이 경제적 효율성을 뒷받침해주기 때문에 압축식 황토벽돌로 시공한다.

▶ 압축식 황토벽돌은 춥다.

모 흙집 학교를 나오시는 분들이 가장 많이 하는 말이다,

① 황토는 어느 무게로 압축해도 공극은 반드시 형성되어 있다.

② 미생물은 입자와 입자 사이의 공극에도 존재하며, 흙 자체의 입자에도 존재한다.

③ 황토에는 공극수와 결합수가 있는데 문제는 이 결합수로 공극수는 일정한 온도와 통풍만 있으면 잘 건조가 되는데 이 결합수는 보통 100℃ 정도에서 수분이 증발하기 때문이다. 그래서 벽체의 황토 수분 관리가 중요하다는 이야기이다. 이 결합수가 벽체에 많으면 집이 춥다. 결과적으로 압축식 흙벽돌은 이런 특성을 고려하여 흙벽돌 중심부에 공극을 인위적으로 만들어서 사용한다. 이렇게 시공하면 안전하다.

④ 황토집은 벽체보다는 천장, 그리고 창호(창문, 출입문) 등을 확실하게 시공하여야 한다. 일반적으로 흙집 경우 나 홀로 스타일의 목작업을 한 경우의 집을 보면 공통적으로 나타나는 특징이 하나 있는데 의외로 벽체를

두껍게 시공하는 특징이 있다. 다른 이유로는 구조적 안정감을 갖기 위한 시공이겠지만 이렇게 되면 천장, 창문, 출입문의 시공이 부실한 상황을 볼 수 있다. 정석에 맞는 목조공법을 해야 하며, 창호 또는 문도 정석대로 시공되어야 한다.

※ **토양 수증기:** 토양 공기는 순환이 거의 없기 때문에 수증기가 포화되어 있다. 토양 입자 사이에 수증기의 형태로 존재하는 물의 양은 상당하며 미세한 공극 중에서는 포화수증기가 응축하여 물이 된다.

※ **결합수:** 화학적으로 결합하여 토양 분자 중에 존재하는 수분이며 $100 \sim 110\,℃$ 로 가열하여도 증발, 분리되지 않는다.

※ **흡습수:** 풍건토양을 상대습도가 높은 공기 중에 방치하면 토양 입자의 표면에 물이 흡착되는데 이 물을 흡습수라 한다.

※ **모세관수:** 모세관수는 표면장력과 중력이 평형을 유지하여 흡습수 외부에 존재하는 물이다. 즉, 유효수분이라고도 한다.

12. 황토페인트

내·외벽, 시멘트, 합판, 석고보드 등에 시공이 용이하며 누구나 손쉽게 붓이나 롤러 등을 이용해 칠할 수 있다. 시공 후 건조가 빠르며 잘 묻어나지 않고 변색이 되지 않는다. 그 외의 기능에는 냄새제거, 습도조절 ,공기정화, 곰팡이 서식방지, 해충퇴치 등의 효과가 있다.

- 적용범위: 시멘트 내 외벽, 합판, 석고보드 등
- 포장단위: 10L, 18L

인체에 유익한 원적외선 배출로 신진대사가 촉진되고, 내 · 외장용으로 모두 사용할 수 있으며 건조가 빨라 바로 입주가 가능하며 수성이면서도 물에 강하여 빗물이 스며들지 않는 방수기능까지 함께 가지고 있다. 색상이 오래 지속되며 자외선에서도 변색이 되지 않아 외벽이나 도심 속의 편안한 휴식공간으로서 색다른 분위기를 연출할 수 있다.

▶ 사용법

누구나 손쉽게 바로 붓이나 롤러 등을 이용해 칠할 수 있으며 약 12~15평 (바르는 면적)을 두 번 도포할 수 있다. 한 번 얇게 바른 후 건조가 되면 다시 한 번 도포해준다. 아이보리, 베이지, 연분홍, 연하늘, 연초록, 백토페인트 등 다양한 색상 연출이 가능하다. 색상이 곱고 다양해서 고급 인테리어나 어린이집, 유치원, 교회나 성당, 리모델링 등에 효과적이다.

▶ 주의사항

- 환경친화형 수성도료이므로 얼지 않도록 유의한다.
- 영하 5℃ 이하에서는 건조 중에도 균열이 발생할 수 있으므로 작업을 피한다.
- 과잉 희석 시 외관불량 및 은폐 불량이 발생할 수 있다.
- 날씨가 무더운 여름에는 부패의 염려가 있으므로 최대한 빠른 시간 내에 소비해야 한다.
- 바르기 전에 벽면에 홈이 파진 곳은 퍼티나 몰탈로 홈을 매워준다.

13. 흙바닥 미장

흙바닥 미장은 생태적인 집짓기를 희망하는 사람들의 희망사항 중 하나이다. 그러나 흙바닥은 여러 가지 측면에서 매우 위험하고 실험적인 도전이다. 또한 흙바닥은 현대적인 난방시스템에 별로 적합하지 않으며, 생활·문화적으로도 잘 맞지 않는 방법이라 생각한다.

1) 흙바닥 미장 개요

흙바닥 미장은 재료의 구성은 구조재와 바인더, 섬유재로 벽체미장과 비슷하지만 몇 가지 다른 차이가 있다. 흙바닥 미장은 벽체 미장과 달리 지속적인 압력을 견딜 수 있는 구조강도를 가지고 있어야 한다는 것과 얇은 바닥미장으로 견고한 미장 몸체를 만들어야 한다는 점에서 큰 차이가 있다. 벽체의 흙미장은 구조재와 바인더를 대략 3:1 정도로 하고 미장을 하게 되는데, 이렇게 미장을 하고 나면 미장흙이 무게에 의해 아래로 내리누르고, 수축을 통해 견고한 벽체를 만들게 된다. 그러나 흙바닥 미장은 벽체 미장과 달리 자체 무게에 의해 내리누르는 힘이 없으며 옆으로 퍼져서 수축하기 때문에 벽 미장에 비해 갈라짐이 훨씬 심하다.

미장 초보자들은 바닥 미장의 구조재 비율이 벽면 미장의 구조재 비율보다 훨씬 높다는 사실에 놀라게 되는데, 이러한 이유에서 그렇다고 생각한다. 또한 흙바닥 미장은 벽체 미장과 달리 지속적으로 가해지는 충격을 견딜 수 있을 정도로 견고하게 미장체(體)를 만들어야 한다. 사람이 걸으면서 주는 충격과 가구들이 가하는 충격을 견뎌낼 수 있을 정도의 미장을 한다는 것이 쉬운 일은 아니다. 흙바닥 미장은 구조재인 모래(마사, 석분)와 바인더인 점토(갠황토, 석회) 및 일정량의 섬유재(볏짚)를 쓰게 되는데, 구조재인 모래의 비율이 벽체 미장에 비해 훨씬 높다.

2) 전통 흙바닥 미장과 현대 흙바닥 미장

미장된 흙바닥은 현대 생활에 적합하지는 않다고 생각한다. 옛날 선조들은 구들을 놓고 흙바닥 미장을 했는데, 그것이 생태적이어서가 아니라 선택의 여지가 없었기 때문이라 생각한다. 어린 시절만 해도 부잣집에는 종이장판으로 예쁘게 도배가 되어 있었고, 가난한 집에는 맨 흙바닥에 거적을 깔았던 집들도 몇 있었다. 흙바닥 미장은 바닥을 지탱할 만한 구조강도를 내는 재료가 못 된다. 요즘은 소성황토나 첨가제를 이용하고, 흙 조성비율을 정확하게 계산, 구조재와 바인더를 혼합하여 고강도 흙바닥을 만들어내지만 그것은 일반인이 접근하기에 쉬운 것이 아니다. 당연히 일단 흙바닥 미장을 하고자 한다면 많은 것을 포기하고 감수해야 한다. 장점만큼 단점이 많은 것이 흙바닥 미장이기 때문이다. 그나마 다행인 것은 과거에 비해 기술이 많이 발전하여 구조재와 바인더의 혼합비율이 적절해지고 석회를 첨가하여 어느 정도의 구조강도를 낼 수 있게 되었다는 것과 식물성 오일들을 이용하여 견고하고 어느 정도 깔끔한 마감면을 얻을 수 있게 되었다는 것이다. 잘만 설계하고 시공하면 큰 갈라짐 없이 걸레질도 가능한 정도의 흙바닥은 누구나 만들어낼 수 있을 정도가 되었다. 그러나 흙바닥 미장은 장점만큼이나 단점이 많은 방식이라는 것을 반드시 알고, 대응할 수 있어야 할 것이다.

3) 흙바닥 미장의 위험성

▶ 습의 차단

흙바닥 미장을 희망하는 사람들은 대부분 생태적인 삶을 꿈꾸는데, 많은 경우 습을 차단하는 데 주의를 기울이지 못해 낭패를 겪는 경우가 많다. 벽체나 지붕으로부터의 습은 잘 알고 어렵지 않게 막을 수 있지만 지면과 붙은 바닥면으로부터 타고 올라오는 습과 공기 중의 습기가 온도차로 인해 결로로 변하는 것은 여간해서 막기 어렵다. 일반 건물에서도 습이 많으면 곰팡이가 많이 생기고 쾌적하게 살기 어렵다. 흙건축은 습기가 많으면 벽체나 바닥에 바로 곰팡이가 생기고 훨씬 큰 피해가 되므로 흙바닥 미장을 하고자 하는 사람은 이 점을 반드시 설계에 반영하여야 한다.

▶ 난방시스템과의 부조화

예전에는 구들을 깔고 그 위에 마른 흙을 올린 다음 미장을 했는데, 요즘은 엑셀난방배관을 깔고 흙미장을 하게 된다. 난방을 위한 엑셀배관은 온도에 따라 수축과 팽창을 하게 되는데 흙미장 내부에서 수축팽창을 하게 되면 미장에 크랙이 생기게 된다. 흙바닥에 엑셀배관을 했던 많은 집에서 3년 정도 경과 후 바닥미장이 갈라지고, 엑셀이 들떠 일어나는 사례가 생겨났다. 이런 점을 고려하여 바닥미장층에 대한 세심한 고려가 있어야 한다.

▶ 생활문화의 변화

예전에는 집 안에 가구가 별로 없고, 무게가 나가는 것들이 많지 않았다. 그러나 요즘은 생활이 집 안에서 이루어지고 무게가 나가는 가구나 전자제품들을 많이 쓴다. 또 책상이나 의자와 같이 뾰족한 면을 가진 가구도 많이 있다. 흙바닥은 강화마루나 시멘트 바닥과 달리 구조강도가 상대적으로 낮다. 이런 생활문화의 변화를 고려하지 않고 그냥 흙바닥 미장을 하게 된다면 바닥미장이 파이고 갈라지는 등의 낭패를 겪게 된다. 이러한 요인들을 잘 고려하고 반영하여 바닥면 설계를 해야 문제를 최소한으로 줄이게 될 것이다.

4) 시공방법과 주의사항

▶ 흙바닥 미장의 배합

흙바닥 미장재료의 구성요소는 구조재인 모래(마사토, 석분)와 바인더인 점토흙(석회), 그리고 볏짚을 쓰게 되는데, 미장배합비율은 점토흙의 점토비율에 따라 달라진다. 석회를 첨가하면 굳기가 빠르고 바닥의 강도를 현저하게 높일 수 있다. 볏짚 역시 바닥의 강도를 높일 수 있지만, 잘못 시공하였을 때 곰팡이의 원인이 될 수 있다. 보통 바닥 미장 재료로 모래와 갠황토, 석회, 볏짚을 섞어서 사용하는데, 간혹 석회를 빼고 만들기도 한다. 석회를 쓰는 경우에는 퍼티 상태의 생석회를 넣는데, 모래, 갠황토, 석회, 볏짚의 배합, 구조재(모래)와 바인더(갠황토+석회)를 4 : 1 정도로 맞춘다. 그러니까 모래와 갠황토를 4 : 1이나 5 : 1 혹은 6 : 1로 배합하고 석회를 1/2 정도

첨가하는데, 감각적으로 하는 경우가 많다.

▶ **샘플미장**

일단 샘플용으로 미장재료를 만들어봐야 하는데, 4 : 1 : 1/2에서부터 6 : 1 : 1/2 정도까지 구조재와 바인더 비율을 바꾸면서 만든다. 그 샘플 미장흙을 시공면에 적당한 크기와 두께로 펴서 발라 놓고 하루 이틀 지켜보는데 대략 이틀 정도 크랙이 전혀 발생하지 않으면 쓸 만한 미장재료가 된다(그렇다고 하더라도 나중에는 여러 요인에 의해 갈라질 수 있다).

▶ **미장 시공**

미장은 안에서부터 해서 나오는데, 물수평으로 바닥 높이를 잡고, 먹선으로 바닥을 표시한 다음, 실을 띄우거나 수평자를 이용하여 미장을 한다. 미장은 한 번에 바로 면을 잡기 어려우니 처음에는 흙을 붓고 펴서 대충대충 하다가 바닥 전체를 미장한 다음, 다시 안에서부터 면을 잡으면서 흙칼을 이용하여 미장해서 나온다. 미장이 숙달되지 않으면 흙칼 자국이 많이 나는데, 적당하게 나는 흙칼 자국은 말리는 과정에서 제거할 수 있다.

▶ **미장 말리기와 다듬기**

미장이 끝나면 말리는데, 처음부터 불을 때지 말고 가능한 한 오래 자연건조시킨다. 어느 정도 자연건조가 되고 표면이 거의 마르면 넓은 판자를 깔고 들어가 크랙이나 흙칼 자국들을 제거하고 바닥을 문질러서 면을 깨끗하게 만들어준다. 약간씩 불을 넣어 속에 있는 미장흙을 말려주는데, 말리면서 흙칼 문지르기를 해주는 것이 공극을 없애는 방법이다.

▶ **크랙의 발생과 대응**

흙미장 두께가 두껍거나 두께가 서로 많이 다르면 크랙이 생기는데, 이

때는 미장흙과 동일한 배합의 재료를 채로 곱게 쳐서 물을 타 메우고 흙
칼로 문질러 면을 다듬어 준다. 미장흙은 편차가 조금 있지만 대략 5∼
10% 정도 수축하니 참고한다.

▶ 마감처리

흙미장 바닥이 완전히 마르면 아마인유를 이용하여 바닥을 마감한다. 흙
미장이 완전히 마르지 않은 상태에서 아마인유를 바르면 곰팡이가 계속
생긴다. 아마인유는 한 번 내지 두 번 정도 끓여서 사용한다
(http://blog.naver.com/dahnung/110035643142 참고).

아마인유로 마감된 바닥은 처음에는 냄새가 많이 나지만, 시간이 지나면
사라지고, 점점 짙은 색을 띠게 된다. 아마인유를 바를 때는 아끼지 말고
듬뿍듬뿍 발라주는데, 흙바닥에 충분히 흡수가 되도록 천천히 바른다. 아
마인유를 쓰면 바닥면의 강도가 현저하게 증가되고 일정 정도의 방수력
이 생기고, 먼지가 일어나는 것을 막을 수 있다.

이렇게 한다고 하더라도 강화마루나 장판을 깐 것과 같은 일반주택의 바
닥과는 강도나, 청소, 생활 면에서 차이가 많고 지속적인 관리가 필요하
다는 것을 염두에 둬야 한다.

5) 흙미장(natural plaster) 흙(soil)의 구성성분

흙은 표토(Top soil)와 심토(Sub soil)로 나눠지는데, 표토는 유기물이 많아
서 미장용 · 건축용으로 사용하지 않고, 심토를 주로 사용한다. 우리가 '황토'라
고 부르는 대부분의 흙은 심토(Sub soil)이다. 심토는 대략 지표에서 1m 아래

쪽의 흙을 말한다.

흙(soil)을 구성하는 성분은 점토(clay), 마사(slit), 모래(sand)로 각 성분의
특성은 다음과 같다.

▶ 점토(clay)

지름이 0.004㎜ 이하인 미세한 흙입자를 말한다. 암석이 풍화·분해되
면, 주로 규소(硅素)·알루미늄과 물이 결합하여 점토광물이 이루어진다.
점토광물은 운모와 같은 구조를 가졌는데, 2층 구조 또는 3층 구조인 것
도 있다. 전자는 카올린류, 후자는 몬모릴로나이트·일라이트 등이며, 층
사이에 물·칼륨·철·마그네슘 등이 들어가 여러 가지 점토광물을 이
룬다. 점토는 모래나 실트에 비해서 단위무게당 표면적이 훨씬 넓으므로
토양 중에서는 부식(腐植)과 함께 가장 활동적인 부분이며 수분 및 양분
의 보유력이 강하다. 점토 함량이 높은 토양을 식토(埴土)라 한다.

▶ 마사(silt)

입자 지름이 0.002~0.02㎜인 토양입자를 말하며 미사라고도 한다. 모래·
점토와 함께 토양을 조성한다. 또 점토와 함께 이암의 주성분으로, 실트가
점토보다 낳으면 실트암, 짐도가 실트보디 많으면 점토암이라고 한다.

▶ 모래(sand)

지름 2~0.02㎜ 사이의 암석편, 광석편의 총칭이다. 2~0.2㎜까지의 모
래를 조사(粗砂), 0.2~0.02㎜ 사이의 모래를 세사(細砂)라고 한다.

14. 한옥 황토방 만들 때 반죽에 대하여

타일용 줄눈 시멘트를 4 : 1 비율로 흙 4, 시멘트 1로 섞었더니 그나마 갈라지는 현상도 덜하고, 벽에 바를 때 흐르지 않고 잘 붙었다. 황토를 물에 개어서 벽에 바름질을 하면 건조 후에 가뭄 때의 논바닥처럼 갈라짐(crack)이 생긴다. 이것은 무기질만으로 생성된 황토의 특성 때문이다. 여기에 섬유질(유기물)을 섞어 바르면 섬유소가 갈라짐(crack)을 방지하게 된다.

또 다른 방법으로 해초 끓인 물이나, 볏 짚단을 섞는 전통적인 방법이 정석이긴 하지만 그렇다고 크랙이 안 생기는 것은 아니다. 다만, 해초를 다량 구하기도 힘들뿐더러, 볏짚단도 섞이고 보면 질감도 그다지 말끔하지 않은 것이 사실이다. 요즘의 황토 몰탈들은 백시멘트를 섞어서 만들기 때문에 친환경적인 효과는 기대할 수 없으나 먼저 볏 짚단 대신 와이어메쉬(유리 섬유 메쉬 - 드라이비트용)를 크랙방지용으로 써주면 된다. 황토 밑단을 바르고 메쉬를 대준 뒤 다시 황토를 바르면 된다. 또한 접착력을 증대시키는 방법으로는 찹쌀이나 밀가루 풀을 만들어 섞는 방법도 있다. 재료에서 오는 유해성도 줄어들고, 벽체의 강도를 높이는 방법상으로는 괜찮다.

위 내용 모두 좋은 방법이지만 먼저 하기 전에 황토를 아주 많이 발로 밟아주어서 공기 밀도를 줄여 주어야 하고 또한 바를 때에는 아주 얇게 여러 번 반복 시공하여야 하며, 초벌 후에는 삼베와 함께 시공하면서 물론 아주 얇게 시공하여야 한다. 마지막에는 롤러를 이용 거의 물처럼 만들어서 여러 번 시공하면 갈라지는 현상을 아주 많이 줄일 수 있다. 이렇게 하면 100% 황토로 벽 마감을 할 수 있으며, 손에 황토 묻어나는 것을 막으려면 찹쌀 풀을 끓인 후 위에 덧칠하면 손에 묻지 않는다.

15. 황토와 숯으로 마감하기

1) 황토로 마감

황토란 말 그대로 황색을 띤 흙으로서 지표에 있는 60여 종의 흙 중에서 가장 우수한 광물질이다. 황토란 원래 바람에 날려 쌓인 것을 말하나 우리나라에서는 암석이 풍화돼 지표에 만들어진 흙을 의미한다. 이러한 황토는 점토광물, 산화철, 석영, 장석 등으로 구성되어 있으며 황토가 황색을 띠는 이유는 주로 산화철 때문이고 건강에 좋은 이유는 주로 점토광물 때문이다.

▶ 생명력: 황토 1g에는 약 2억 마리의 미생물이 살고 있어 이들의 순환작용에 의해 생명력을 일으키게 된다. 즉, 가수분해 과정을 통해 동물성 폐기물도 무기질화하여 흙 속에서 분해되어 정화된다.

▶ 흡착성: 황토의 구성물질 중 하나인 점토광물은 이온교환성질이 있다. 양이온 성분이 녹아있는 용액에 황토를 넣으면 양이온들이 황토에 흡착되는 것이다. 즉, 물에 녹아 있는 중금속이나 방사성물질 등은 황토를 넣게 되면 흡착되어 물에는 중금속이나 방사성물질 등이 사라지는 것이다. 여름철 바다에 적조가 생기면 황토를 뿌리게 되는데 바로 이러한 황토의 흡착성을 이용하여 각종 유독물질을 제거시키기 위한 것이다.

▶ 건강성: 황토는 적외선 중에서도 인체에 가장 유익한 원적외선을 방출하게 되는데 이는 피부의 심층까지 침투하여 세포의 생리작용을 촉진시키는 작용을 한다. 스트레스 해소, 혈액순환 촉진, 진통효과, 체질의 알칼리화 등에 좋은 영향을 미친다.

▶ 해독력: 시멘트는 완전히 굳을 때까지 약 25∼50년 정도의 기간이 걸리게 되는데 이 과정에서 강알칼리 성분이 누출되게 된다. 황토는 이러한 강알칼리성의 시멘트독을 없애준다.

이 밖에도 황토는 습도 및 온도를 조절하여 주며 통풍도 잘되고 유해성 냄새 등을 흡수하는 기능이 있다.

※ 현대한옥의 벽과 바닥 마감재 – 황토 모르타르

한옥의 벽 마감은 이미 흙벽을 만드는 과정에서 동시에 마감된다. 하지만 흙벽돌 이중 쌓기 방식으로 흙벽체가 바뀐 현대 한옥에서는 별도의 마감이 필요해진다. 흙벽의 기능을 해치지 않으면서도 벽의 마감을 반듯하고 곱게 처리하기 위해서 필요한 것이 황토 모르타르다. 현대의 일반 건축물에서 벽 미장으로 사용되는 시멘트 모르타르처럼 황토로 된 모르타르로 보면 될 것 같다. 심벽방식에서의 새벽미장처럼 같은 재질로서의 벽체마감방식이 아니라 흙벽돌 벽체 위에 황토모르타르를 바르는 일이기 때문에 접착력에 문제가 생겨 이탈이 될 가능성이 높다. 때문에 메탈라스라고 하는 미장 보안용 철망을 잔못이나 서구식 타카 못으로 고정하고 그 위에 약 1.5∼2㎝ 두께로 황토 모르타르를 바르게 된다. 내벽은 모두 황토미장 처리를 하는 것이 좋다. 일부에서는 흙벽돌에 줄눈 처리만으로 내부에서도 흙집 기능을 그대로 느끼고 싶다는 의견도 있으나 집이 어두워 보이고, 미세하게 흙먼지가 발생한다는 점 때문에 살림집에서는 황토 미장 후 한지 벽지로 마감하는 것이 일반적이다. 집의 바닥 마감에서도 황토모르타르는 필수이다. 구들을 놓고 차진 흙으로 새침을 한 후 황토를 바르고, 사발로 갈라진 틈을 메우던 재래방식은 현대 건축물의 공법에선 무리다. 특히 바닥 난방이 일반 난방으로 바뀌고 난방 면적도 집 전체에 이르기 때문에 배관 난방 위에 마감하는 황토 소재가 필요해진 것이다. 바닥의 단열과 난방, 미장은 보통 일반 건축물과 같으나 그 마감 소재가 시멘트 모르타르가 아닌 황토라는 점에 차이가 있다. 콘크리트 바닥면에 80㎜ 스티로폼 단열재를 깔고 와이어매쉬에 엑셀 난방 배관을 고정한 후 단열을 높이기 위해 콩자갈을 덮는다. 그 위로 두께 4㎝ 정도로 황토미장을 하는 것이다. 시멘트 바닥 미장은 열전도가 빨라 쉽게 더워지고 식는 반면, 황토바닥은 은은하게 덥혀 오래간다는 차이가 확연하게 느껴진다. 구들 황토방의 원리를 현대적인 황토방 원리로 접목한 것이다. 여름에도 눅눅함이 없고 불을 때면 개운한 차이를 금방 느낄 수 있다. 이때도 사용하는 황토 모르타르의 성분이 중요하다. 황토만으로 바를 경우는 갈라지고 터지는 성질 때문에 마감재로 사용할 수 없다는 한계 때문이다. 때문에 황토의 성질을 해치지 않으면서 갈라지고 터지는 성질을 보완할 수 있는 방법이 필요한데 시중에 판매되고 있는 황토 모르타르도 여러 종류가 있다. 가장 기초적인 형태는 찰진 황토와 마사토(또는 모래)에 회나 시멘트를 혼합하는 방식이다. 이 경우는 일정 정도 흙의 성질을 해치기 때문에 약성이 있는 맥반석 가루를 섞어 쓰기도 한다. 공장 설비를 갖추고 생산되는 황토모르타르는 황토를 채로 걸러 만들어진 횡토분과 세시(가는 모래), 맥반서, 고령토, 천연식물성 고화재 등을 배합하여 가공한다. 황토를 구워 가루로 만들어 사용하는 경우도 있고, 화학적 배합을 하는 경우도 있어 천연 소재의 황토 모르타르를 구분하는 데 유의하여야 한다. 완제품으로 시판되어 물만 섞어 쓰도록 되어 있으나 그래도 점도가 강하여 현장에서는 황토모르타르와 모래를 6 : 4 비율로 혼합하여 사용하는 것이 일반적이다.

2) 숯으로 마감

숯이란 나무를 구워서 만들어낸 탄소덩어리로서 구워내는 온도에 따라 여러 종류가 있다. 검탄은 400℃ 정도의 비교적 저온에서 구운 후 천천히 식힌 숯이고 백탄은 800℃ 정도의 고온에서 구운 후 젖은 재를 덮어 갑자기 식힌 숯이다. 또한 활성탄은 숯이 가지고 있는 기공과 표면적을 더욱 많게 하기 위해 백탄을 한 번 더 정련시킨 것이다. 이러한 숯은 탄소가 주성분이고 수분 회분 등이 일부 포함되어 있으며 다양한 미네랄이 들어 있다.

▶ 다공성에 따른 효능: 숯은 보통 1g당 내부 표면적이 300m^2나 될 정도로 놀라운 다공성을 가지고 있다. 이러한 다공성으로 인해 ① 숯 내부에는 미생물이 다수 존재하게 되고 냄새를 제거하는 데 탁월한 효과를 발휘하게 되며 ② 오염된 공기 및 물의 정화기능을 하게 된다. ③ 또한 습도조절효과도 가지고 있다.

▶ 음이온과 원적외선공급: 숯은 그 자체에서 음이온을 발생시키는데 이에는 산소가 풍부하게 들어 있다. 따라서 ① 땅에 묻어두면 식물의 발육을 촉진시키며 ② 사람의 부교감신경에 영향을 미쳐 기분을 안정시키기도 한다. ③ 또한 원적외선을 방출하여 인간의 건강에 좋은 영향을 미치고 전자파 차단기능도 가지고 있다.

▶ 풍부한 미네랄: 숯의 대부분은 탄소이며 다량의 미네랄(칼슘, 나트륨, 철, 마그네슘, 인 등)을 포함하고 있다. 인체는 70%가 수분이고 이 수분은 또한 미네랄로 구성되어 있으므로 숯의 인체에의 영향은 크다 할 것이다.

이 밖에도 숯은 방부기능, 항균, 해독기능 등을 하기도 한다.

3) 황토염료로 마감

　황토염료는 마감을 잘못하면 묻어나므로 단독으로 하지 말고 반드시 일반 오일이나 왁스를 덧칠해주어야 한다. 먼저 황토와 숯가루를 적정량 섞은 후 물로 농도를 조절한다. 숯가루는 색상조절용으로 사용하는 것이 합리적이다. 요즘은 다양한 색상의 액상황토를 팔기 때문에 여기에 숯가루만 사서 섞어도 된다. 또한 10% 정도 원하는 색상의 오일을 섞으면 좀 더 고급스러운 색상의 황토염료가 만들어지는데 잘 섞이지 않기 때문에 오랫동안 저어줘야 한다. 원하는 색상의 황토염료를 만들었다면 나무에 칠해야 하는데 잘못 칠하면 얼룩이 생기기 때문에 그리고 묻어나는 것을 방지하기 위해 나무에 스며든 후 완전히 마르기 전에 물걸레로 닦아내야 한다. 또한 조립 전에 칠하는 것이 좋다. 물을 섞어서 만들었기 때문에 건조는 아주 빠르므로 서너 시간 후에 일반 오일을 덧칠하면 된다. 그리고 반드시 여러 번 덧칠해야 황토가 묻어나지 않는다. 가능하면 황토염료로 색상을 내고 오일은 연한 색을 칠하는 것이 좋다. 경험상 오크색 정도를 권하고 싶다. 기타의 마감방법은 일반적인 방법을 사용하면 된다.

16. 황토 포장

▶ ㈜지에스이랜드 습식공법의 탄생기

－ 회사 건립 초기 ㈜청결건설로 건식공법을 채택하여 시작(이미지 참조)

- 건식공법의 취약점인 하자문제점으로 습식공법으로 전환
- 일본의 30년 역사와 전통을 자랑하는 NSC사와 기술제휴 및 기술이전 계약 체결로(이미지 참조) 선진국형 습식공법 이전 도입
- 국내 유일 습식공법으로 흙 포장의 혁신을 일으키며 많은 실적증대로 검증되었음
- 현재 2007년 상반기 공사실적 대비 타사의 실적보다 월등한 시공실적

▶ **흙 포장의 개념(정의)**

- 친환경성: 일반도로(아스팔트, 콘크리트) 대체포장으로 퇴화 후 건축폐기물로 이차적 환경오염의 원인을 퇴화 후 자연으로 환원하여 이차적 오염 방지
- 복사열: 일반도로(아스팔트, 콘크리트)의 복사열에 비해 현저히 낮은 온도를 방출 지구온난화 현상으로 기후 변화 등 생태적 변화의 문제점을 해소. 위와 같이 웰빙시대에 걸맞은 포장공법으로 후손에게 최적의 환경을 물려주고 또한 환경오염의 주범인 유해성분을 막고자 탄생된 획기적인 제품이다.
※ 본 흙(황토, 마사토) 포장은 황토성분을 첨가한다는 이유만으로 원적외선에 대한 효능은 검증된 바 없고, 흙 양의 10%로의 황토 양으로 원적외선의 효능을 기대하기 어렵다. 특히 실내가 아닌 실외 시공하는 공법에서는 거의 찾아볼 수가 없다.

▶ **㈜지에스이랜드의 습식공법(레미콘)에 대하여**

- 흙 포장의 시공 방법은 현재 습식공법과 건식공법으로 나뉘어 있다.
- 흙 포장의 제일 중요한 부분은 건식이나 습식이나 모두 재료혼합(교반)에

있다. 교반(믹싱)하는 방법으로는 많은 방법이 있지만 현재 제일 일반적으로 사용되는 방식은 레미콘(배치플래트) 방식과 자체 개발된 교반기로 교반하는 것이다.

- 국내의 교반장치로서 보편화되어 있는 배치플래트 방식이다. 배치플래트 교반은 이미 국내에서 제일 많이 사용되는 방식 중에 하나이다.
- 이미 선진국 일본에서는 배치플래트 방식으로 흙 포장 교반을 해왔고 그 역사가 벌써 30년이 넘는 검증된 교반방식이며 현재도 시행하고 있는 방식이다.
- ㈜지에스이랜드는 선진국형 습식공법을 도입하여 검증된 공법으로 시공하고 있으며, 10년의 피와 땀으로 이어온 신뢰도와 기술력으로 인정받고 있다.
- 그러나 현재 신생업체나 건식공법으로 고집해온 업체들이 습식공법으로 변환하고 있고 속속 늘고 있는 추세이고 많은 문제점을 발생하고 있다.
- 그리하여 습식공법에 대한 인지도를 추락시키고 여러 하자 등 문제점을 발생시키고 습식공법에 대한 인식을 흐리게 하는 업체도 속속 늘고 있다.
- 자유경쟁 시대의 걸맞은 제품의 질로써 승부하며, 평가받아야 할 것이며, 그 평가는 오로지 소비자만의 특권이며, 소비자의 선택에 의해 평가받는 것이나.

▶ **㈜지에스이랜드와 S사의 친환경성 비교**

- S사의 친환경에 검증된 방식으로 아래 표 1과 같이 비교해본다.
- 총 흙 양의 시멘트 양이 10% 이내라고 주장하고 있는 회사로서 국내 공인검증기관인 한국화학연구소의 시험성적서와 비교하였다.

	시험항목	단위	당사	S사
1	Pb	mg/ℓ	검출 안 됨	0.14
2	Cu	mg/ℓ	검출 안 됨	0.15
3	As	mg/ℓ	검출 안 됨	0.17
4	Hg	mg/ℓ	검출 안 됨	0.0006
5	CN	mg/ℓ	검출 안 됨	검출 안 됨
6	Cd	mg/ℓ	검출 안 됨	검출 안 됨
7	Cr(Ⅵ)	mg/ℓ	검출 안 됨	검출 안 됨
8	유기인	mg/ℓ	검출 안 됨	검출 안 됨
9	테트라클로로엔틸렌	mg/ℓ	검출 안 됨	검출 안 됨
10	트로클로로에틸렌	mg/ℓ	검출 안 됨	검출 안 됨
11	트로클로로에틸렌	wt%	0.002	0.01

(각 회사의 홈페이지에 공개된 자료로서 한국화학시험연구소의 시험성적서를 기준으로 하였다.)
(유해성 관련 기준: 폐기물관리법 시행규칙 지정폐기물에 함유된 유해물질 기준에 준하며 당사와 S사 모두 적용 기준 범위에 적합함을 알린다.)

※ 위 시험성적서에 제출된 제품(시료)은 현장에 타설 중인 재료를 발주처의 관리감독관이 직접 채취하여 의뢰한 것임. 시험성적서를 위해 자사가 제품(시료)을 제작하지 않았음을 알려드린다.

※ 참고 사항

소규모의 공사(소규모의 산책로, 공원로)는 일축 압축강도 비중이 그렇게 크지 않아 통상 시험성적서로 대체하지만, 대규모의 공사(규모가 큰 자동차도로, 주차장, 등)는 발주처나 원청에서 원하는 강도 및 유해성을 체크하기 위한 수단으로 현장의 제품(시료)을 채취하여 의뢰한다.

- 위 <표 22>의 결과치에서 말해주듯 친환경성에 대하여 저희 ㈜지에스이랜드의 제품의 월등함을 알 수 있다. 중금속이나 유해화학 성분 자체가 검출 안 되는 친환경성 제품으로 다시금 검증할 수 있는 결과이다.

- 이것이 기술력이다 시멘트 양에 상관없이 얼마만큼 유해성분을 응집 방출을 막느냐가 관건인 흙 포장의 개념(정의)이라고 할 수 있고 거기에 적합한 제품이라고 할 수 있다.

▶ 양질의 마사토를 고집하는 이유

- 흙의 종류에는 여러 종류가 있다. 그중 마사토는 전국 어디서나 쉽게 구할 수 있으며 마사토의 종류는 백마사, 흙마사, 적마사 등이 있다.
- 국내 모든 흙 사용은 가능할 수 있으나 양질의 마사토를 선별하는 이유 중 가장 큰 이유는 제품의 질을 향상시키기 위함이다. 회사의 10년이라는 역사 속엔 수많은 경험과 축척된 기술력이 있다. 그 밑바탕은 흙에 대한 연구가 있었고 그 연구 결과 선별된 양질의 마사토가 제일 우수한 제품으로 입증되었기 때문에 제품의 질을 향상하는 데 그 이유가 있다.
- 제품의 질의 향상하는 데 있어 제일 중요한 요소는 무엇보다도 주재료인 흙일 것이다. 모든 흙을 사용한다면 현장토에 대한 검증이나 현장토의 오염성, 현장토의 토분성분 등의 검증이 필요할 것이며 이에 추가되는 비용이나 시간을 투자하여야 하므로 비효율적이다.
- 양질의 마사토를 사용하면 흙 포장이 아니라는 주장은 위에서 말씀 드린바 자기중심적인 독단적 발상이며, 기본적 흙 포장에 상식이 없다고 생각한다.

▶ 흙 포장재의 고화제(경화제)란

- 고화제에는 여러 가지가 있다. 그중에 시멘트나 석회는 포함된다. 하지만 흙 포장의 고화제(경화제)는 자체 개발된 고화제(경화제)를 사용한다. 신생 업체나 기존 건식공법에서 습식공법으로 전환하는 업체는 거의 개발된 고화제가 없다고 봐도 과언은 아니다. 일반 시중에서 판매되는 콘크리트 고화제 및 검증 안 된 고화제를 사용하는 업체가 더 많다.
- 위의 <표 22>에서 입증되듯이 GS-L경화제는 바로 흙 포장을 위해 연구

개발된 고화제이며, 알칼리성 성분이 강해 친환경성에 적합한 고화제이다. 이것이 기술이며 10년의 전통을 이어온 순수 국내 유일의 검증된 고화제임을 감히 말하고 싶다.

- 시멘트 양이 중요한 것이 아니라 그 포함되고 있는 유해성을 어떻게 응집하고 방출을 막느냐가 핵심적인 기술인 것이며, 친환경 흙 포장이라고 할 수 있다.

17. 황토를 이용하여 건축문화를 꽃피웠던 인류의 발자취

특히 고대의 4대 문명은 이집트 문명, 메소포타미아 문명, 인더스 문명, 황하 문명을 말하며. 이 중 메소포타미아와 이집트 문명이 보다 일찍 문명의 단계에 들어섰다(B.C. 3500년경). 벽돌건축이 발달했던 유럽에서는 초기 인류가 진흙으로 집을 지었으리라는 추정이 지배적이며 물론 진흙으로 집을 만드는 것은 그릇을 만드는 것처럼 간단하지는 않고 부피가 크고 그 구조가 복잡하고 크기 때문에 한꺼번에 만들지는 못하여 부피가 작은 흙벽돌 등으로 많이 만들어 이들을 조합하고 쌓아올리는 방법으로 집을 지었다는 기록이 남아 있다, 이러한 기록은 성서의 구약성서에도 나타나는데 '예리고' 혹은 '여리고'로 알려진 제리코(jerlcho)라는 성곽도시가 그것이다, 기원전 7500년 전에 사막의 한가운데 세워진 이 도시는 9m 높이로 만들어진 탑 모양의 집과 그 집을 둘러싼 높은 벽을 모두 황토벽돌로 쌓아올렸다, 당시 제리코 근처에는 소금이 많은 사해가 있어 천일염을 쉽게 얻을 수 있었는데 사막에서 소금은 황금처럼 귀할 뿐 아니라

교환가치가 높아서 당시 약탈의 대상이 되었던 것이다,

그 소금을 지키기 위해 사막 한가운데 높은 벽과 건축물을 세웠던 도시가 '제리코'이다,

구약성서 여호수아 제6장 1~5절에 의하면 약 나팔을 불며 일제히 함성을 울리자 성벽이 무너져 내렸다는 기록이 있다, 당시 황토벽돌로 쌓아올린 성벽은 상하의 무게중심은 강했으나 횡력과 같이 옆에서 충격을 가하는 힘에는 취약하여 무너질 수 있었다는 근거를 남기고 있다, 이 밖에도 메소포타미아 이집트 고대 인도 문명의 발상지인 드라비다 유적에서는 진흙벽돌로 지었던 집터가 지금까지 남아 있다, 이러한 황토는 중국의 옛 주거문화에도 기여했으며 특히 만리장성에도 황토벽돌이 사용되었던 것으로 알려졌으며 세계 곳곳에 황토벽돌을 이용한 건축물들은 수천 년 또는 수백 년이 지난 지금에도 그 유적지들이 보존되고 있다, 이러한 황토의 문화가 우리나라에서는 청동기와 철기시대 — 단군 — 고조선시대를 지나 고려와 조선시대에 이르러 온돌주거문화와 함께 황토를 이용한 주거문화가 활성화되기 시작하였다,

황토벽돌을 우리 조상들은 일정한 규격의 틀을 만들고, 그 틀 속에 물과 황토를 질퍽하게 만들어 농사를 짓고 남은 볏짚을 잘게 썰어서 넣은 후 발로 밟아 이겨 점력을 강화시켜 성형하고 이를 평평한 마당에 전열시켜 태양의 빛과 통풍에 건조시켜서 모아두었다가 집을 지을 때 이를 쌓아서 황토집도 짓고 담장도 쌓아서 황토담장 위에는 짚을 엮어서 지붕을 만들거나 후일 기왓장이 만들어질 때는 기와를 올려서 우천 시 빗물로부터 보호하도록 하였으며 멋도 살리는 효과를 가졌다, 이러한 황토벽돌은 조선시대에 궁궐에서 임금님의 직계가족들이 건강을 회복하기 위한 처소로 사용했다는 기록이 있으며 ≪삼국사기≫, ≪향약집성방≫, ≪동의보감≫ 등에도 황토를 이용한 다양한 기록문헌들이 있다,

이러한 황토를 이용하는 현대식 건축공법에 적용하기 위하여 다양한 방법으로 견장력과 압축강도를 높이는 방법이 발전되어 오고 있는데 일반적인 건축재의 황토벽돌 열소성 공법, 즉 높은 화력으로 구워낸 황토벽돌을 비롯하여 접착력을 가지는 접착성분 또는 건조 시 양생되는 고분자 희석재, 즉 시멘트, 석회, 백시멘트, 횟가루, 석고 등을 혼합하여 압축강도를 높이게 된 황토벽돌이 건강과 웰빙 문화를 선호하게 된 우리나라에서 15년 전부터 급발전해 오고 있다, 그러나 황토벽돌을 주거공간에서 인체와 보다 근접한 환경에 사용하려면 상기의 성분이 혼합되서는 안 되는 것이다, 차라리 우리 조상님들이 만들어 왔던 황토진흙과 짚을 섞어서 발로 밟으며 찍어 내어 건조시켰던 황토벽돌이 더욱 좋을 수 있는 것이다, 따라서 황토벽돌을 생산하고 있는 현시대의 사업장에서는 다양한 압축강도를 나타내는 성형기기를 만들어 황토벽돌을 생산하고 있으며 또한 다양한 규격으로 생산되고 있다,

황토벽돌 성형기의 압축강도는 소형기계로는 몇 백kg의 압력으로 찍어서 건조시키는 기계가 있으며 수백 톤에 이르는 유압식과 공압식 프레스형 압축성형기기도 있다. 이러한 압축식 성형기기의 높은 압력도 중요하지만 더욱 중요한 것은 황토에 함유되어 있는 수분함량 비중이 어느 정도 함수되어 있는지에 따라서 단단한 결정체의 황토벽돌 강도가 결정된다,

예를 들어서 수분이 많은 질퍽한 황토진흙을 수십 톤의 압축으로 찍어도 더 이상 단단한 결정체를 구성하지는 못한다, 따라서 몇 톤의 압력을 가지는 기계인가에 따라서 그 수분함량 비중을 결정하게 되는데 높은 압력을 가진 기계일수록 수분의 함량비중을 낮추어 더욱 높은 강도를 가지는 황토벽돌을 생산할 수 있는 것이다, 하지만 아무리 높은 압력을 가지는 수백 톤의 기계로 황토벽돌을 찍어낸다고 해도 황토분자의 점력을 높이는 수분함량이 적절히 흡수되어

야 한다, 수분함수량이 없이 건조된 황토를 높은 압력만으로 성형하는 것은 건조된 모래를 성형하는 것과 다를 게 없는 것이다, 따라서 건축재로 용이한 생황토벽돌을 생산하는 기계의 압축 톤수는 황토의 수분함량 비중에 있으며 적정한 톤수의 압력은 건조된 황토 부피중량 $20\sim23\,\ell$ 에 물 $4\,\ell$ 정도의 비중으로 50톤 압력이 적절하며 성형 후 그늘에서 건조되는 것이 바람직하다,

예를 들어서 산이나 들에서 볼 수 있는 황토에는 어느 정도 수분 비중이 있다. 그 상태가 일반적인 성형기준이며 수백 톤의 압력을 가지는 성형기는 일반진흙을 건조시키는 단계에 이어서 성형하게 된다, 이러한 황토벽돌은 그 벽돌 내부까지 완전히 건조된 상태를 확인하고 건축조적용으로서 사용되어야 하며 그 황토벽돌을 쌓을 때는 일반진흙보다 견질력과 밀도가 높은 상태를 조성하여 빈 틈새가 없도록 하고 메지가 건조되지 않은 상태로 사람의 키 높이 이상은 쌓지 않아야 하며 건조 후 추가높이로 쌓아야 한다,

근래에는 황토벽돌과 벽돌사이를 접목시켜 주는 친환경 황토접착제도 개발되어 있다.

18. 황토집짓기 상식

1) 시멘트 독을 몰아내는 황토바람, 황토주택

전원을 찾아 건강한 삶을 보내려는 사람들이 부쩍 늘어났다. 21세기 주거문화의 키워드가 도심에서 '전원'으로, 견고함과 편리함에서 '건강'으로 서서히 바뀌고 있다. 그 가운데 눈에 띄는 게 환경친화적인 '황토(黃土)'이다. 예로부터 "사람은 하늘의 기운과 땅(황토)의 기운을 받아서 살아간다."라고 했다. 만물을 소생케 하는 땅을 어머니의 푸근한 품에 비유하는 것도 이 때문이다. 맨땅 한 번 제대로 밟기 어려운 도심에서 시멘트 독(毒)에 찌든 사람들이 흙내 풀풀 나는 전원을 그리워하는 것도 매한가지다. 우리네 조상들은 황토를 단순한 흙의 개념을 넘어서 주거생활과 식생활 그리고 건강요법으로 이용했다. 고서를 통해서 보면,

- 독이 없으며 설사와 이질, 열독으로 인한 뱃속 통증, 야채 독소와 말고기 독과 간 중독을 치료한다[≪동의보감(東醫寶鑑)≫].
- 식욕을 돋우고 비장을 튼튼히 하여 소화를 촉진시키고 습을 제거한다[≪본초재신(本草再新)≫].
- 맛이 달고 기가 온화하며 비위를 안정시키고 조화롭게 하며 하혈을 멎게 하고 모든 독을 제거한다.[≪신농본초경(神農本草經)≫].
- 임금의 병 치료에 황토방을 사용하였으며, 왕과 왕자들이 피로할 때 쉬도록 3평 정도의 황토방을 궁 안에 만들어 사용했다고 한다[≪왕실양명술(王室養命術)≫].

－음양을 조화시키고 모든 독을 풀어 주며 어혈을 제거하고 상처를 낮게 해
  준다[≪의림찬요(醫林纂要)≫].

그랬던 황토를 우리 곁에서 사라지게 한 사건이 있었다. 1970년대에 전 국
토를 달구었던 '새마을운동'이다. 그중에서도 주거 문화 개선에 중점을 두었던
주택개량사업은 마을 풍경을 장식하던 흙집을 내몰고 콘크리트 주택으로 뒤덮
었다. 철근과 콘크리트를 이용한 건축은 흙집에서는 불가능했던 3층 이상 고층
주택과 사무용 빌딩을 가능하게 했기에, 경제개발계획을 추진하면서 대량 공급
이 절실했던 당시에는 흙집의 퇴출은 불가피한 선택이었다. 그 결과 흙집은 시
골에서 간신히 명맥을 이어왔고 도시에서는 완전히 사라졌다.

경제 발전을 어느 정도 마무리한 1980년대 중반 이후에는 지나친 서구화에
따른 성인병 발발, 산업화에 따른 각종 오염으로 친환경으로의 인식 전환과 함
께, 사회 전반에서 건강 붐이 일기 시작했다. 21세기 정보산업시대에 주택뿐만
아니라 내의, 베개, 침대, 벽지, 화장품 등 의식주 전반에서 황토 바람이 거세
게 일고 있다. 그중 골조를 목재로, 바닥과 지붕, 벽체를 황토로 지은 황토주택
이야말로 가족의 건강을 생각한 친환경주택이다.

생명이 살아 숨 쉬는 황도의 신비, 우리나라 황토는 중국 대륙에서 수십만
년 동안 날아온 황사(黃砂)가 쌓여 이루어졌다. 황토 한 숟가락에는 약 2억 마
리의 미생물이 살고 있고 미생물 속에 있는 효소 중 50여 종이 인체에 이로운
영향을 미친다고 앞에서 설명하였다. 특히 대표적인 효소 카탈라아제(Catalase), 디페
놀 옥시다아제(Diphenol Oxidase), 인베르타아제(invertase), 프로테아제(Protease)
는 각기 독소 제거와 분해, 비료요소, 정화 작용의 역할에 대해서 설명하였다.
이러한 갖가지 미생물이 살아 있는 황토를 예로부터 '살아 있는 생명체'라 불
러 왔고, 약성(藥性)을 가진 무병장수(無病長壽)의 흙으로 사용해 왔다. 황토

를 살아 있는 생명체라 하는 것은, 동식물의 성장에 꼭 필요한 '원적외선'을 다량 뿜어내는 데 있다. 앞에서 자세히 설명하였지만 다시 언급하면 원적외선이란, 적외선 중에서도 파장이 50㎛~1㎜로 긴 것을 말한다. 빛은 일반적으로 파장이 짧으면 반사되고, 길면 물체에 흡수되는 성질이 있다. 적외선은 파장이 길기 때문에 반사가 되지 않아, 눈에 보이지 않고 흡수가 잘되며 공진(共振)·공명(共鳴) 현상을 일으킨다. 이러한 원리를 이용하여 황토를 시공한 구들방에 누우면 황토 속의 원적외선이 몸속에 침투하여 열을 만든다. 이 열은 질병의 원인인 세균을 제거하고 혈관을 확장시켜 혈액순환과 세포 성장에 도움을 준다. 또한 원적외선이 일으키는 공진·공명 현상은 세포 내 분자를 진동시켜서 세포조직을 활성화한다.

그렇기에 황토집에서 사는 사람들은 "자고 일어나면 몸이 개운하고 혈색이 좋아졌다"면서, "실내 공기가 쾌적하여 마치 집밖에 있는 것 같다"고 말한다. 황토가 뿜어내는 원적외선이 몸을 덥게 하고 세포를 활성화하여 혈액순환 등의 신진대사를 돕기 때문이다. 이처럼 황토가 지닌 생명력은 과학적으로도 독기를 제거하고 풀어주는 제독제와 해독제 역할을 하고, 혈액순환과 신경통, 노화, 스트레스를 다스리는 것으로 밝혀지고 있다.

2) 왜 황토집이 건강에 좋은가

전원에서 황토집을 짓고 사는 사람들은 "혈기가 돌아 얼굴색이 좋아졌다", "깊은 잠을 잘 수 있고 아침에 일어나면 몸이 개운하다", "실내 공기가 바깥 공기처럼 맑다"고 말한다. 그러면 앞에서 설명한 원적외선 외에 황토의 어떤 특징 건강을 이롭게 하는 것일까.

첫째는 습도조절기능으로 장마 때는 습기를 빨아들이고, 건조 시에는 황토가 가지고 있던 습기를 내뿜어, 기침, 감기, 기관지에 효과 있다. 황토방에서 3~4명이 흡연 중일 때, 밖에서 방으로 들어와도 담배냄새를 거의 못 느낄 정도로 황토가 다 빨아들인다. 두 번째는 새집증후군(Sick House Syndrome)의 피해를 최소화할 수 있다. 세 번째는 방풍, 방음 및 일정한 온도 유지 효과가 있는데 여름엔 습도와 온도가 조절되어 쾌적하고 시원하고, 겨울엔 항상 일정한 온도로 따뜻하게 한다. 네 번째는 습도, 온도, 방음, 방풍 등의 효과가 있어 외부 소음 등의 영향을 받지 않으므로 숙면을 할 수 있으므로 자고 나면 개운하다. 다시 언급하면

- 습도 조절 능력이 우수하다. 황토는 외부가 습하면 수분을 흡수했다가 외부가 건조해지면 수분을 방출하는 특성이 있다.
- 항균 성능이 우수하다. 황토 용기, 바이오 용기, 페트병에 각각 물을 담아두고 하루가 지난 다음 물속의 용존산소량과 대장균 수를 확인한 실험이 있다. 그 결과 황토 제품 속의 물은 용존산소량이 많았으며 대장균 억제 효과가 탁월했다.

선진국에서 시멘드를 대신하기 위한 황토 식생 콘크리트와 황토 하이버 등이 확산되고 있다. 시멘트는 흙으로 환원되지 않고, 제조 공정에서 유해가스를 배출하고, 무엇보다 인간과 호흡하지 않는 소재라는 점에서 미래 건축, 생태건축의 소재가 될 수 없다는 인식에서다. 시멘트 100년의 역사를 대신할 수 있는 21세기 주거문화의 혁명적 패러다임으로 황토주택이 떠오른 이유기도 하다.

3) 집 짓는 순서와 의례

집을 짓는 순서 중 제일 먼저 할 일이 좋은 집터를 잡는 일이다. 집터는 대개 지관을 불러 좌향(坐向)을 보는데, 이때 집주인이 될 대주(大主)의 운세와 함께 마을의 산세와 지세를 보며, 오목하고 양지 바른 곳을 선택하여 주위보다 약간 높으면서 전망이 확 트인 곳이 가장 이상적인 집터이다. 따라서 방위는 주로 동향, 서향, 남향으로 앉히는데 마을의 지세에 따라 좌향이 정해진다. 그리고 집짓기는 추운 겨울철과 장마기인 여름철을 피해 봄이나 가을에 시작하며 집터와 좌향을 보고 나면 곧바로 건축자재를 준비한다. 이때 숙련된 목수 1명과 미장공 1명, 창호공 1명을 불러다 쓰면 정교하면서 공기(工期)를 단축시킬 수 있겠으나 그렇지 못할 경우 책자를 보면서 가족끼리 지어도 큰 무리 없이 집을 지을 수 있다. 어찌 보면 가족이 살아갈 집을 손수 짓는 보람도 클 것이다(단, 과거의 초가 형태 '전퇴집'은 현대 주거생활에 불편하기 때문에 현대주거와 접목시켜 만든 황토집 보급형 모델 설계도를 '한국전통초가연구소'에서 보급하고 있다). 건축자재 준비가 어느 정도 끝이 나면 택일을 하는데 택일은 땅을 파는 개토(開土: 터 닦는 일)와 주초를 놓는 정초(定礎), 기둥을 세우는 입주(立柱), 마룻대를 올리는 상량(上樑), 입택(入宅) 등의 순으로 날을 받아 공사를 시작한다.

4) 좋은 집터 찾기

전원에서 황토집을 짓고 가족들의 수복을 누리며, 행복하게 살기 위해서는 제일 먼저 좋은 집터를 찾아내는 일이 중요하다. 주거생활은 가족들과 함께 먹고, 쉬고, 잠을 자는 곳이기 때문에 더욱 신중하게 집터를 골라야 한다. 인구의 증가와 한정된 대지 위에서 개개인의 욕망이 충족될 만한 집터를 구하기는 어렵겠지만 주어진 현실 속에서 최선을 다한다면, 좋은 집터를 구하기는 그렇게 어렵지 않으리라 생각된다.

5) 배산임수의 자연환경

주거지의 좋은 조건은 아름다운 풍경이 있는 산을 뒤에 두고 집 앞으로는 개울이 흐르고 양지 바른 곳에 동·남향으로 집을 지을 수 있는 곳에 차도를 닦을 수 있는 땅이라면 최상의 입지조건이 될 것이다. 그렇다면 좀 더 구체적으로 좋은 집터를 고르기 위해서는 풍수학적으로 접근해보아야 할 것 같다. 먼저 집터는 위에서 언급했지만 배산임수(背山臨水)가 바탕이 되어야 한다. 배산이란 산을 등지고 앞이 탁 트인 곳을 말한다. 그렇다고 꼭 높은 산을 등지고 있어야 하는 것은 아니고 작은 언덕일지라도 지대가 약간 높고 배수가 잘될 수 있는 곳이면 된다. 좀 더 구체적으로 말하면 동쪽에 좌청룡(左靑龍), 서쪽에 우백호(右白虎), 남쪽에 주작(朱雀), 북쪽에 현무(玄武)가 있어야 길지(吉地)라는 것이다. 즉, 동쪽과 서쪽으로는 낮게 뻗은 산줄기나 언덕이 있으며 남쪽은 넓은 평지로 앞이 트이고 더 멀리는 가려주는 낮은 산이나 언덕이 있고, 북쪽에는 바람을 막아주는 언덕이나 산이 있어야 한다는 것이다.

따라서 지세는 북쪽이 높고 남쪽이 낮은(北高南低) 곳이 가장 좋다. 그다음은 서쪽이 동쪽이 낮은 경우가 북쪽이나 서쪽이 높아야 햇볕을 많이 받을 것이며 비가 올 경우 물이 남쪽이나 동쪽으로 흘러 내려갈 것이다. 또 경사가 없는 땅일 경우는 배수에 문제가 있지만 너무 심해도 산사태가 일어날 수 있고 집을 오르내리기가 불편하다. 그리고 집터의 토질은 본토(생땅)가 나와야 하며 황토면 더욱 그러나 생땅이 아닌 매몰지나 습기가 많은 수토질(水土質), 사토질 자갈밭 등은 절대 피해야 한다. 이러한 곳에서는 땅의 지기(地氣)가 없기 때문이다.

6) 집터의 자연환경 선택요령

선택조건을 풍수전문가 이익중 선생의 연구자료에서 발췌한 내용이다.

① 뒷산과 앞산 및 좌우의 산이 등져 있는 곳은 피해야 한다.

② 산의 골짜기는 절대 피해야 한다. 이런 곳은 산사태 등의 위험이 있고 풍수학상 가족들의 건강을 해치는 터이기 때문이다.

③ 늪이나 매립지 땅은 피해야 한다. 이와 같은 땅은 지기(地氣)에너지를 얻을 수 없기 때문이다.

④ 땅이 흐물흐물하고 산화토(酸化土)가 많은 산 밑이나 높은 언덕 밑을 피해야 한다. 이러한 곳도 지기(地氣)를 얻을 수 없을 뿐만 아니라 산사태의 위험이 높기 때문이다.

⑤ 큰 산 아래서는 산 정상으로부터 경사각 30° 각도 이내를 피해야 한다. 60° 각도가 가장 안정적이고 이상적인 지기에너지를 얻을 수 있기 때문이다.

⑥ 악산(惡山)이나 악산이 가까이 보이는 곳을 피해야 한다. 모습이 좋지 못한 산에서는 악성 에너지가 나오기 때문이다.

⑦ 산의 능선 위나 능선 높이 이상으로 건물을 지어서는 안 된다.

⑧ 수맥이 통과하는 곳은 피해야 한다.

⑨ 산을 쳐다보고 집을 지어서도 안 된다.

⑩ 물이 집을 쳐다보고 흘러 내려오는 곳(直來)도 피해야 한다.

⑪ 집터의 모양이 삼각형이나 또는 한쪽 끝이 뾰족한 곳은 피해야 한다.

⑫ 큰 나무 밑이나 높은 건물 밑도 피해야 한다.

⑬ 주변에 소음이나 진동, 폐수가 있거나 공기가 나쁜 곳은 피해야 한다.

⑭ 모래땅이나 자갈땅은 피해야 한다.

⑮ 남향집이라도 앞산이 너무 높거나, 북향집일 때는 뒷산이 너무 높은 곳은 피해야 한다. 이와 같은 곳은 음풍(陰風)이 발생하여 건강을 해치며, 일조시간이 너무 짧기 때문이다.

⑯ 집터보다 집 뒤가 낮은 곳도 피해야 한다.

7) 황토집짓기 순서와 마감공사

▶ 집의 구조 및 방식

황토집(초가)에는 크게 나누어 황토벽돌(담집)집과 목구조(뼈대)집이 있다. 먼저 황토벽돌(담집)집을 지을 경우에는 삼면 또는 사방(출입문과 창문틀 자리는 제외)을 황토벽돌 또는 돌과 흙을 이용하여 차곡차곡 쌓아 올린 후 지붕의 하중을 담에 의존하여 짓게 되는 집을 말한다.

목구조(뼈대)집이나 황토벽돌(담집)집을 짓기 위해서는 먼저 터 닦기를 마쳐야 한다. 터 닦기는 제일 먼저 양지 바른 곳에 터를 잡은 후 괭이나 삽 등으로 땅을 고르고 달구질을 하여 땅을 단단하게 다지는 것으로 끝이 난다. 그런 후 황토벽돌(담집)집을 짓기 위해서는 지면과 닿는 부분에는 습기가 올라오지 못하도록 집의 외벽과 내벽을 쌓을 자리에 깊이 2자 폭 1자가량 되게 파내고 그 자리에 작은 호박돌과 자갈을 채워 넣고 다진 다음 지면 위로 폭 1자, 높이 1자 반 정도 되게 짚을 잘게 썰어 황토와 반죽한 흙덩이와 호박돌을 한 겹씩 쌓아올려 건조시킨 뒤에 미리 준비한 황토벽돌을 반죽해놓은 흙과 함께 한 겹씩 차례차례로 쌓아올리면 된다. 이때 출입문과 창문이 들어갈 자리에는 문틀을 짜 맞추어 올려놓고 흙벽돌을 쌓아야 하며, 황토벽돌(담집)집은 목구조집에 비해 내구성이 약하므로 집 높이를 8자 높이로 낮추어 지어야 한다. 황토벽돌 쌓기가 끝이 나면 2~3일가량 건조시킨 뒤에 벽체를 이용하여 보와 도리를 걸치고 보 위에 대공(동자기둥)을 세워 상량을 하고 서까래를 걸쳐 지붕을 만들어 산자 엮기 또는 합판을 붙인 다음 반죽해 놓은 황토를 두께 20㎝ 되게 덮어 건조시킨 뒤에 이엉을 엮어 덮는다. 지붕이 완성되고 내부 벽체와 문, 방바닥 마감, 주방(부엌) 등 설비 창호 공사가 끝이 나면 황토벽돌(담집)이 한 채 완성된다.

그러나 목구조(뼈대집)집은 황토벽돌(담집)집보다 집짓기가 다소 복잡하다. 먼저 기둥을 세울 자리에 주추(초석)를 놓는다. 초석이 놓이게 되면 기둥을 세우는데 기둥 세우기[立柱]는 기둥머리로부터 보와 맞춤을 위해 만든 장부인 기둥새를 빼고 기둥길이를 똑같이 맞춰서 상기둥을 중심으로 뒷기둥, 오른쪽 기둥, 왼쪽 기둥 순으로 세워나간다. 기둥을 세우고 나면 기둥머리를 맞추고 지붕의 하중을 지탱하는 보와 도리가 얹히고, 보 위에 대공(동자기둥)을 세우고 그 위에 상량보를 얹고 서까래를 걸친 다음, 산자 엮기 또는 합판을 붙이고 알매(반죽한 흙)를 얹어 지붕을 마감하면 목구조(뼈대)집이 한 채 완성된다.

▶ 지붕 만들기 기술

지붕이란 건축공간과 그 상공의 공간을 칸막이 할 목적으로 건물의 위를 덮은 부분을 말하며 비나 직사광선, 소음, 시선 등 건물의 외부로부터 오는 영향을 차단하는 것이 중요한 기능이지만, 내부의 열이 외부로 나가지 않도록 하는 기능이 요구되는 경우도 있다. 또 지붕은 내부 공간을 보호함과 동시에 외벽면 등 건물의 다른 부분을 보호하는 역할을 하면서 집의 아름다움을 연출하는 가장 중요한 건축 부분이다. 이에 따라 황토집 지붕의 재료는 가볍고 방수, 방습, 내화, 내수성이 크고 열전도율이 낮으며 외관상 황토집과 가장 잘 어울릴 수 있는 모양과 소재를 선택해야 한다. 지붕의 모양과 물매(경사도)의 형태는 강수량과 건물의 구조에 근거하여 결정되는데 그 종류로는 보통 합각지붕(팔작지붕)과 모임지붕(우진각지붕), 박공지붕(맞배지붕)이 있다. 황토집 지붕 모양은 우진각지붕과 맞배지붕이 가장 잘 어울리며, 물매(지붕의 각도)는 보통 이음재료를 식물성 재료(볏짚, 새, 너와 등)를 사용할 때는 35도 각도가 적합하고 점토 소성기와나 아스팔트 싱글 등 광물성 재료를 사용할 때는 30도 각도가 적합하다. 그럼 지금부터 지붕의 특징을 살펴보고 황토집의 설계와 건축재료, 주변의 환경에 가장 잘 어울리는 모양을 선택하기 바란다.

▶ 흙기와 만들기 및 지붕 이는 기술

황토집에 잘 어울리는 지붕 재료를 크게 두 종류로 구분한다면 먼저 우리 전통 가옥의 중후한 멋과 고풍스러운 아름다움을 되살릴 수 있는 '흙기와'와

서민적인 분위기와 함께 정겹고 포근함을 안겨주는 '볏짚이엉'이 있다. 하지만 앞에서도 언급한 바 있지만 볏짚지붕은 매년 갈아 이어야 하는 불편함과 기술 부족으로 그다지 선호할 만한 재료가 되지 못한다.

그러나 우리의 전통 흙기와는 고래등 같은 대가집 지붕에서부터 서민 주거인 흙집 지붕에까지 잘 어울리는 지붕재료로 한번 이어놓으면 반영구적인 지붕이 된다. 흙기와는 외관상의 아름다움과 함께 내수성·내화성·단열성·내구성이 뛰어나다. 다만 중량이 크기 때문에 내진성이 없으며, 충격이나 동해(凍害)로 파손되기 쉬운 것이 작은 단점이다. 흙기와는 논, 밭 등의 하층에서 캐내는 진흙을 원료로 사용하며 조사(粗砂)나 유기물, 가용성 알칼리분 등이 적은 것이 좋다. 진흙은 보통 두 종류 이상을 혼합해서 쓰기도 하며, 원토(原土)만을 사용할 경우에는 장기간 잠을 재워서 쓴다. 흙기와 만드는 공정은 원토를 채취하여 불순물을 제거(원토 조제)하고 혼합기에 넣어 반죽(혼련)을 하여 성형기로 찍어내어 끝손질을 한 다음 그늘에서 건조시킨 후 가마에 넣어 1,000℃로 구운(소성) 다음 냉각시키면 품질 좋은 흙기와가 탄생한다. 이때 소성 방법에 따라서 초벌구이 기와는 색깔이 붉은빛 또는 갈색을 띠며, 솔잎이나 톱밥을 태워서 표면에 탄소를 정착시켜 만든 그을림 기와는 검은색 또는 회색을 띠게 된다. 이 밖에 연소실에 식염을 던져 넣음으로써 그 증기로 표면에 유리질을 만들어낸 소금구이기와(붉은기와)와 여러 가지 색상의 유약을 발라 구운 유약기와 등이 있지만 황토집에는 그을림 기와나, 초벌구이 기와가 가장 잘 어울린다.

흙기와의 형태는 용도에 따라 암키와, 수키와, 내림새, 수막새, 암막새, 와당, 초장, 망아 등이 있다. 박새와 와당 등에 그려지는 무늬는 주로 4잎[四葉]이나 연꽃모양과 용, 모란 등 시대에 따라 변천했으며, 미술적 가치 또한 매우 높게 평가되고 있다.

이렇게 만들어진 흙기와는 기둥을 튼튼히 세운 뼈대집이 아니면 사용할 수가 없다. 기둥을 세우고 보와 도리를 걸친 다음 상량을 하고 나면 서까래를 걸치는데 기와지붕을 만드는 가재목은 대체적으로 굵은 소나무를 사용해야 지붕의 하중을 지탱할 수가 있다. 서까래를 걸치고 나면 대나무나 가는 나뭇가지로 산자를 엮고 그 위에 황토와 짚을 잘게 썰어 넣은 흙반죽(알매)을 5~7㎝ 두께로 고르게 덮은 다음 추녀 끝에서부터 사방으로 한 줄 암막새와 수막새를 먼저 얹고 그 다음으로 암키와와 수키와(일명 평기와, 골기와라고도 함)로 지붕을 덮은 다음 용마루를 만들고 용마루 끝에는 와당을 붙이면 기와지붕 이기가 끝이 난다.

▶ 황토집의 마감공사

집의 뼈대와 지붕의 이엉 또는 기와를 덮고 나면 내부 마감공사를 시작한다. 내부시설에서는 제일 먼저 벽체(間막이)를 만들기 위해 기둥과 기둥 사이에는 인방을 설치한다(인방은 상인방, 중인방, 하인방이 있다). 인방이 끼워지면 토벽을 만들기 위해 각 인방 사이에 약 20㎝ 간격으로 힘살대(나무지주)를 박는다. 지주대를 세우고 나면 가로로 외대를 엮으며, 외대는 보통 반으로 쪼갠 대나무나 싸리나무, 가는 소나무 등을 칡넝쿨이나 새끼를 이용하여 지주대에 촘촘히 엮는다. 외대를 엮고 나면 짚을 잘게 썰어 넣어 반죽한 흙을 안쪽 벽과 바깥벽에 맞벽을 치는데 이를 초새 바르기라고 한다. 초새를 바른 후 벽이 굳어지면 다시 재새 바르기로 마감한다. 재새는 초새와 달리 짚을 썰어 넣지 않고 부드러운 황토를 가는 얼기미(체)에 쳐서 모래나 마사토와 반반씩 섞은 다음 물과 반죽하여 벽면을 매끈하게 덧붙여 바르면 벽체 공사는 끝이 난다.

지금까지의 방법은 전통흙집(초가)을 지을 때 사용하던 공법이며 최근에는 황토벽돌(담집)집일 경우에는 외벽과 내벽 모두 흙벽돌로 마감하고, 목조집(뼈대집)일 경우에는 기둥과 기둥 사이 외·내벽의 벽체[間]를 흙벽돌로 쌓아 황토 몰탈을 사용하여 마감을 하면 된다.

벽을 만들고 나면 다음으로 방바닥을 마감한다. 방바닥은 구들을 놓을 경우에는 대개 봉당 뜰에서 1자 높이로 잡는데 먼저 불목(아궁이 입구에서 방 안까지 1자 정도 깊이 파인 골)을 파낸 다음 아궁이(부석) 입구 양편에 고임돌(굄돌)을 세우고 고임돌 위에는 커다란 이맛돌을 올려놓고 불목 위에는 두껍고 넓적한 돌을 덮는다. 그런 다음 불목 안쪽으로 불길이 들어가는 방고래를 만드는데 고래 놓는 방식은 골고래로 만든 골구들과 허튼고래로 놓은 벌구들이 있다. 골고래는 일반적으로 두 개의 아궁이에 다섯 개의 골을 만드는데 고돌(구들장을 받치기 위해 고래 양쪽으로 낮게 쌓은 담)을 쌓아 고래를 만든 다음 이 위에 구들돌(얇은 판석)을 얹어 가는 방식이다. 허튼고래는 구들 바닥면을 불목 쪽에서 윗목(방 안) 쪽으로 비스듬히 경사지게 만들어서 고돌을 괴어 그 위에 구들돌을 얹게 되는 것을 말한다.

이와 같은 고래는 아궁이가 시설된 방에만 만들어져 굴뚝으로 연결되는 당고래와 두 개 이상의 방으로 불길이 지나도록 구들을 놓은 내고래가 있다. 구들돌이 다 놓이게 되면 구들장 사이의 틈새를 주먹돌로 메운 뒤 볏짚을 썰어 넣고 반죽한 황토로 작은 구멍이 보이지 않도록 채워 넣고 그 위에 마른 흙으로 부토를 깔고 밟아 다진 후 부드러운 찰흙을 반죽하여 재새(미새)를 하면 방구들 놓기가 끝난다.

▶ 황토집 내부 치장 요령

집이 완성되고 나면 집 꾸미기(실내 인테리어)를 하는데, 먼저 실내조명은 한옥과 황토집에 잘 어울리는 한지 등(燈)을 선택하여 달아야 하고, 방문과 창문은 문살을 가로세로 넣어 짠 전통 살문을 달아 창호지를 발라야 포근한 황토집의 분위기를 느낄 수가 있다.

따라서 겨울철 난방 절약을 위해 황토를 이용한 벽난로(강원도 산간지역에서 볼 수 있는 코쿨과 같은 모양)를 설치할 수 있다. 그리고 항아리나 절구통 같은 생활도구 등을 이용한 탁자와 소 여물통을 개조해 민속품 등을 진열할 수 있게 만든 진열장, 맷돌이나 궤짝 위에 각종 소품들을 보기 좋게 올려놓고 등잔대와 호롱불을 준비하면 우리의 전통초가(흙집) 냄새를 물씬 풍기면서 정겨운 전원생활을 만끽할 수 있을 것이다.

▶ 시멘트주택을 황토집으로 꾸미는 방법

최근 들어 황토가 환경친화적이며, 건강에 좋다는 인식이 확산되면서 전원주택은 물론 황토방 아파트, 산후조리원, 진원카페, 교외숙박시설 등을 중심으로 황토를 소재로 한 건축자재의 수요가 점차 늘어나고 있는 가운데, 황토벽돌, 모르타르 등 일반 건축용에서부터 황토퍼티, 황토페인트, 테라코터 등 인테리어용에 이르기까지 다양한 황토제품들이 개발되고 있다. 현재 시중에 시판되고 있는 황토제품들은 색상이 아름다운데다 시공이 간편하여 기존 시멘트주택이나 아파트, 고급빌라, 등의 개보수에도 황토제품으로 시공하는 사람들이 늘어나고 있는 실정이다. 이처럼 기존 시멘트주택 등에 다양한 용도로 수요가 늘어남에 따라 황토를 소재로 한 자재가 적용되는 시설에 알맞도록 인테리어용, 미장용,

내벽용, 천장용, 방바닥용 등 다양한 제품과 시공기술이 개발되어 누구나 쉽게 공사를 할 수 있다.

▶ 방바닥 시공법

기존 시멘트 주택에 황토 방바닥 공사를 하기 위해서는 먼저 포장된 황토제품을 구입하여 한다. 황토제품은 주로 분말제품과 액체제품 두 종류가 있다. 제품을 구입하고 나면 방바닥 장판을 걷어내고 바닥을 깨끗이 청소한 후 물을 뿌려 바닥을 촉촉하게 적신 다음 파우더로 미리 믹서되어 있는 황토분말 적당량을 바닥에 펴고 수평을 잡은 후 안쪽에서부터 물을 뿌려주면 자동으로 황토가 수분을 흡수하여 믹서가 되며, 액체제품은 그대로 바닥에 부어 수평을 잡아 흙손으로 미장 작업을 하면 된다. 이때 주의해야 하는 것은 문턱의 높이에 따라 기존 방바닥에서 0.5~1㎝ 두께로 시공한 다음 2~3일이 지나면 완전히 양생된다. 양생이 끝나면 민속장판이나 한지를 깔고 그 위에 콩기름을 먹인 다음 건조시키면 황토 방바닥 시공이 끝난다.

▶ 벽체 및 천장 시공법

벽체를 시공할 때에는 도배지를 벗겨내고 시멘트 벽면을 깨끗이 청소한 다음 액체로 된 황토 몰탈을 구입하여 붓이나 롤러로 한 번에 1m 간격으로 시공하며, 1㎜ 두께로 초벌 미장을 한 뒤 재벌 미장과 마감 미장을 하면 된다. 이때 황토벽의 두께는 3~5㎜까지 덧씌워가며 도포할 수 있으나 너무 두껍게 덧칠하면 균열(갈라짐) 현상이 일어나므로 욕심부려 바르지 않도록 주의하여 발라야 한다.

그리고 천장 시공 역시 깨끗이 청소한 다음 액체로 된 황토도료로 스프레이하여 3㎜까지 덧칠하면 밝고 아름다운 황토방이 꾸며져 우아한 우리 전통의 멋을 풍기며 가족들의 건강을 위한 새로운 황토집 주거가 탄생하게 된다.

그러나 좀 더 확실한 황토집 꾸미기를 하려면 내벽용 황토벽돌(250×200×140)을 구입하여 내벽에 한 겹으로 벽 쌓기를 하여 몰탈로 미장처리하면 된다. 벽 쌓기는 시멘트벽을 깨끗이 청소한 뒤 벽돌을 한 겹 놓고 몰탈을 벽돌이 닿는 벽면과 벽돌 위에 0.5㎝가량 칠하면서 차곡차곡 쌓으면 된다.

따라서 황토도료로 벽과 천장 공사를 할 시 3㎜ 두께로 바르면 10ℓ 1통으로 4평가량 시공이 가능하며, 황토벽돌로 시공할 시에는 천장 높이에 따라 평당 70장에서 80장가량 소요된다.

▶ 황토벽돌 만드는 기술

황토벽돌은 손벽돌과 기계벽돌 두 종류가 있다. 먼저 손벽돌은 기계벽돌에 비해 내구성 또는 인장강도가 많이 떨어짐으로 인해 목재로 골격을 만든 뼈대집의 내·외벽용으로는 사용할 수 있겠지만 순수 손벽돌만으로 짓는 담집에 사용하는 것은 신중하게 생각해야 한다. 잘못하면 집이 허물어질 수도 있기 때문이다. 그래도 손수 황토를 구입하여 벽돌을 만들어 사용하기 위해서는 무엇보다도 벽돌의 강도를 높이기 위한 기술이 필요하다. 좋은 황토벽돌을 만들려면 먼저 내부규격이 길이 250×넓이 200×높이 150㎜의 나무틀을 짜야 한다. 틀을 짜고 나면 황토를 반죽하여야 하는데 이때 황토와 모래, 백시멘트(생석회)를 사용할 때에는 8 : 1 : 1의 비율로 골고루 섞어야 하며, 황토와 거섶을 사용할 때에는 7 : 3의 비율로 섞이도록 하여 물이나 농도가 약한 소금물로 반죽하면 된다.

거섶은 짚을 5~6㎝ 되게 잘게 썰어 넣거나 야자수열매 껍질 등을 사용하는데, 거섶과 모래를 섞는 이유는 흙이 마르면서 생기는 크랙(Crack: 금이 가거나 갈라지는 현상)을 방지하기 위해서이고, 소금물은 물 1말에 소금 1컵을 희석시켜 반죽하며, 소금물을 사용하는 것은 흙벽에 생기기 쉬운 곰팡이와 벌레의 서식을 예방하는 데 효과가 있고, 백시멘트(생석회)는 순수 황토집을 고집하는 사람들에게는 어울리지 않는 물질이지만, 벽돌을 단단하게 굳히는 역할을 하기 때문에 어쩔 수 없이 사용하는 사람들도 있으며, 소량을 섞어 사용하는 것은 인체에는 아무런 해가 없으나 황토와 시멘트의 혼합은 잘못된 상식을 응용한 것이므로 지양하기 바란다.

왜냐하면 흙에다가 시멘트를 첨가하면 일시적으로는 단단하게 굳어지는 현상을 보이겠지만 시간의 경과와 더불어 기경성(氣硬性) 석회와 같은 성질이 나타나 빗물 등의 영향을 받아 용출(溶出)하든지 파손될 수 있기 때문이다. 시멘트의 주성분은 석회질 재료와 점토질 재료를 적당한 비율로 섞어 회전가마에 넣어 1,400~1,500℃에서 용융할 때까지 소성하여 얻어진 클링커에 응결지연제로서 적당량의 석고를 가하여 분말로 만든 것을 말하며, 백시멘트는 다만 철분이 거의 없는 백색의 점토를 사용하여 시멘트에 포함된 산화철, 마그네시아의 함유량을 제한한 시멘트이므로 일반 시멘트와 품질이 거의 같다고 보아야 할 것이다.

따라서 황토를 반죽할 때는 무르지 않게 물을 조금씩 부어가면서 골고루 발로 밟아 최대한 흙 속의 공기가 빠져나오게 차지게 반죽하여야 한다. 반죽이 끝나면 미리 만들어놓은 나무틀에 흙반죽을 가득 채워 단단하게 다진 다음 나무틀을 위로 뽑아내어 그늘에서 일주일 이상 말리면 황토 손벽돌이 완성된다. 기계식 벽돌은 국내에 10여 개 이상의 황토벽돌 공장에서 각기 다른 공법으로 생산하고 있다.

8) 황토집을 짓기 전에 알아야 할 상식

집 앞에는 사시사철 마르지 않는 개울물이 흐르고 뒤뜰에는 늘 푸른 자연이 항상 살아서 숨 쉬며 집 안에는 흙냄새가 물씬 풍기는 아담한 황토집을 짓고 텃밭을 일구며 가족끼리 오순도순 정 나누며 살고픈 마음은 도심의 삭막함에 젖어온 사람들이라면 누구나 한 번쯤 꿈꾸어온 바람일 것이다.

그러나 막상 전원에서 황토집을 지을 준비를 하지만 어느 곳으로 가야 할지 또 무엇부터 시작해야 할지, 대지의 구입절차와 방법은 무엇인지, 집은 어떤 형태로 지을 것인지, 비용은 얼마가 드는지, 어떤 업체를 선택해야 할지, 자재는 어디에서 어떻게 구입해야 할지가 걱정일 것이다. 하지만 사전에 꼼꼼한 설계와 관련법규 등을 숙지하여 치밀한 계획을 세워나가면 전원주택의 꿈을 현실화시키는 데 많은 도움이 될 것으로 생각된다.

VIII

운모(雲母, Mica)에 대하여

1. 일반사항(개요)

▶ 영어명: muscovite

▶ 화학식: $X_2Y_4 \sim 6Z_8O_2(OH, F)4$

▶ 경도: $2.5 \sim 4$

▶ 비중: $2.75 \sim 3.2$

▶ 색깔: 황색 · 갈색 · 녹색

▶ 운모는 석영 · 장석과 함께 화강암 중에 있는 중요한 조암광물로서 돌비늘이라고도 한다. 층상구조를 가지며, 보통은 육각 판상의 결정형을 이룬다. 또한 인상(鱗狀) · 섬유상 · 주상(柱狀)을 이루는데, 어느 형태나 밑면에 완전한 쪼개짐이 있어서 아주 엷게 벗겨진다. 광물 중에서 가장 쪼개짐이 완전하며, 쪼개진 조각은 탄력이 강하다.

화학성분은 매우 복잡하여, $X_2Y_4 \sim 6Z_8O_2(OH, F)4$의 화학식을 가진 층상 규산염광물이다. $X = K$, Na, Ca, 12배위(配位), $Y = Fe$, Mg, Al, Ti, Li, 6배위, $Z = Si$, Al, 4배위이다.

운모의 구조는 규소 또는 알루미늄을 중심에 갖는 산소의 사면체가 연결하여 이루고 있는 층이 2장 있으며, 철이나 마그네슘을 중심에 갖는 팔면체층을 낀 것을 기본으로 한다. 이러한 복합층 사이에 알칼리금속이나 알칼리토금속이 들어가 있다.

이와 같이 구조가 층상으로 이루어져 있기 때문에 완전한 쪼개짐이 잘 발달되어 있는 것이다. 현재 운모의 종류는 약 27종이 알려져 있는데 백운모·흑운모 및 금운모가 가장 많이 산출되고 조암광물로서 중요하다. 또 견운모(셀리사이트)나 일라이트와 같이 점토광물로서 중요한 것도 있다. 그 밖에 파라고나이트·진왈다이트·소다운모·바나딘운모·인운모·진주운모 등이 있다. 운모의 학명은 '반짝반짝 빛나다'는 의미의 라틴어 **micare**에서 유래한다.

▶ 운모는 칼륨, 마그네슘, 철, 나트륨, 플루오르(불소) 및 리튬을 함유하는 알루미노 규산염군 광물에 사용되는 속명이다. 여기에 속하는 각 광물은 서로 다른 물리적 특징을 가지고 있으나 **흑운모·견운모·백운모·금운모** 모두 명확한 쪼개짐을 보이는 6면의 단사정계 결정으로 이루어져 있다.

▶ 운모는 전기나 열의 전도성이 낮고 고전압에 견디는 힘도 있다. 운모는 절연성이 뛰어나고 단열효과도 내며 가볍기 때문에 매우 많은 분야에 쓰이고 있다. 산출크기와 상태에 따라 등급이 정해지고 가격도 크게 변한다. 과거에는 거의 모든 전기제품에 운모엽을 절연체로 썼으나 값싼 대체품의 개발에 따라 앞으로는 경량 골재에 혼입되는 운모편의 수요가 엽상보다 증가될 것으로 전망된다.

▶ 다양한 분야에의 충전재, 윤활제를 비롯해 요업 및 화장품용으로 사용되고 있는 운모는 조운모상보다는 분상으로 더 많이 유통되고 있다. 국내에는 2005년, 전년보다 1개소가 증가한 23개소가 생산실적을 보고한 바 있으나 매우 영세하고 내화물용을 비롯해 화장품용 등은 품질문제 때문에

수입하고 있어 내수량의 43.7% 정도를 수입하였다.

▶ 운모의 세계 생산량은 2005년에 약 300,000톤으로 이 중 약 5,200톤, 즉 2% 이하만이 운모엽이고 나머지가 운모편 또는 스크랩 운모이다. 이들 두 형태의 운모는 기본적으로 다른 생산제품을 형성한다. 엽상운모는 고품질로 페크마타이트에서 손으로 선택적으로 채굴되며 주요 생산국은 인도와 러시아다. 전자 및 전기부문에 적용되던 엽상운모가 점진적으로 다른 물질로 대체됨에 따라 엽상운모산업은 수십 년째 하락하고 있다. 수요의 감소는 생산량에 반영되어 인도의 엽상운모 생산량은 1960년대 초에 25,000tpa 이상에서 2005년에는 3,500tpa으로 하락하였다. 운모업은 현재 운모제품 생산 또는 분쇄하여 충전재로 많이 사용되고 있다.

▶ 대부분의 스크랩과 운모편은 부산물 또는 기껏해야 장석, 고령토와 같이 생산되거나 때때로 리튬광산에서 생산된다. 스크랩과 운모편은 시멘트의 값싼 강화 충전재, 페인트 및 플라스틱에 사용된다. 미국이 2004년에 세계 생산량의 34%인 약 99,000톤으로 스크랩과 운모편 생산량의 대부분을 차지하고 있으며 기타 주요 생산국가로는 캐나다, 한국 및 러시아가 있다. 위 3개국은 2004년에 약 152,000톤의 운모를 생산하였으며, 다른 많은 국가들도 소규모로 스크랩 및 운모편을 채굴하고 있다.

▶ 북미는 분쇄 운모의 주 소비국으로 1995년에 세계 수요의 43%인 130,000톤을 차지하고 있다. 서유럽과 아시아는 1995년에 총 수요의 약 19%인 56,000∼57,000톤을 각각 차지하고 있다.

2. 운모(雲母)의 정의

옛날에는 구름을 지상의 수증기만으로 보지 않고 어떤 바위나 돌에서 보랏빛 안개와 같은 구름이 발생한다고 보아 어떤 돌은 운근(雲根)이라 하고 어떤 돌은 운모(雲母)라고 했다. 그래서 운모는 신선들이 불노장생과 호흡법의 촉매로 운모를 법제 수치하여 소량씩 복용하였다. 운모는 화성암 및 변성암의 조암광물로 일반적으로 육각판상의 결정으로 산출되며 아주 얇고 질긴 판상으로 분할되는 특성이 있다. 운모에는 그 종류가 많고 광물학적으로는 복잡한 화학성분인 규산염광물이다.

특히 운모의 특징은 벽개성과 투명성 그리고 탄성이 있다. 공업적으로 사용되는 운모는 다음 두 종류가 있고 상거래 시에는 광물명보다 관용어가 상품명으로 사용된다. 경질운모는 그 고유한 색깔에 따라 루비 마이카, 그린 마이카라 하고 연질운모는 앰버 마이카라고 부른다. 일반적으로 경질운모는 포유물이 적고 연질운모에 비하여 전기 절연성과 항장력 및 내산성이 좋다.

운모광은 채굴 후, 박리장으로 운반되어 칼이나 가위로 절단하여 브록 마이카와 스프리팅 마이카로 선별한다. 브록 마이카는 원광석을 체질하고 남은 박편상에서 티가 있는 것은 벗겨버리고 두께 0.18㎜ 이상의 벽개판으로 하여 상품화한다. 품질이 나쁜 브록은 대부분 박리하여 0.015∼0.03㎜로 벗겨 크기 1.7㎠ 이상의 운모 박편으로 한 것이고 두께 0.025∼0.045㎜인 것을 필름이라 한다. 운모는 포장형태에 따라 북포옴과 루이즈로 분류한다.

수화된 칼륨·알루미늄·규산염 광물은 2차원적인 층상구조(層狀構造)를 가지는 층상규산염에 속한다. 주요 조암광물 중에서 운모는 화성암·퇴적암·변성암 세 가지 암석 모두에서 흔하다.

운모는 칼륨과 알루미늄 외에도 여러 금속을 상당량 포함하고 있는데, 이런 금속에는 마그네슘·리튬·망간·티탄 및 철(II)·철(III)이 있다. 구조적으로 각 운모층은 1개의 팔면체 단위층과 2개의 사면체 단위층으로 구성되어 있다. 사면체 단위층은 규소를 포함하는 사면체들의 망상구조(網狀構造)를 이루며, 각 사면체는 다른 사면체와 3개의 산소원자를 공유하고 있다. 규소 및 꼭짓점에 있는 공유되지 않은 산소원자와 마찬가지로 공유된 산소원자들은 거의 같은 평면상에 존재한다.

사면체 단위층의 규소 대 산소 비는 $(Si_2O_5)^{-2}$이며, 알루미늄이 규소를 치환하기도 한다. 운모층의 다른 구조단위는 $(Al_2O_4(OH)_2)^{-4}$ 또는 $(Mg_3O_4(OH)_2)^{-4}$의 화학조성을 가지며, 알루미늄 또는 마그네슘을 포함하는 팔면체의 2차원적 배열이다. 이러한 팔면체 단위층은 2개의 사면체 단위층 사이에 위치하며, 사면체의 꼭짓점에 있는 산소원자를 공유한다. 플루오르가 히드록시기(OH)를 치환하기도 한다. 알루미늄 같은 3가 이온은 이용 가능한 팔면체 자리의 2/3만을 채우지만, 마그네슘 같은 2가 이온은 모든 팔면체 자리를 다 채운다. 이런 두 가지 종류의 운모는 각각 이-팔면체 및 삼-팔면체 운모라고 한다. 운모의 각 층은 산소와 12배위(配位) 결합된 칼륨·나트륨·칼슘 원자에 의해 서로 약하게 결합되어 있으며 전하(電荷)는 사면체 자리에서 알루미늄이 규소를 치환함으로써 균형을 이룬다. 운모층은 규칙적으로 반복되거나 또는 불규칙적으로 여러 가지 상대적인 방향으로 쌓일 수 있는데 규칙적으로 쌓일 경우는 이상(理想) 구조보다 단위포(單位胞)가 더 커진다. 운모층 사이의 약한 결합은 완전한 벽개의 원인이 된다.

운모광물의 화학조성은 1차 이-팔면체층인가 또는 삼-팔면체층인가에 의해 결정되며, 그다음은 층간(層間) 이온의 종류 및 팔면체 이온의 종류에 의해 결정된다. 그러므로 일반 화학식은 $X2Y4-6Z8O20$로 표시될 수 있다. 여기서 X는 층간 양이온(OH, F)₄(칼슘·나트륨·칼륨)이고, Y는 팔면체 양이온(알루미늄·철(Ⅲ)·리튬·마그네슘·철(Ⅱ))이며, Z는 사면체 양이온(규소·알루미늄)이다.

운모는 그들의 벽개에 의해 쉽게 식별되고 널리 분포하는 광물이며 그 때문에 다소 약한 광물 특성을 갖는다. 가장 풍부한 운모 변종인 백운모는 화강암 같은 산성 화성암에 흔하며, 페그마타이트 내에서는 흔히 매우 큰 책 모양으로 산출된다. 변성암의 경우 백운모는 보통 저변성도에서 산출되지만, 고변성도에서는 반응하여 알칼리장석과 규선석을 형성한다. 두 가지 다른 중요한 운모는 흑운모와 금운모이다. 금운모와는 달리 흑운모는 마그네슘보다 철을 더 많이 함유하므로 특징적인 갈색 내지 흑색을 띤다. 이 광물은 화강암 및 반려암과 노라이트 같은 중성 화성암에서 매우 흔하게 나타나며, 종종 상당한 양의 철을 포함하는 퇴적물이 변성되어 운모가 풍부한 흑운모편암이 형성되기도 한다. 금운모는 초염기성암에서 발견되는데, 이것은 금운모의 높은 마그네슘 함량을 반영한다. 금운모 표본은 킴벌라이트에서 발견되었는데, 이것은 금운모가 깊은 곳에 있는 암석에서 휘발성분의 저장고가 될 수 있음을 시사한다. 운모의 중요한 다른 변종은 리튬이 풍부한 화강암질 페그마타이트에서 산출되는 레피돌라이트이다. 점토와 혼합된 세립질 운모는 퇴적암 내에서 쇄설성 광물 및 점토의 속성작용(續成作用)의 산물로서 산출된다. 이런 운모 가운데서 전형적인 것은 백운모와 해록석이다. 운모는 다양한 산업적 용도를 가지고 있다. 철을 거의 포함하지 않는 변종은 축전기 같은 전기제품과 기기에서 열 또는 전기절연재로 사용되며 분말 형태로 벽지·천장지 및 페인트의 제조에도 사용된다. 또한 충전제(充塡劑) · 윤활제 · 흡착제 및 포장 물질로도 이용된다.

3. 운모의 용도

운모는 각종 물리성이 우수하여 그 용도가 다양하다. 즉, 진공관, 전동기, 발전기, 정류자, 전열기, 배선피복, 축전기나 자동차, 항공기의 발화전등에는 운모가 없어서는 안 될 광산물이다. 마이카나이트는 경질운모를 에폭시 수지나 실리코운동의 내열성인 합성수지의 접착제로 붙여서 가열 압축한 인공운모판이며 각종 용도에 사용한다.

전기절연용 운모제품은 한국공업규격으로 규정되어 있고 최근에는 운모제품은 1~2㎟의 작은 운모 부스러기를 소성, 화학처리하여 종이처럼 모은 집성운모를 붙여서 제품으로 하는 경향이 높아간다. 운모는 전기절연재 외에 고열부의 유리 대용으로 용광로, 석유 스토브의 유리, 화부용 안경으로 사용하고 또 탄성체이므로 진동이 심한 항해용 콤파스 유리로 사용한다.

그 외 분말운모는 진주광택이 있으므로 장식도료에 사용한다. 과거 분말운모는 폐품으로서 그리 사용하지 않았으나 미국 North Carolina 주에서는 장석의 부유선과에서 생긴 분말운모를 회수하여 사용하기 시작했고 최근 미국에서는 분말운모(160~325메쉬)의 연간 소비량은 수십만 톤에 이르고 그 수요는 루우핑에 28%, 시멘트 혼합제에 18%, 페인트에 23%, 고무에 6%, 기타에 25% 등 비율로 사용되고 있다. 화운모이명(雲母異名) — 운모석(雲母石) 천층지(千層紙), 돌비늘, 운화(雲華), 운주(雲珠), 운영(雲英). 운액(雲液), 운사(雲砂), 운담석(雲膽石), 금성석(金星石), 패석(貝石), 석린(石鱗), 형남지(荊南誌)에 의하면 화용방대산(華容方臺山)에서 운모가 나며 채굴이 많이 되었다. 5~6자[尺]나 되는 큰 것이 있었는데 마치 병풍 같았다고 한다. 그리고 이 돌은 구름의 근원이라면서 운모라는 이름을 지었다. 돌과 흙 사이에서 나며 조각은 한 층씩 벗겨낼 수 있고 맑고 반들반들하며 맑은 흰빛을 띠는 것이 제일 좋다. 청(靑), 적(赤), 황(黃), 자(紫), 백색인 것은 다 사용할 수 있지만 백색의 가볍고 투명한 것이 제일 좋고 검은 것은 피부궤양을 일으키므로 사용할 수 없다.

▶ **藥材**: 운모는 여러 가지 성인을 가지며 약으로 사용하는 큰 조각의 운모는 주로 산성 화성암, 페그마타이트 및 변성암 중에서 산출되는데 약용 백운모의 대부분은 페그마타이트 중에서 산출하는 巨晶이다. 河北, 山東, 山西, 내몽고 및 遼寧 등 省에서 산출된다. 판매되고 있는 것은 濟南, 杭州, 北京, 德州, 長春 등지의 백운모가 있는데 이것은 하얼빈, 梧州에서 팔고 있는 '백운모'와 다르다. 즉, 이 '백운모'는 현생 생물의 복족류의 口蓋(일명 甲香)인데 갑향의 異名이 수운모이기 때문에 혼동되고 있는 것 같으나 약으로 사용할 때에는 혼용되지 않아야 한다.

▶ **性質과 形狀**: 불규칙적인 편상이고 박편은 한 층씩 벗겨진다. 백색 투명하고 기질이 질기며 쉽게 파쇄되지 않고 탄성이 있다. 냄새가 없고 맛이 담하다. 하제하면 색이 어두워지고 광택이 없어진다. 약용 운모의 주요구성광물은 백운모이고 2차 광물인 수운모(Hydromica) 등과 공존한다.

운모는 여러 가지 미량원소를 함유하고 형성조건에 따라 그 함량이 다르며 운모 내 혼입물의 분포가 균일하지 않으므로 한 시료에서도 위치에 따라 성분에 변화가 있다. 운모는 알칼리에서 쉽게 용해하지만 공존하는 소량의 2차 광물은 운모보다 산에 쉽게 용해된다.

▶ 포제와 응용

- 고대: 2일간 굽는다. 붉게 구운 뒤에 가루로 만든다. 불로 달군다. 불로 붉게 구워 7번 수비하여 햇볕에 말리고, 다시 갈아서 가루로 만든다. 운모를 소금물에 삶아 가루로 만든다. 볶아서 무르게 한다.

- 현대: 원약재의 불순물을 제거하고 깨끗이 씻어 말린다. 깨끗한 약재를 채취하여 단지에 넣고 센 불로 紅透될 때까지 굽고 꺼내어 그늘에서 식힌 다음 사용할 때 빻는다.

- 역대의 응용: 맛은 달고 성질이 고르며 독이 없다. 신피사기(身皮死肌)와 중풍한열(中風寒熱)을 치료한다. 사기를 제거하고 오장(五臟)을 안정하며 정자(精子)를 좋게 하고 시력(視力)을 밝힌다. 하기견기(下氣堅肌), 속절보중(續絕補中)하고 오로칠상과 허손소기(虛損少氣)를 다스리며 지리(止痢)한다. 족소양담(足少陽膽)과 족태양방광경(足太陽膀胱經)에 든다. 그러나 광물약은 성질이 사납기 때문에 정제해 먹어야 보익(補益)한다. 음허화염(陰虛火炎)한 사람은 절대 복용하지 않는다.

- 처방 예: 풍전(風癲), 어린이의 적백리(赤白痢) 및 수리(水痢)의 치료, 백대(白帶), 난산(難産), 김창(金瘡)의 치료, 상소화도(上消化道) 출혈의 치료 - 운모를 깨끗이 씻어 말린 다음 부드럽게 갈고 고압으로 소독한다. 2~3g을 매일 3회 또는 6시간에 1회씩 복용한다. 12개 병례는 위산과다 증세가 명확할 경우 진통약과 수산화알루미늄 가루를 더해주었다. 60개 예의 치료결과에 의하면 효과가 좋았는데 유효율이 98.3%에 달했다[료송백(廖松栢)(1980), ≪중의잡지(中醫雜誌)≫ (5) 76, 1980].

- 고찰(考察): 운모가 오로칠상(七傷), 안오장(安五臟), 익정자(益精子), 명

목(明目)한다는 것으로 보면 운모는 보약류에 속해야 한다. 옛사람들이 운모를 반드시 붉게 굽고 가루로 만들어 복용한 것은 사나운 광물약의 성질을 극복하기 위한 것이다. 생약(生藥)과 제품(製品)의 산제용해 시험결과는 제법(製法)이 비록 운모의 물상(物相)에는 변화를 일으키지 않았지만, 수운모에는 변화가 있다.

제운모(製雲母)의 주요성분인 Si, Al은 알칼리성 용액에는 생약운모보다 더 많이 용해된다. 따라서 어떤 처방에서는 반드시 하제품을 사용한다. 보고에 의하면 옛 처방으로 생약을 그대로 사용해도 치료 효과가 있는 것이 있다. 순수한 백운모는 製를 하면 갈기 쉬워진다. 부드럽게 갈면 흡착작용을 잘한다. 운모는 고대에 일상적으로 사용하던 약이었으나 현재는 잘 사용하지 않는다.

그 원인은 품종이 일정하지 않아 치료효과가 불안하기 때문인 것 같다. 약용운모의 선택은 "명활광백자위상(明滑光白者爲上)"에 의거하여 골라야 한다. 경험적인 감별에 의하면 백운모는 점토광물과 공존하며 입도가 0.5㎝인 시료는 표면과 내부가 받는 열이 균일하지 않다. 고대 포제법에 "밤낮 2일간 굽는다."라는 것은 이유가 있다. 짧은 시간 내에 제(製)하려면 박편으로 쪼갠 다음 하제하는 것이 좋다[부산대학교 출판부(1998), 『동의광물약』].

4. 운모의 특성

▶ 다양한 운모들은 화학조성은 매우 다양하지만, 구조적으로는 매우 유사하다. 그들의 특성은 엽상과 판상의 약하고 강한 화학적 결합의 변화로부터

기인한다. 약 1㎜ 두께의 운모 결정의 개개의 엽상은 하나의 약하게 결합된 레이어를 형성하거나, 강하게 결합된 세 개의 레이어들을 형성한다.

▶ 운모의 결정 구조는 얇은 엽상으로 쪼개지거나 갈라질 수 있는 레이어들을 형성한다. 납작하고, 육면의 단사정계 모든 운모의 결정이 거의 완벽한 쪼개짐을 가지며, 얇은 엽상으로 쪼개지게 한다. 만들어질 수 있는 가장 얇은 엽상이 역학적인 고려로 인해 필수적으로 결정된다.

▶ 백운모, 금운모, 합성 형광금운모가 있다. 일반적으로 자연산 백운모의 전기적·광학적 특성은 동일한 등급의 자연산 금운모에 비해 뛰어나지만, 금운모는 열적 안정성 면에서 뛰어나다. 구조 내부에 물이 포함되지 않은 합성 형광금운모는 열적 안정성이 더 크지만, 이것은 금운모에 가깝기보다는 차라리 백운모에 가까운 특성을 가진다.

▶ 자연산 운모의 다양한 특성 값의 범위는 자연산 엽상운모결정의 크기와 품질의 대단한 다양성을 반영한다. 운모엽의 노동집약적 과정은 다른 특성을 가진 물질의 등급을 나누어준다.

▶ 운모의 특성과 화학조성

〈표 23〉 운모의 특성과 화학조성

구분	백운모	금운모	흑운모	루오르 금운모
화학조성(%)				공백임
SiO_2	46.5	40.0	37.0	
Al_2O_3	34.0	17.0	18.0	
K_2O	10.0	10.0	9.0	
Na_2O	0.8	0.5	1.0	
MgO	0.5	26.0	8.0	
CaO	0.3	–	–	
Fe_2O_3	2.5	0.2	2.0	
FeO	1.0	2.8	21.0	
기타	–	0.5	1.0	
H_2O	4.5	3.0	3.0	
비중	2.77~2.88	2.76~2.90	2.70~3.30	2.8
경도(Moh's)	2.8~3.2	2.5~3.0	2.5~4.0	3.4
비열(@25℃)	0.207	0.207	〃	0.2
비저항(ohms/㎝)	2×10^{13} ~ 1×10^{17}		〃	1×10^{12} ~ 1×10^{15}
탄성계수(GPa)	172	172	〃	〃
인장강도(Mpa)	225~297	255~297	〃	310~358
압축강도(Mpa)	221	221	〃	〃
광축각 (2V, optical axial angle)	38~47°	0~10°	0~25°	14.6°
분해온도(℃)	400~500	850~1,000	〃	1,200
유전상수	6.5~9.0	5.0~6.0	〃	6.5
팽창계수				
(벽개에 90°, 20~100℃)	15~25	$1 \sim 1 \times 10^{-3}$	〃	〃
(벽개에 평행, 20~100℃)	8~9	13~14.5	〃	〃

※ 자료원: Encyclopedia of Chemical Technology, Kirk – Othmer Industrial Minerals and Rocks, 6th Edition, AIME.

5. 부존현황 - 매장량

운모 광상이 간헐적으로 존재하기 때문에, 엽상운모의 세계 매장량에 대한 공식적인 평가가 없다. 브라질, 인도, 마다가스카르에 운모를 함유한 대규모 암석 광상이 존재하는 것으로 알려져 있다.

스크랩 및 플레이크 운모 매장량은 화강암, 페그마타이트, 편암 광상에서 발견되며 세계 예상수요를 충당하기에 충분하다.

1) 개요

운모엽의 최종산물은 물리적 · 화학적 처리로도 품위가 향상되지 않는 운모 결정의 초기 특성에 좌우된다. 운모엽의 정련 목적은 운모의 원 결정과 광석으로부터 거대한 좋은 품질의 운모엽과 운모필름에서 최대의 품질을 만드는 것이다. 기술이 요구되고 노동집약적인 기술의 여러 가지 표준이 제시되고 개선되어 왔다.

대조적으로 많은 운모편의 최종산물은 단지 초기적인 제련만으로 생산된다. 세립자 크기의 운모에 대한 소비자들의 요구, 수요가 증가하고 있다.

2) 운모엽

운모엽은 일반적으로 저가의 소규모 노천 광상에서 채광한다. 소수의 지하

광산은 거대한 페그마타이트 광체로부터 채굴되기도 한다. 광상의 크기 형태, 품위에 대한 겉보기, 초기 개발 후에 주향의 양쪽 방향을 따라 드리프트가 만들어진다. 운모 포켓의 주위를 발파하는 데 필수적으로 다이나마이트를 사용해야 하지만 최상 품질의 결정 굴착 시 파손을 피하기 위해서 주의가 요구된다.

파쇄된 암반의 불과 2~7%를 차지하는 운모엽의 원 광체는 손으로 선별되고, 나누어져 주암에 붙어 있는 드리프트와 손상된 운모를 제거시킨다. 광체는 쪼개지거나 엽상으로 되어 깨끗하게 손질되지 않은 고르지 않은 블록에 다양한 크기, 펀치나 워셔, 스크랩의 세 등급으로 나누기 위해 불완전한 것들을 제거시킨다.

블록은 그 후 칼을 사용하여 주변의 크랙과 광물의 관입을 제거하고 깨끗하게 한다. 처리 정도는 나라마다 다양하고 가격과 숙련된 기술의 적합성에 따라 달라진다. 인도산 운모의 경우는 완전하게 손질된다. 미숙한 것이다. 주변부가 불완전한 것들은 제거되고, 스플리트로 처리된다. 미국에서는 손질의 정도는 부서진 모서리를 털어내는 무딘 손질로부터 3면의 모서리를 칼로 다듬는 손질까지 다양하다. 하지만 과도한 손질은 운모 조직을 최대한 이용할 수 있는 공간을 축소시키므로 바람직하지 않다.

운모를 다듬은 후 크기와 품질에 따라 분류된다. 운모엽의 완벽한 분류는 인도에서 개발되었으며, 6분야로 나뉘어 있다.

  a) Preparation - Crude, hand - cobbed, degrees of trim

  b) Thickness - Block, Film and splittings

  c) Size(grade) - Usable area

  d) Visual - Clarity, structural imperfections, stains(muscovite only)

  e) Electrical - Dielectric

f) Thermal stability - Expansion at high temperature(phlogopite only)

운모의 두께에 따른 분류는 운모엽을 블록, 필름, 스플리트 세 가지로 나눈다. 운모 블록은 1.5㎛ 이상의 두께이고 운모 필름은 0.3에서 1.0㎛의 두께를 가지고 운모 스플리트는 운모엽으로는 사용되지는 않으나 운모 생산품에 분류된다.

광학적 품질은 운모 사용에 주요한 지표가 된다. 반면 크기는 특정 용도를 결정한다. 대부분의 운모엽은 전기나 전자재료의 용도에 사용되고, 이들은 기본적인 전기적인 특성들을 수용해야 한다. 고온에서 사용되는 금운모의 엽상은 750℃에서 30분간 25% 이상 팽창되어서는 안 되며, 외형적 변형이나 얼룩이 생겨서도 안 된다.

〈표 24〉 세계적 운모엽의 추정 생산 용량(1995)

※ 이후 발행 자료 없음

국가	생산량(tpa)
인도	6,818
러시아	5,000
중국	3,500
브라질	409
아르헨티나	318
마다가스카르	159
기타	82
합계	16,286

※ 자료원: Roskill Mica, 1997.

3) 운모편

　　운모편은 건식분쇄, 습식분쇄, 마이크로 스크리닝에 의해 생산된다. 운모의 얼룩이나 광택이 보존되는 습식분쇄된 운모편의 생산은 건식분쇄된 운모편에 비하여 몇 배 이상 비싸다.

4) 합성운모

　　상대적으로 저가이며 고순도의 많은 합성운모들은 현재 상업적으로 사용 가능하다. 불소는 완벽하게 현재, 자연산 운모 내에 있는 수산화 이온을 대체하며, 더 강한 열적 안정성과 조정성을 갖게 한다. 이러한 합성운모는 Fe_2O_3가 0.04% 이하로 낮은 백색의 고순도(97%)이다. 합성운모는 일반적으로 자연산 운모와 유사하고 자연산 운모와 같이 스플리트된다.

　　대부분의 합성결정들은 2㎠ 이하이다. 5㎠ 이상의 큰 결정들은 선별되어 개별적으로 합성되고, 10x12㎝까지 결정을 만들 수는 있지만 상업성을 고려할 수는 없다. 따라서 합성운모는 자연산 운모의 스크랩이나 플레이크와 경쟁을 하게 되고, 이들이 운모 페이퍼나 다른 생산품을 만드는 데 사용되지만 자연산 운모엽이 활용되는 용도에 있어서 직접적으로 경쟁하지는 않는다.

　　가장 널리 사용되는 합성운모는 불화 규산칼륨, K－장석, 알루미늄, 마그네슘, 석영으로 만들어지는 불소금운모이다. 1몰 이상의 불소와 상대적으로 적은 양의 물을 포함하는 혼합물은 일반적으로 1370℃에서 용융되지만 내부저항 또는 전기로의 아크 저항에서 고체상의 반응은 가능하다. 이질동상은 다양한 자연산 벤토나이트 또는 합성운모를 만들어낸다.

　　장석과 탄산칼륨으로 만들어지는 불화금운모의 배치함량은 12.5%의 불소몰 함량을 가지고 있어 과다하게 함유되어 있음을 알 수 있는데 이는 휘발성 불소의 양을 보상해준다.

6. 부존현황 – 부존특성

1) 운모엽

　　상업적 엽상 백운모는 다이크의 형태(2㎞의 길이와 100m의 두께)나, 실, 얇은 광맥의 형태를 가진 페그마타이트라고 하는 조립질 화성암에서 발견된다. 페그마타이트는 운모, 석영, 장석 등과 부차적인 부가 광물들로 이루어져 있다. 어떤 부분에서는 운모의 농도가 40% 이상 나타나기도 하지만, 운모엽의 경우 기대한 다이크에서 2% 정도만이 발견되고, 상업적으로 개발된 페그마타이트의 6%만이 사용가능하다. 운모는 암석 내부에 빈약하게 분산되어 있다. 엽상의 백운모는 잘 구역화된 광상의 벽체에서 간헐적으로 1인치 이하에서 수피트까지의 크기를 갖는 결정의 형태를 띠고 발견된다.

　　금운모는 페그마타이트가 많은 화강암체가 관입되고 변성된 퇴적층으로부터 채광된다. 휘석이 관입되거나, 대리석이나 편마암으로 나뉜 맥상이나 광석 덩어리로 나타난다.

　　오늬무늬, 쐐기, 곧거나 얽힌 운모엽을 포함한 운모 광상에서 구조적 불완전성이 발견된다. 광물의 관입이나 내부성장이 얼룩으로 알려져 있고, 쪼개짐에 평행하거나 결정면을 관통하여 구멍을 만든다. 1차 얼룩은 결정화 단계에서 다른 광물, 얼룩, 무기물의 관입으로 이루어진다. 2차 얼룩은 기공, 점토질, 철과 망간으로 인해 일어난다. 마그네타이트와 헤마타이트의 관입은 전도성을 증대시킴으로써 심각한 얼룩의 원인이 된다. 마그네타이트는 결정의 스플리트를 오염시킬 수 있다.

운모엽 광상은 매우 대단히 불규칙적이다. 심지어 인도의 **Bihar** 광상에서는 100여 개의 맥 중 2, 3개만이 추가적 개발에 적합하다. 페그마타이트는 일반적으로 좋은 산출물을 형성하고, 풍화되더라도 지중에서 플레이크 운모의 형태로 남는다.

2) 플레이크 운모

플레이크 운모는 많은 화성암, 변성암, 퇴적암에 널리 분포되어 있다. 몇몇 편마암이나 고령토는 상업적인 개발을 하기에 충분한 운모를 함유하고 있다. 대부분의 플레이크 운모는 풍화된 알라스카이트나 페그마타이트 광체로부터 장석과 고령토 생산의 부산물로서 산출된다. 플레이크 운모는 3m에서 수백 m 두께를 가지며, 수 ㎞의 길이를 가지는 백운모 편마암으로부터 회수된다.

세계적인 플레이크 운모의 자원량과 매장량은 수치화할 수 없지만 매우 광대할 것으로 보인다. 운모엽 광상은 거대한 스크랩과 플레이크 등급의 운모 매장을 포함하며, 많은 페그마타이트가 비록 엽상의 등급은 아닐지라도 운모편의 원료를 제공한다.

7. 부존현황 - 산출정보

운모광물의 화학조성은 상당히 다양하며 주로 칼륨, 철, 마그네슘, 알루미늄과 같은 금속의 양이온에 따라 구별된다. 운모족 광물의 화학식은 아래 표와 같으며, 금운모와 백운모가 상업적으로 가장 널리 사용된다.

〈표 25〉 운모족 광물 화학식

광물	광물 사진	화학식
백운모(Muscovite)		$(Al_2Si_6O_{20})(OH)_4$
금운모(Phlogopite)		$K_2Mg_6(Al_2Si_6O_{20})(OH, F)_4$
흑운모(Biotite)		$K_2(Mg, Fe)_6(Al_2Si_6O_{20})(OH)_4$
홍운모(Lepidolite)		$K_2Li_3(Al_2Si_6O_{20})(OH, F)_4$

광물	광물 사진	화학식
로스코엘라이트(Roscoelite)		$K_2V_4(Al_2Si_6O_{20})(OH)_4$
Fuschite		$K_2Cr_4(Al_2Si_6O_{20})(OH)_4$
형광금운모(Fluorophlogopite)		$K_2Mg_6(Al_2Si_6O_{20})F_4$
소다운모(Paragonite)		$Na_2Al_4(Al_2Si_6O_{20})(OH)_4$

※ 자료원: Roskill Mica, 1997.

8. 개발 및 처리

    운모엽의 최종산물은 물리적·화학적 처리로도 품위가 향상되지 않는 운모 결정의 초기 특성에 좌우된다. 운모엽의 정련 목적은 운모의 원 결정과 광석으로부터 좋은 품질의 운모엽과 운모필름에서 최대의 품질을 만드는 것이다. 정련에는 기술이 필요하며, 노동집약적인 기술의 여러 가지 표준이 제시되고 개선되어 왔다.

    대조적으로 다수의 운모편 최종제품은 초기적인 제련만으로 생산된다. 세립질 운모에 대한 수요가 증가하고 있다.

1) 운모엽

운모엽은 일반적으로 저가의 소규모 노천 광상에서 채광한다. 소수의 지하 광산은 거대한 페그마타이트 광체로부터 채굴되기도 한다. 광상의 크기, 형태, 품위에 대한 겉보기, 초기 개발 후에 주향의 양쪽 방향을 따라 드리프트가 만들어진다. 운모 포켓의 주위를 발파하는 데 필수적으로 다이나마이트를 사용해야 하지만 최상품질의 결정 굴착 시 파손을 피하기 위해서는 주의가 요구된다.

파쇄된 암반의 2~7%를 차지하는 운모엽의 원 광체는 손으로 선별되고, 나누어져 주암에 붙어 있는 드리프트와 손상된 운모를 제거시킨다. 광체는 쪼개지거나 엽상으로 되어 깨끗하게 손질되지 않은 불규칙적인 크기의 블록에 다양한 크기, 펀치나 워셔, 스크랩 세 등급으로 나누기 위해 불완전한 것들을 제거시킨다.

블록은 그 후 칼을 사용하여 주변의 크랙과 광물의 관입을 제거하고 깨끗하게 한다.

처리 정도는 나라마다 다양하고 가격과 숙련된 기술의 적합성에 좌우된다. 인도산 운모의 경우는 완선하세 손질된다. 주변부가 불완전한 것들은 제거되고, 스플리트로 처리된다. 미국산 운모의 손질 정도는 부서진 모서리를 털어내는 무딘 손질로부터 3면의 모서리를 칼로 다듬는 손질까지 다양하다. 하지만 과도한 손질은 운모 조직을 최대한 이용할 수 있는 공간을 축소시키므로 바람직하지 않다.

운모를 다듬은 후 크기와 품질에 따라 분류된다. 운모엽의 완벽한 분류는 인도에서 개발되었으며, 다음의 6개 기준을 적용해 분류한다.

a) Preparation – Crude, hand – cobbed, degrees of trim

b) Thickness – Block, Film and splittings

c) Size(grade) – Usable area

d) Visual – Clarity, structural imperfections, stains(muscovite only)

e) Electrical – Dielectric

f) Thermal stability – Expansion at high temperature(phlogopite only)

운모의 두께에 따른 분류는 운모엽을 블록, 필름, 스플리트 세 가지로 나눈다. 운모 블록은 두께가 $1.5\,\mu m$ 이상이고, 운모 필름은 $0.3 \sim 1.0\,\mu m$의 두께를 가진다. 운모 스플리트는 운모엽으로는 사용되지는 않으나 운모 생산품에 분류된다.

광학적 품질은 운모 사용에 주요한 지표가 된다. 반면 크기는 특정 용도를 결정한다. 대부분의 운모엽은 전기나 전자재료의 생산에 사용되고, 이들은 기본적인 전기적 특성들을 가진다. 고온에서 사용되는 금운모의 엽상은 $750\,℃$에서 30분간 25% 이상 팽창되어서는 안 되며, 외형적 변형이나 얼룩이 생겨서도 안 된다.

2) 운모편

운모편은 건식분쇄, 습식분쇄, 마이크로 스크리닝에 의해 생산된다. 운모의 얼룩이나 광택이 보존되는 습식분쇄된 운모편의 생산은 건식분쇄된 운모편에 비하여 몇 배 이상의 비용이 요구된다.

3) 합성운모

상대적으로 저가이며 고순도인 다수의 합성운모들은 현재 상업적으로 사용가능하다. 불소는 현재, 자연산 운모 내에 있는 수산화 이온을 대체하며, 더 강한 열적 안정성과 조정성을 갖게 한다. 이러한 합성운모는 Fe_2O_3가 0.04% 이하로 낮은 백색의 고순도(97%)이다. 합성운모는 일반적으로 자연산 운모와 유사하고 자연산 운모와 같이 쪼개진다.

대부분의 합성결정들은 $2cm^3$ 이하이다. $5cm^3$ 이상의 큰 결정들은 선별되어 개별적으로 합성되고, $10×12cm$까지 결정을 만들 수는 있지만 상업성을 고려할 수는 없다.

따라서 합성운모는 자연산 운모의 스크랩이나 플레이크와 경쟁을 하게 되고, 이들이 운모 페이퍼나 다른 생산품을 만드는 데 사용되지만 자연산 운모엽이 활용되는 용도에 있어서 직접적으로 경쟁하지는 않는다.

가장 널리 사용되는 합성운모는 불화 규산칼륨, K - 장석, 알루미늄, 마그네슘, 석영으로 만들어지는 불소금운모이다. 1몰 이상의 불소와 상대적으로 적은 양의 불을 포함하는 혼합물은 일반적으로 $1,370℃$에서 용융되지만 내부저항 또는 전기로의 아크저항에서 고체상의 반응은 가능하다. 이질동상은 다양한 자연산 벤토나이트 또는 합성운모를 만들어낸다.

장석과 탄산칼륨으로 만들어지는 불화금운모의 배치함량은 12.5%의 불소 몰 함량을 가지고 있어, 과다하게 함유되어 있음을 알 수 있는데, 이는 휘발성 불소의 양을 보상해준다.

9. 개발 용도

운모는 각종 물리성이 우수하여 그 용도가 다양하다. 즉, 진공관, 전동기, 발전기, 정류자, 전기, 배선피복, 축전기나 자동차, 항공기의 발화전등에는 운모가 없어서는 안 될 광산이다. 마이카나이트는 경질운모를 에폭시 수지나 실리코운 동의 내열성인 합성수지의 접착제로 붙여서 가열 압축한 인공운모판이며 각종 용도에 사용한다. 전기절연용 운모제품은 한국공업규격으로 규정되어 있고 최근에는 운모제품은 1~2㎟의 작은 운모 부스러기를 소성, 화학처리하여 종이처럼 모은 집성운모를 붙여서 제품으로 하는 경향이 높아간다. 운모는 전기절연재 외에 고열부의 유리 대용으로 용광로, 석유 스토브의 유리, 화부용 안경으로 사용하고 또 탄성체이므로 진동이 심한 항해용 콤파스 유리로 사용한다. 그 외 분말운모는 진주광택이 있으므로 장식도료에 사용한다. 과거 분말운모는 폐품으로서 그리 사용하지 않았으나 미국 **North Carolina** 주에서 장석의 부유 선광에서 생긴 분말운모를 회수하여 사용하기 시작했고 최근 미국에서 분말운모(160~325메쉬)의 연간 소비량은 수십만 톤에 이르고 그 수요는 루우핑에 28%, 시멘트 혼합제에 18%, 페인트에 23%, 고무에 6%, 기타에 25% 등 비율로 사용되고 있다.

운모는 운모광석을 선별하여 운모엽, 운모편 리튬운모로 나누어 운모엽은 진공관, 전동기의 정류자 재료, 절연재, 단열재, 용광로의 창 등에 사용되고, 운모편은 장식도료, 단열재, 절연재, 경량건축재로, 리튬운모는 금속리튬적출, 특수윤활유, 제조 원료로 사용되고 있다.

<표 26> 운모의 일반적 용도

품위	크기(mesh)	용도
조편상	6	유정착정, 인공 강설
중조편상	10	크리스마스 장식, 전시 재료
세조편상	16	콘크리트 벽돌 충전재, 내화벽돌, 석고보드, 아스팔트 지붕
조분상	30	금속단조, 폭발물 흡착재, 살균재, 자동차 부품
중분상	60	접점, 케이블 및 와이어, 주조작업, 파이프 에나멜, 윤활제, 접착제
미분상	100	섬유 염색, 음향판, 내장타일
초미분상	325	페인트, 플라스틱, 고무제품, 종이

※ 자료원: Industrial Minerals Handybook, 3rd edition, 1999.

<표 27> 운모 대체재

용도	대체 광물
엽상운모(Sheet mica)	알루미나 세라믹, 용융석영, 유기 중합물
합성 운모(형광 금운모)	폴리머, 엘라스토머
충전재	ATH, 중정석, 탄산칼슘, 규조토, 장석, 고령토, 네펠린 섬장암, 진주암, 활석, 미정질 실리카, 실리카 분말, 합성 실리카, 규회석
윤활제	흑연, 리튬 그리스, 몰리브덴 2황화물, 활석
경량 골재	규조토, 질석, 진주암

※ 자료원: The Industrial Minerals HandyBook, 4th edition, 2002.

10. 광산/프로젝트

1) 주요 부존국가: 러시아

러시아의 엽상운모 매장량은 인도 다음으로 많다. Irkutsk 지역의 백운모 광상인 Mamsko-chuiskaya 군은 러시아 매장량의 81%와 대부분의 생산량을 차지하고 있다. Severen 지방의 광상 3곳(Murmansk 지역의 Enskoe 광상, Karelia 공화국의 Chupino-Loukhskoe 및 Kemsko-Belomorskoe 광상)에 전체 매장량의 16%가 부존한다.

전체 금운모 매장량의 78%는 Murmansk 지역에, 17%는 Yakutia에 부존하는 것으로 추정된다. Murmansk 지역에 Kovdor 광상, Yakutia에 Fedorovskoe, Emeldzhakskoe, Katalakhskoe 및 Legrierskoe 광상이 개발되고 있다. 이들 광상은 탐사된 금운모 전체 매장량의 87%를 차지한다.

고품위의 백운모가 Karelia의 Chupino-Loukhskye 지역에서 채굴되고 있다. 총 34개의 운모 광상이 확인되었으며 그중 Malinova Varakka, Plotina 및 Tedino 광상이 현재 개발 중이다. 이 지역의 엽상운모 매장량은 총 70,000톤이다.

〈표 28〉 주요 운모 생산업체

회사	지역
JSC Kovdorslyuda	Murmansk region
JSC Karelsyuda	Karelia Republic
Mamslyuda GOK	Irkutsk region
JSC Aldanslyuda	Sakha－Yakutia Republic
JSC Uralgrafit	Chelyabinsk region

2) 국내현황

▶ 개요

다양한 분야에의 충전재, 윤활제를 비롯해 요업 및 화장품용으로 사용되고 있는 운모는 조운모상보다는 분상으로 더 많이 유통되고 있다. 국내에는 2005년 현재, 전년보다 1개소가 증가한 23개소가 생산실적을 보고한 바 있으나 매우 영세하고 내화물용을 비롯해 화장품용 등은 품질문제 때문에 수입하고 있어 내수량의 43.7% 정도를 수입하였다.

▶ 수급

① 생산
○ 매장량

〈표 29〉 광물자원 매장량 현황

구분	강원노	충북	충남	경북	계
견운모	4,732.9	–	–	1,986.2	6,719.1
운모	–	2,057.0	3,100.4	–	5,157.4
질석	–	–	194.0	292.0	486.0
합계	**4,732.9**	**2,057.0**	**3,294.4**	**2,278.2**	**12,362.5**

※ 자료: 2004년 12월 기준

○ 가행분석
－총 22개 광산이 평균 7.1개월 조업하여 전년도에 비해 광산 수는 1개소

증가하였으나, 가행기간은 같다. 월평균 보고 광산 수는 14.2개소로 전년보다 0.6개소 증가한 반면 월평균 종업원 수는 9.1%가 감소하였고, 생산량은 전년보다 38% 감소된 36,623톤을 기록했다. 생산량 감소는 전년에 급격한 생산증가를 보인 태백운모 – 예남의 생산이 예년수준으로 급감했고, 기존 상위 생산광산인 대현의 생산이 32% 감소하였기 때문이다.

- 총 생산물량 중 청양질석, 고덕, 삼화 광산 등 물량이 질석으로 보고되어, 올해 질석 생산량은 5,905톤을 기록하였다.

〈표 30〉

구분		2003년	2004년[A]	2005년[B]	증감률 B/A(%)
총 보고 광산 수		22	23	24	4.3
월평균 보고 광산 수		11.5	13.6	14.2	4.3
광산당 평균 보고 횟수		6.3	7.1	7.1	− 0.1
종업원 수	월평균	72.8	78.6	71.4	− 9.1
	광산당 월평균	6.3	5.8	5.0	− 12.9
생산량	광산당 월평균	243.8	363.4	215.4	− 40.7
	1인당 월평균	38.5	62.8	42.7	− 32.0

※ 자료: 한국지질자원 연구원, 2005년도 광산물 수급현황

ㅇ 상위 생산광산

〈표 31〉 상위 생산광산

(단위: 톤)

광산명	위치	2003	2004	2005	증감률(%)
대현	경북 봉화 석포	12,931	11,860	8,048	− 32.1
부농	충북 보은 수한	2,279	4,508	5,442	20.7
삼화	충남 청양 비봉	1,090	5,980	5,140	− 14.0
영월납석	강원 영월 상동	4,500	5,079	3,670	− 27.7
태백운모 − 예낭	강원 태백 통	3,560	20,080	3,500	− 82.6
서봉바이오베스텍	충남 논산 가야곡	3,851	3,492	2,775	− 20.5
삼경광업	강원 삼척 가곡	0	0	2,300	−
옥인	충북 영동 양강	1,080	1,080	1,080	0
금남	강원 삼척 가곡	0	1,250	870	− 30.4
청양질석	충남 청양 비봉	0	770	740,	− 3.9
전체 광산		33,651	59,238	36,623	− 38.2

※ 자료: 한국지질자원 연구원, 2005년도 광산물 수급현황

② 수입

수입금액이 큰 박리질석과 질석 그리고 운모분의 수입이 증가하여 전년도에 비해 수입 물량 49.6%, 금액 63.3%가 증가하였고, 수입되는 국가와 수입업체들은 예년과 거의 변화가 없이 같은 추이를 보였다. 품목별로 보면 견운모의 물량이 전년 대비 95%로 가장 높은 증가율을 보였으나 소량에 불과하고, 전체 물량을 좌우하는 질석 및 박리질석이 각각 51%와 83%의 증가율을 보여 전체 물량에서 87%를 차지하였다.

수입선을 보면, 질석의 경우 주로 중국에서 수입이 되었으며, 박리질석은 프랑스와 미국 그리고 견운모의 경우 저가는 말레이시아, 고가는 일본에서 주로

도입되었다. 운모분은 물량기준으로 고가인 일본과 미국의 비중이 전년보다 약 15% 감소한 39%를 차지하였다. 중국과 말레이시아산은 주로 용접봉용이어서 저가이며, 일본과 미국산은 정제된 제품이기 때문에 고가이다.

〈표 32〉

구분	HS DODE	2004		2005		B/A(%)
		톤(A)	천 달러	톤(B)	천 달러	
조운모	2525.10.0000	1,911	803	1,755	752	− 8.2
운모분	20.0000	4,667	2,149	5,928	2,732	27.0
웨이스트	30.0000	827	366	441	128	− 46.0
질석	2530.10.1000	28,677	2,461	43,376	3,403	51.3
견운모	2530.90.9020	179	566	349	785	95.0
박리질석	6806.20.1000	7,057	10,234	12,921	19,281	83.1
계		43,309	16,579	64,770	27,080	49.6

※ 자료: 한국지질자원 연구원, 2005년도 광산물 수급현황

〈표 33〉 각 품목의 나라별 수입업체

품명	수입국	수입업체
조운모	인도	엥겔하드아시아퍼시픽, (주)스웨코, 대성상사, 파우상사(주)
	중국	미선산업(주), 한국트랜식(주), 목창고, (주)공리양행
운모분	일본	상신브레이크(주), 이스트휠(주), 아데카화인케미칼코리아(주), (주)한국벨랄, 대림요업(주), 한국합성펄공업, 태평양, (주)삼양사, 동서산업(주), 새론오토모티브(주), (주)우신켐텍, 고려용접봉(주), 부성폴리콤(주), 현대근교산업(주), (주)엘지화학, 삼성토탈(주)
	미국	(주)우신켐텍,(주)카보라인코리아, 유한회사듀폰, 대원합동상사, 동화아이엔디(주)
	중국	(주)KOCH, (주)우신켐텍, 미성산업(주), 케이디엠트레이드(주), (주)엘지화학, 용강상사, (주)엠피온스, (주)공리양행
	캐나다	신성국제교역(주)
	말레이시아	조선선재(주), 고려용접봉 ,(주)현대종합금속(주)
	인도	(주)보광, (주)용진유화, (주)가리온, (주)부산참지고무

품명	수입국	수입업체
웨이스트	인도	(주)스웨코
	스리랑카	(주)스웨코
	마다가스카르	(주)스웨코
질석	중국	미성산업(주), (주)경동세라텍, 유화산업, 한국호세코(주)
	남아공	신성국제교역(주)
견운모	일본	한국합성펄공업, (주)행남자기, 현대종합금속(주)
	중국	한국합성펄공업
	노르웨이	조광페인트(주)
박리질석	일본	한국3M(주), (주)한국베랄
	미국	한국3M(주)
	프랑스	현대건설(주)

※ 자료원: 한국지질자원 연구원, 2005년도 광산물 수급현황

③ 내수

운모는 여러 분야에 걸쳐 충전재로 쓰이는 특성을 지니고 있다. 국내에서 생산되는 것은 대부분 요업회사에 납품되고 일부는 사료에도 첨가된다. 수입품은 종류에 따라 실수요자의 부류에 약간의 차이를 보여주고 있다. 운모분의 경우 용접봉 융착재용, 화장품, 페인트나 고무제조시의 충전재용으로 주로 사용되고 운모 웨이스트는 합성 웨이스트 원료용으로, 견운모는 주로 화장품용품으로 사용키 위해 수입하고 있다. 질석은 H-Beam의 내화피복 및 농자재용으로 주로 사용되고 박리질석은 접착테이프용으로 사용되고 있다.

〈표 34〉

구분		2001	2002	2003	2004	2005
공급	이월	31,174	49,049	31,627	35,640	38,905
	생산	109,399	29,870	33,645	59,238	36,623
	수입	24,527	21,235	22,774	43,309	64,770
합계		165,040	100,154	88,046	138,187	140,299
수요	내수	115,926	68,434	52,132	99,072	98,699
	수출	65	90	274	208	131
	재고	49,049	31,627	35,640	38,905	41,469

※ 자료: 한국지질자원 연구원, 2005년도 광산물 수급현황

〈표 35〉 주요 국내산 운모 구매업체

주요 수요처	구매량(톤)	공급광산
계림요업	3,837	대현 4,315, 영월납석 483
서봉바이오베스텍	2,775	서봉바이오베스텍 2,775
대림요업	1,360	영월납석 1,360
농신	1,180	삼경광업 1,180
삼화질석	1,160	삼화 1,160
세림요업	1,010	영월납석 1,010
산원산업	700	삼경광업 700
대진정광	567	영월납석 567

※ 자료: 한국지질자원 연구원, 2005년도 광산물 수급현황

3) 국가별 수출입 현황

<표 36> 국가별 수출입 현황

(단위: 천 달러, MT)

| 국가 | 수출 | | | | | | 수입 | | | | | |
| | 2004 | | | 2005 | | | 2004 | | | 2005 | | |
	물량	금액	%	물량	금액	%	물량	금액	%	물량	금액	%
남아공							440	63	0.4	416	78	0.3
네덜란드							4	1	−			
노르웨이							24	22	0.1	56	50	0.2
뉴질랜드							8	2	−	4	1	−
대만	37	15	10.5	−	1	0.1						
덴마크							74	184	1.1	71	175	0.6
독일							134	168	1.0	215	229	0.8
마다가스카르							2	2	−	35	12	−
말레이시아	−	.3	1.9	18	11	2.8	1,035	240	1.4	987	230	0.8
미국				11	244	64.1	1,200	4,131	24.9	1,896	6,074	22.4
베트남	5	3	1.7									
벨기에							80	19	0.1	97	19	0.1
스리랑카							413	163	1.0	196	71	0.3
싱가폴				6	3	0.9						
영국							66	72	0.4	64	68	0.3
오스트리아							2	2	−	16	24	0.1
이탈리아							−	15	0.1			
인도	75	15	10.0				2095	373	4.1	1,797	602	2.2
인도네시아	6	3	2.0									
일본				6	4	1.1	342	4822	29.1	406	6510	24.0
중국	80	103	70.7	90	117	30.8	3,0941	3,178	19.2	46,491	4,430	16.4
체코공화국							335	58	0.4			
캐나다							482	229	1.4	641	311	1.1
터키				−	1	0.1						
프랑스							5,631	2,527	15.2	11,383	8,197	30.3
호주	5	4	2.9							−	−	−
기타	−	−	0.2				1	2	−			
합계	288	145	100	131	381	100	43,309	16,580	100	64770	27080	100

※ 자료: 한국지질자원 연구원, 2005년도 광산물 수급현황
※ 자료: Roskill Mica, 1997

11. B.C. 1세기 유적 운모 공개

1) 영지버섯과 함께 영생불사의 약물

 기원전 1세기에 만들어진 것으로 추정되는 경남 창원 다호리 유적 목관묘에서 영원불멸의 생명을 준다는 선약, 운모가 다량으로 발견돼 화제다. 중앙박물관 측에 따르면 운모는 표면이 생선의 비늘처럼 생겨 '돌비늘'이라고도 불리는 화광암 계통의 광물질로 영지버섯 등과 함께 영생불사의 약물로 불린다고 한다. 일반인들에게 '운모'라는 명칭은 다소 생소하게 들리지만 알고 보면 오늘날에도 널리 사용되고 있는 상당히 친숙한 물질이다.

 운모는 흑운모와 백운모 두 가지로 나뉜다. 흰 빛을 띠는 백운모는 사찰을 화려하게 장식하거나 벽화제작 때 안료로 쓰이기도 하며, 불에 잘 견디는 속성 때문에 난로의 창 등에도 사용되고 있다. 반면 흑운모는 철분이 많아 이용 가치가 적은 것으로 알려졌다. 또한 운모는 한약재로 사용되기도 한다. 타박상을 입었을 때나 종기가 곪았을 때 붙여 통증을 멎게 하는 '운모고'가 바로 운모를 이용해 만든 약재다. 이 외에도 소독, 만성장염 등에 약제로 쓰이기도 한다.

 국립중앙박물관 측에 따르면 운모가 묘지에서 출토됐다는 것은 바로 그 시대에 도교가 번창해 시신과 함께 운모를 넣어줬다는 사실을 알 수 있는 징표라고 한다. 운모에 영생불사의 의미를 부여한 것이 바로 도교라는 것, 도교신학에서는 운모를 장기간 복용할 경우 신선이 되게 하는 선약으로 간주하고 있다고 한다. 그런 점에서 운모를 죽은 자와 함께 묻은 것은 도교신앙의 관점에서 볼 때 죽은 자의 영원불멸, 즉 환생을 기원하는 행위로 해석할 수 있다고 한다.

2) 백록색 백운모편

   운모는 절연성이 뛰어나고 단열효과도 내며 가볍기 때문에 매우 많은 분야에 쓰이고 있다. 운모는 운모광석을 선별하여 운모엽, 운모편 리튬운모로 나누어 운모엽은 진공관, 전동기의 정류자 재료, 절연재, 단열재, 용광로의 창등에 사용되고, 운모편은 장식도료, 단열재, 절연재, 경량건축재로, 리튬운모는 금속리튬적출, 특수윤활유, 제조원료로서 사용되고 있다. 주요 광물로는 백운모(Muscovite), 금운모(Phlogopite), 흑운모(Biotite), 형광금운모(Fluorophlogopite), 홍운모(Lepidolite), 소다운모(Paragonite), 견운모(Sericite) 등이 있으며 상업적으로는 백운모와 견운모가 널리 사용된다.

3) 운모의 특성(물리 · 화학적)

   다양한 운모들은 화학조성은 매우 다양하지만, 구조적으로는 매우 유사하다. 그들의 특성은 엽상과 판상의 약하고 강한 화학적 결합의 변화로부터 기인한다. 약 1㎜ 두께의 운모 결정의 개개의 엽상은 하나의 약하게 결합된 레이어를 형성하거나, 세 개의 강하게 결합된 레이어들을 형성한다.

   납작하고, 육면의 단사정계 결정의 모든 운모 결정이 거의 완벽한 쪼개짐을 가지며, 얇은 엽상으로 쪼개지게 한다. 만들어질 수 있는 가장 얇은 엽상이 역학적인 고려로 인해 필수적으로 결정된다.

   백운모, 금운모, 합성 형광금운모가 있다. 일반적으로 자연산 백운모의 전기적 · 광학적 특성은 동일한 등급의 자연산 금운모에 비해 뛰어나지만, 금운모는 열적 안정성 면에서는 뛰어나다. 구조 내부에 물이 포함되지 않은 합성 형광금운모는 더욱 큰 열적 안정성을 가지지만, 이것은 금운모에 가깝기보다는 차라리 백운모에 가까운 특성을 가진다. 자연산 운모의 다양한 특성 값의 범위는 자연산 엽상운모결정의 크기와 품질에 대단한 다양성을 반영한다. 운모엽의 노동집약적 과정은 다른 특성을 가진 물질의 등급을 나누어준다.

〈표 37〉 운모의 화학조성

(단위: %)

화학조성	백운모	금운모	흑운모
SiO_2	44.30	42.70	41
Al_2O_3	31.22	12.21	16
MgO	0.62	28.58	21
Fe_2O_3	5.74	0.06	1.2
K_2O	10.58	10.92	10
Na_2O	1.17	0.06	0.5
CaO	0.57	–	–
TcO_2	–	–	0.4
FeO	–	–	7.8
Cr_2O_3	–	–	0.4
F	–	–	2.2
P	–	–	〈1.0
S	–	–	〈0.1
BaO	–	–	0.5
H_2O	–	–	1.0

4) 주택 바닥마감제와 황토석 가격

주택 바닥은 우리 인체가 평생을 접촉하며 지내야 하는 공간이기 때문에 바닥재 선택 시 면밀한 검토가 필요하다. 일반주택 건축 시에는 시멘트와 화학건축제 사용을 최소화하고 친환경건축제를 사용하면 새집증후군의 위험성에서 벗어날 수 있지만, 신축아파트나 기존의 시멘트주택이라면 오염물질을 최대한 차단할 수 있는 기능성 소재를 선택해야 한다.

시중에 판매되는 바닥재는 일반 장판에서부터 강화마루, 온돌마루, 원목마루, 대나무마루, 한지장판 등과 옥돌 등 대리석 계통을 들 수 있다.

벽면과 천장에서 발생되는 시멘트독이나 오염물질도 문제이지만, 바닥은 난방을 위한 보일러 가동으로 열을 가하기 때문에 독성 발생도 매우 많아지게 된다. 따라서 우선은 바닥마감제를 선택하는 기준은 어떻게 따져봐야 하는지 살펴보아야겠다.

첫째, 인체건강에 유익한 점은 무엇인가?

아무리 보기에 아름다운 제품이라도 인체에 유익한 점이 없다면 일반 장판에 불과하다.

둘째, 화학본드제를 접착제로 사용하지는 않는가?

일반적으로 마루제품 시공 시 화학본드제가 사용된다. 그 대안으로 끼워 맞추는 조립식이 있기는 하지만 울렁거리는 단점이 있다.

셋째, 관리에 어려움은 없는가?

온도를 일정하게 유지해야 한다거나, 습도가 없으면 가습기를 틀어줘야 한다거나, 물걸레 사용은 안 된다거나 하는 등의 관리에 어려움이 있다면 안 된다.

넷째, 습기에 취약하지는 않는가?

습기는 그 자체가 인체에 해롭지만, 곰팡이 서식의 주원인이다. 우리나라는 비가 자주오고, 여름 장마철이 길기 때문에 습기에 취약한 제품이라면 2~3년마다 철거해내고 재시공해야 하는 등 이중·삼중의 경비 손실이 발생한다.

다섯째, 미끄럽지는 않은가?

물기가 있어도 쉽게 미끄러지지 않는 안정성이 있는 제품이라야 한다.

여섯째, 가격은 적절한가?

가격문제는 여타 고민거리보다 우선될 수 있지만, 한 번 시공할 때 반영구적인 제품을 선택하면 오히려 경제적일 수 있다. 천연황토석은 수입재이고, 시공에도 많은 정성을 기울여야 하기 때문에 가격이 다소 비싸다는 단점이 있지만. 위에 열거한 여섯 가지 문제를 극복할 수 있는 장점 외에도 황토의 효능을 고스란히 간직하고 있기 때문에 인체건강에 매우 유익한 기능성 친환경소재이다. 따라서 가격만을 놓고 비교 하는 것은 무의미한 일이다.

황토석은 시공비를 포함 평당 30만~35만 원으로 30평 시공하더라도 1,000만 원 수준이다. 수억 원짜리 주택에 바닥재로서 1,000만 원 정도이고, 또 인체에 유익한 소재라는 점을 감안한다면 그리 비싸게 여길 제품은 아니라고 생각된다.

12. 국내산 흑운모 Biotite

- 영어명: biotite
- 화학식: $K(Mg, Fe)_3(OH)_2AlSi_3O_{12}$
- 경도: 2.5~3.0
- 비중 2.7~3.1
- 색깔: 흑색

1) 흑운모 주요 사용용도

▶ 분말사용

- 사료 첨가제(동물, 물고기)

- 친환경 전원주택

- 유기비료 원료

- 악취제거 및 공기정화

- 아토피치료제

- 화장품원료

- 페인트, 몰탈용

▶ 원석사용

- 수질정화

- 원적외선 사우나 및 찜질방

▶ 제품규격

60, 200, 325, 500, 1,000, 2,500, 5,000메쉬

▶ 흑운모 성분분석

〈표 38〉 흑운모의 성분분석 및 시험결과

화학성분	SiO_2	Fe_2O_3	Al_2O_3	H_2O	MgO	Na_2O	K_2O	TcO_2	FeO	Cr_2O_3	F	P	S	BaO
백분율	41	1.2	16	1.0	21	0.5	10	0.4	7.8	0.4	2.2	<0.1	<0.1	0.5

시료명	분석시험 항목					
시료번호	SiO$_2$	Al$_2$O$_3$	Fe$_2$O$_3$	MgO	K$_2$O	
	65.9	10.2	5.25	5.58	1.22	
(*)	(WET)	(ICP)	(AAS)	(ICP)	(AAS)	
(단위)	(wt, %)					
	Se	Ni	Li	Ge	Zn	P
	10이하	42.3	12.4	2.3	60.7	540
(*)	(ICP)	(AAS)	(AS)	(ICP)	(AAS)	(ICP)
(단위)	(mg/kg)					
	B	Mn	Na	Ca	Ba	Sr
	338	1.08x10^3	2.69x10^3	7.36x10^3	532	62.0
	(ICP)	(AAS)	(AAS)	(ICP)	(ICP)	(ICP)
	(mg/kg)					
	V					
	888					
(*)	(ICP)					
(단위)	(mg/kg)					

표 상단 제목: 시험결과

2) 흑운모 구들장 온돌 디딤석

1950년대 이전 장작 같은 나무로 난방하던 시절, 일반 서민은 화강암을 떠내어 구들장을 만들었고 왕족이나 사대부들은 흑운모돌로 구들장을 만들었다. 화강암 구들장을 서민들이 구들돌로 사용했던 이면에는 화강암 속에 운모성분이 다소 섞여 있었기에 부분적 운모가 구들돌 속에서 열을 받으면 생육광선(生育光線)인 원적외선을 방출한다는 것을 겨레과학이 4천 년 전에 알고 있었던 것이다.

황토 속에는 '아쿠리스'라는 세균이 있지만 조선 왕실에서는 황토방 구들장에 흑운모 판석을 사용해서 이미 라돈 광선과 아쿠리스균을 방어했고 느릅나무 껍질, 약쑥, 은행잎 같은 것을 흑운모 구들 위에 황토, 참숯가루를 함께 개어 섞어 발랐으며, 서민들은 흑운모 구들대신 장석과 운모가 약간 섞인 화강암으로 방구들을 삼아서 나쁜 균을 예방했다

13. 백운모(白雲母, muscovite)

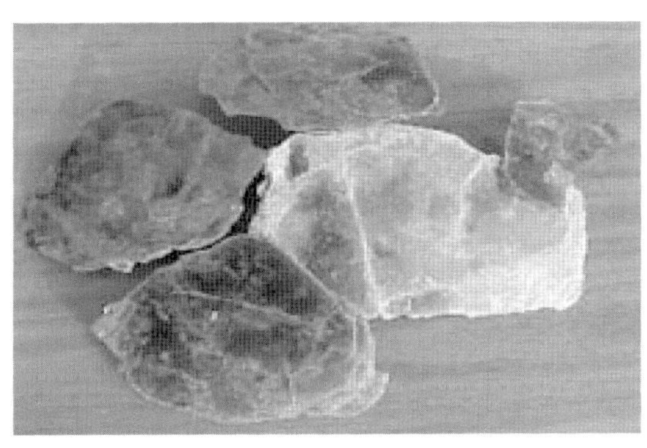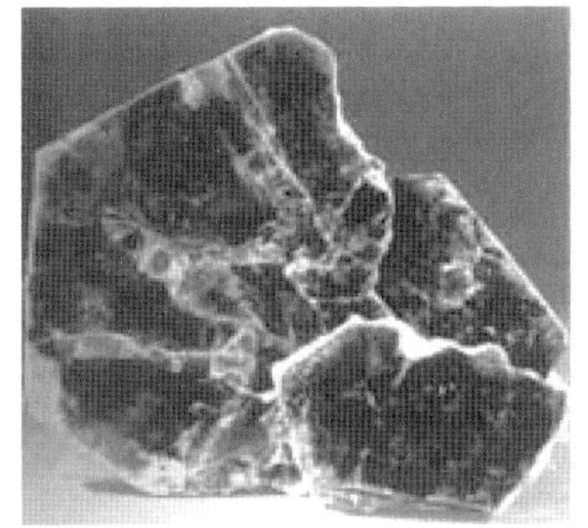

- **영어명**: muscovite
- **화학식**: $K(OHF2)_2Al_3Si_3O_{10}$
- **경도**: $2\sim2.5$
- **비중**: $2.7\sim3$
- **조흔색**: 무색

백운모는 단사정계(單斜晶系)에 속하는 광물로서, 철이나 마그네슘을 소량 함유한 것도 있다. 판상(板狀)·편상(便狀)·인상(鱗狀) 결정을 이루어, 흔히 육각형의 외곽을 나타낸다. 밑면에 완전한 쪼개짐이 있고, 벽개(劈開)조각은 탄력성이 높다. 굳기 2~2.5, 비중 2.7~3이다. 무색 또는 백색으로 투명한데, 때로는 황색·회색·녹색·갈색 등을 띠기도 한다. 특히 크롬을 함유한 것은 선녹색(鮮綠色)을 띤다. 세편(細片)이 되어 하상(河床) 중에서 번쩍이는 것은 사금과 혼동되기 쉬우나, 비중에 의하여 쉽게 식별된다. 미세한 섬유상 결정으로 견운모(絹雲母)라고 하여 구별한다. 내화성(耐火性)이 강하며, 전기 부도체이어서 전기 절연체로서 사용된다.

분포는 매우 넓어서, 화산암을 제외한 각종 암석 중에서 산출되며, 다른 광물의 분해로 인하여 생성되기도 한다. 캐나다·인도·러시아 연방 등지에서는 질이 좋은 것이 산출된다.

〈표 39〉 백운모 화학성분

화학성분	SiO_2	Fe_2O_3	Al_2O_3	MgO	Na_2O	K_2O	CaO
백분율	44.30	5.74	31.22	0.62	1.17	10.58	0.57

14. 은운모(銀雲母)

〈표 40〉 은운모 화학성분

화학성분	SiO_2	Fe_2O_3	Al_2O_3	MgO	Na_2O	K_2O	CaO
백분율	40~50(44.30)	1~7(5.74)	28~38(31.2)	〈0.8(0.1)	1~2(1.17)	5~15(10.6)	0.1~1(0.75)

수분: 1.5%, 백색도: 72, 함사율: 1%, L.O.I: 4.97%

〈표 41〉 은운모 물성치

구분	내용	구분	내용
외관	박편상의 백색	융점	1,300℃
비중	2.75~3.0g/cm2	비열	0.21cal/g.deg
탄성률	1.6~2.1x10kg/cm2	굴절률	1.598
경도	3(모스경도)	최고사용온도	550℃
PH	7.5~90	OIL Abeorption	34~37%

15. 금운모

- 영어명: Phlogopite

- 화학식: $KMg_3(AlSi_3)O_{10}(F, OH)_2$

- 경도: 2.5~3.0

- 비중: 2.78~2.85

- 색깔: 갈색 · 황갈색 · 적갈색

금운모는 단사정계(單斜晶系)에 속하는 흑운모에 가까운 운모로서 플루오르가 많고 철은 거의 없다. 판상결정(板狀結晶)이지만 때로는 주상결정을 이룬다. 밑면에 완전한 쪼개짐이 있고, 탄성이 강하다. 갈색·황갈색·적갈색 등을 띠고, 밑면은 진주광택 또는 아금속광택이 나며, 때로는 구리 비슷한 반사를 보인다. 또 금홍석을 함유하는 일이 있어서, 비추어 보면 별 모양의 6사광채(射光彩)를 낸다. 내화재(耐火材)·전기 절연체로 사용된다.

석회암 또는 고회암과 화성암과의 접촉부에 투휘석·회철휘석·투각섬석 등과 함께 산출된다. 캐나다, 미국, 핀란드, 노르웨이 등에서는 대량으로 산출된다. 한국에서는 함북·황해 등에서 산출된다.

〈표 42〉 금운모 화학성분

화학성분	SiO_2	Fe_2O_3	Al_2O_3	MgO	Na_2O	K_2O
백분율	42.70	0.06	12.21	28.58	0.06	10.92

16. 견운모

화학조성 $K_{0\sim1}(Al, Si_3O_{10}) \cdot 2H_2O + nH_2O$.

견운모를 세리사이트라고도 한다. 'sericite'라는 말은 비단이라는 뜻의 그리스어에서 연유한다. 단사정계(單斜晶系)에 속하며, 백색 또는 회백색에 진주광택이 있다. 원래는 결정편암, 특히 견운모편암의 주성분 광물을 말하였으나, 오늘날에는 열수작용(熱水作用)으로 생긴 점토 모양의 미세한 백운모를 가리킨다. 화학성분은 백운모와 거의 같으나, 일반적으로 칼륨은 백운모보다 적고 수분이 다소 많다. 세리사이트는 요업분야의 여러 방면에서 상용되고 있는데, 그 주요한 이유는 점토상으로 산출되고 있으며 가소성(可塑性, plasticity)이 크며, 건조강도(drying strength)나 생강도(生强度, green strength)가 크다는 점과 또 용융해서 생성되는 유리상(glassy phase)의 점성(粘性, viscosity)이 커서 제품화 되었을 때 하중연화온도(softening temperature under load)가 높다는 데 있다.

소결체(sintered materials)의 원료로서 가소성 원료인 점토와 융제의 역할을 하는 장석의 역할을 겸하는 역할을 하기 때문에 도자기, 위생도기 등에서 중요한 위치를 차지하고 있고 수비하여 점토와 같은 미립자만을 골라서 방직 방면에 이용하기도 하고, 그 윤활성을 이용하여 기계부품의 마모방지제로도 쓴다. 또 입자가 미세하고 색이 순백색인 것은 화장품이나 약품의 증량제로도 쓰이고 고무의 충전제, 연마분, 윤활제, 도료의 혼합제 등으로 다양하게 이용이 가능하다.

17. 게르마늄(운모석)

〈표 43〉

		DY－PS Type(um)				DY－WS Type(目)					
		2～4	4～6	6～8	8～10	200	325	400	500	600	800
화학 성분 (%)	Al_2O_3	32～35				26～32					
	SiO_2	48～50				48～55					
	K_2O	8.5～9.5				7～9					
	Fe_2O_3	0.3～0.5				1.0～3.0					

미량 원소 (pp m)	S(%)	≤0.1					≤0.05			
	P(%)	≤0.1					≤0.05			
	Pb	≤7					≤8			
	As	≤0.8					≤1			
	Hg	≤0.1					≤0.1			
Ig. Loss(%)		5~6					5~6			
수분(%)		≤1.5					≤1.5			
PH		5~7					5~7			
백색도 (%)		≥85	≥80	≥80	≥78	≥65	≥70	≥70	≥75	≥80	≥80
체적밀도 (g/cm3)		0.15	0.18	0.20	0.22	0.32	0.28	0.28	0.25	0.22	0.22
입경비		130~150	120~140	110~130	100~120	40~60	50~70	50~70	60~80	60~80	80~100

1) 게르마늄(운모석)이란?

원소기호 GE, 원자번호 32, 은회색의 연한 금속, 원소가 게르마늄이다. 1869년 원소 주기율표의 창시자였던 멘데레프 박사는 원소주기율표 중에 32번째를 공백으로 남겨둔 채 장차 새롭게 발견될 원소가 게르마늄이라고 미리 예명했다. 이렇게 탄생한 게르마늄은 회백색의 광물로서 32개 전자로 구성된 원소로 이물질이 접하면 바깥쪽 4개의 전자 중 1개가 튀어나와 미물질의 전자와 결합하여 빈자리로 이물질을 끌어당겨 다른 전자로 바꾸는 작용을 하여 준다. 이때 순수산소를 생성시켜 분해, 중화, 제거작용을 하는 광물성 원소이다. 게르마늄 원소에 이런 반도체 성질이 존재함을 발견하면서 비약적 발전을 이루게 되었고, 전자공학의 발전과 더불어 게르마늄 원소에 대한 과학자와 의학자들의 관심사는 게르마늄의 반도체 원소의 성질을 생체 내에서 작용하게 하는 인체교정 의학분야로 돌려지게 되었다.

2) 게르마늄(운모석)의 효능 및 효과

▶ 산소 공급작용

인체 세포들이 신진대사를 계속 반복적으로 행하려면 영양소와 산소가 절대 필요하며, 산소부족 시 만성 일산화탄소 중독증, 빈혈, 혈관장애, 심장장애, 저혈압, 세포노화, 정신장애 등의 질환이 발생한다. 최근에 와서 의학자들의 실험에 의해 게르마늄은 산소의 효율적인 활용을 돕는 산소촉매제의 역할을 한다는 사실이 밝혀졌다. 즉, 인체에 유기 게르마늄을 공급하게 되면 여분의 산소는 혈액에 생명력을 공급하기 때문에 만성산소결핍 현상에서 벗어나게 된다는 사실이 현대 의학에 의해 밝혀지게 되었다.

▶ 반도체작용(체내세포의 전류 흐름조절작용) : 음이온 효과

게르마늄의 최대 특징은 전기적인 성질로 금속과 비금속의 중간적 성질을 갖고 있는 반도체인 것이며, 게르마늄의 이런 성질이 바로 인체의 온갖 질병을 치료해주는 원리가 된다고 하여 기적의 원소라고 불린다. 즉 게르마늄은 원자구조상 4개의 전자를 가지고 있으며, 사람의 체온에서 용이하게 이온이 결합되어 전자·전류 간에 활발하게 움직이는 특징이 있다. 만일 체내에 이물질이 생기게 되면 4개의 전자 중 바깥쪽 전자가 (-) 상태가 되어 밖으로 튀어나오고 나머지는 3개는 (+)의 하전상태가 되어 신체와 조화를 이루게 된다. 게르마늄의 이런 역할이 바로 신체의 질병을 치료해주는 원리가 되며, 한방에서 경락과 경혈에 행하는 침이나 뜸, 지압도 마찬가지로 세포의 반도체 흐름을 원활히 하여 질병을 치료하는 똑같은 원리인 것이다.

▶ 면역력 강화 작용

인체는 크게 두 가지의 면역체계를 가지고 있는데, 첫째는 백혈구에 의한 것으로 체내에 들어온 병원균을 식균작용에 의해 잡아먹는 체계이고, 둘째는 항체에 의한 작용인데 T림프구에 의해 B림프구가 형성되어 병원균과 결합하여 그 균을 죽이는 작용을 하는 체계이다. 따라서 암에 걸렸다고 하는 것은 T림프구 수가 저하되었다는 것을 의미하며 게르마늄은 T림프구를 증식시켜 암세포, 독성물질, 바이러스 등으로부터 신체를 보호한다. 또한 일본 동경대학교 항산균병 연구소의 사토 박사는 유기게르마늄(Ge-132)의 임상실험문에서도 유기게르마늄은 B.R.M(생체방어기구 활성화 물질)의 하나로서 면역조절에 탁월한 **효과가 있다고 밝혔다.**

▶ 인터페론 생성

인터페론은 당을 지닌 단백질이며 세포가 만들어 내는 B.R.M(생체 방어기구 활성화 물질) 중 하나로서 1957년 영국의 아이삭스와 린데 만 박사에 의해 발견된 항암, 항바이러스 물질이다. 거의 30년 전에 발견된 인터페론은 면역 체계에 중요한 역할을 하고 있고, 강력한 항암인자로서 인식되고 있다. 게르마늄은 사람과 동물 모두에서 부작용이나 독성 없이 감마 인터페론의 생성을 증**강시킨다.**

▶ 엔돌핀 생성촉진 작용

유기게르마늄은 인체의 산소에 대한 효율적인 활용을 돕는 산소촉매제로서의
역할을 하므로 인체에 게르마늄을 공급하면 세포의 산소요구량이 감소됨으로써
산소가 몸속에 사용되고 남게 됨에 따라 인체의 자연 치료제인 엔도르핀의 생
성을 촉진시킨다. 따라서 피로회복이 빠르게 되고 만성 산소결핍현상에서 벗어
나게 해주며 맑은 정신과 상쾌한 기분을 갖게 해준다.

▶ 통증제거 작용

원래 인체의 어느 부위에 통증감각현상이 일어나면 뇌 속에 엔케푸아리네스
라는 효소가 생성되어 통증 억제물질인 엔케푸라린을 녹여 없애기 때문에 뇌가
통증을 인식하는 것이다. 따라서 대부분의 진통제는 엔케푸아리네스 효소를 억
제하여 주는 제제로 일시적인 효과를 나타내며 진통제의 약효가 떨어지면 다시
또 통증이 재발하고 부작용과 중독증세를 보이나 게르마늄은 진통제처럼 순간
적인 효과는 없지만 서서히 효과가 나타나며 부작용이 전혀 없다.

▶ 산성체질을 알칼리화

세포를 노화시키는 아마로이드 성분을 억제, 방지하며 산성화된 체액을 중화
시켜 알칼리 물질로 바꾸어 주면서 인체 내의 공해 물질인 중금속 물질과 결합
하여 몸 밖으로 배설시켜 준다. 게르마늄은 원자번호 32번, 원자량이 72.5P이
며 21세기에 가장 주목받고 있는 원소로 무기 게르마늄과 유기 게르마늄 두
종류로 분류된다. 유기 게르마늄은 일본 후생성에서 정식으로 허가된 연구용

의약품으로 일본 전역 50여 개 의과대학 부속병원에서 각종 암 환자와 성인병 환자에게 투여하고, 전혀 부작용이 없는 항암제로 미국, 영국, 독일, 프랑스, 캐나다, 러시아 등에서 국제특허를 획득하여 WHO(세계보건기구)가 공식으로 인정해준 천연물질의 원소이다.

18. 임상실험 결과

개별적으로 수행된 13개의 연구에서 Ge-132는 종양의 증식을 명확히 억제하였고, 분명히 생존기간을 연장시켰다. 1985년에 일본 학자가 유기 게르마늄의 항암 작용이 그것의 인터페론 유발 작용과 연관된 것으로 보인다는 가설을 발표하였다. 몇몇의 인체 암 연구가 유기 게르마늄을 갖고 수행되었다. 1단계와 2단계의 인체 임상실험의 결과는 경구 Ge-132가 인테페론과 NK세포의 작용을 증강시키고 면역 반응을 복구하며 궁극적으로 저독성을 갖는 것으로 나타났다. 위 결과들에 기초하여 일본의 암 연구가들은 기존에 화학요법이나 방사선 요법을 받고 수술을 받지 않은 폐암환자들을 대상으로 Ge-132의 효과를 결정하기 위해 반응도 생존기간, 임상증상에 대한 영향에 대해 double blind test를 수행하였다. 다른 치료와 병행하여 Ge-132를 처치받은 환자들은 특히 소세포암에 대해서 높은 반응도와 생존기간을 연장시켰다.

이 결과들은 화학요법이나 방사선 요법을 받고 있는 동안 Ge-132의 사용이 환자의 면역체계와 전신건강 상태에 분명한 이득을 준다는 것을 나타내고 있다. 저자는 또한 Ge-132의 사용과 관련되어 주요한 부작용이 없다는 것을 보고 하였다. Ge - 132가 다른 면역화학요법과 결합하여 사용될 때 기대효과는 종양 성장의 억제와 전이의 감소, 그리고 생존기간의 연장을 포함한다. Ge - 132는 또한 화학요법에 의해 초래된 체중감소를 회복시켰다고도 한다.

19. 운모, 녹차비누 만들기

쑥 녹차비누는 순식물성 원료에 녹차성분과 쑥 성분, 알콕시글리세롤, 토코페롤, 캐모마일 및 피부 노화방지에 특효가 있는 광물성 분말과 식물성 농축액을 특수 배합하여 발명특허공법으로 제조되어 피부에 자극이 없으며 피부노화 예방, 체질의 산성화를 방지하고 염증과 세균감염을 억제한다. 또한 녹차 잎에서 추출한 에센셜오일은 항산화 작용과 중금속 및 화장독을 분해하며, 녹차의 아미노산 성분이 수분을 공급해 피부를 촉촉하게 해주고 카데킨이 피지를 조절해서 피부를 아름답게 가꿀 수 있도록 만들어진 고기능성 미용비누이다.

20. 운모는 불로장생 영약?

"단약을 만들어 반쪽을 먹으면 120년을 살고 하늘을 날 수 있다. 한쪽을 다 먹으면 지상에서 880세를 살다가 하늘로 나아갈 수 있다."

동진 시대 도사인 갈홍이 쓴 도가서 ≪포박자≫에 나온 내용이다. 단약을 만드는 재료 중 하나가 운모(雲母)이다. 도교에서는 장기간 복용하면 영원불사하는 신선의 영약(靈藥)이라고 알려져 있다.

최근 신라 고분에서 운모가 출토되어 화제다. 울산 대곡댐 수몰 예정지에 포함된 울주군 두동면 하삼정리 일대에 집중된 신라 고분 800여 기를 발굴 중인 한국문화재보호재단 조사단이 이들 고분 중 5∼6세기에 축조된 것으로 보이는 243호 석곽묘에서 운모를 대량 발굴한 것이다. 운모는 이 석곽의 피장자 머리 부근에서 확인됐다.

신라 고분 전공인 동양대 이한상 교수는 "과거에도 천마총 – 황남대총 북분과 남분, 황오리 제33호분, 호우총, 은령총, 화오리 14호분 및 16호분, 황남리 82호분 동총에서도 운모가 나왔다."라고 했다. 이 교수는 "일제 때부터 운모가 나오기는 했는데 그때는 운모에 관한 정확한 정보가 없어 왜 나왔는지 몰랐다"면서 "1970년대부터 학자들이 운모에 관심을 갖기 시작했다."라고 했다. 그는 이어 "서울의 풍납토성에서도 운모가 출토돼 백제에도 도교문화가 있었음을 짐작하게 한다."라고 설명했다.

이화여대 정재서 교수(중문과)는 "운모가 신라 고분에서 출토되었다는 것은 큰 의미를 지닌다"면서 "운모는 도교에서 말하는 영생불사와 떼어서 생각할 수 없다."라고 했다.

21. 신라 시대 도교문화 밝힐 열쇠

운모가 도대체 뭐기에 영생불사와 연결하는 것일까. 운모는 화강암에서 나오는 광물질로 '돌비늘'이라고 불릴 정도로 아주 얇게 벗겨지는 특징이 있다. 황색 - 갈색 - 녹색 등 여러 색깔을 띤다.

옛날 중국에서는 도인들이 죽지 않고 오래 사는 신선의 도를 성취하기 위해서는 약을 복용하는 것이 절대적으로 필요하다고 생각했다. ≪포박자≫에는 그 약을 상, 중, 하 세 등분으로 나누었다. 상약은 신선이 되는 약을 말한다. 중약은 성(性)을 강하게 하고 생(生)을 양육시키는 약으로 120종에 이른다. 중약은 독충 - 맹수 - 악기(나쁜 기) 등 모든 요귀에 침범당하지 않도록 하는 효과가 있다고 믿었다. 하약은 병을 치료하기 위한 치병약이다. 약 125종이 있다. 이 중 상약을 복용하면 불로장생을 할 수 있게 되고 천상의 신이 돼 공중을 자유롭게 비행한다고 돼 있다. 때문에 천지에 충만해 있는 신령을 구할 수 있다는 것이다. 선약(仙藥)은 작은 산에서는 제조가 불가능하다고 한다. 깊은 산 명산에서만 가능하다. 그만큼 구하기가 어렵다는 것을 의미한다.

≪포박자≫에는 또 신선이 되는 선약의 등급을 정해 18가지를 서술해놓았는데 최상의 것은 단사(丹砂)다. 단사는 유화수은(硫化水銀)을 말하는 것으로 수은과 유황의 천연화합물이다.

다음이 금과 은이다. 금과 은은 단(丹)에서 얻는다. 단을 연소하면 우선 은이 나온다. 즉, 수은이다. 이 수은을 다시 연소하면 금이 만들어진다고 생각했다. 연금술은 이렇게 생긴 것이다.

세 번째가 지초(芝草)로 버섯이다. ≪포박자≫에는 석지(石芝) - 목지(木芝) - 초지(草芝) - 육지(肉芝) - 균지(菌芝), 이 다섯 가지로 나누고 그 각각에 100여 종이 있다고 나와 있다. 지초는 명산에서 생기는 것으로 이것을 장복하면 금단과 마찬가지로 천년만년 살 수 있고 공중을 날 수도 있다고 한다. 네 번째가 오옥(五玉)이다. 오옥은 푸른색 - 붉은색 - 누런색 - 하얀색 - 검은색의

오색 옥을 말한다. 이 옥을 액화시키거나 떡같이 만들어 먹으면 금과 은을 먹
는 것과 같은 효과를 볼 수 있다고 한다.

그다음이 바로 운모다. 즉, 도인들이 선약으로 치는 다섯 번째 순위에 있는
영약이다. 운모도 그 종류를 다섯 가지로 나눈다. 운영(雲英) – 운구(雲球) – 운
액(雲液) – 운사(雲砂) – 운석(雲石)이다. 운모는 불에 타지 않는다. 흙에 오래
묻혀 있어도 부패하지 않는다. 오랫동안 변화하지 않는 것이 금과 같아 인간을
불로장생시킬 수 있다고 생각하게 됐다고 한다. 운모는 액화시켜 복용한다. ≪포
박자≫에는 운모를 10년 동안 복용하면 그 사람의 머리 위에 운기(雲氣)가 움
직인다고 기록돼 있다.

중국 도교의 70선인 이야기를 담은 ≪열선전≫에는 요임금 때 도사 방회의
운모 일화가 나온다. 요임금이 방회를 초빙하여 여사라는 관명을 주었다. 그는
운모를 가공하여 복용한 사람으로 병든 사람에게도 자신이 제조한 운모를 주었
다고 한다. 오작산에서 은거하다가 하나라 계왕 말년에 환사(시종과 같은 관직)
가 되었는데 어떤 사람에게 납치되어 방 안에 갇히게 되었다. 납치자는 도술을
가르쳐달라고 방회에게 강요했다. 방회는 변신술로 그 방을 나오면서 방회라는
진흙 인장을 문에 붙였다. 이후 이 문이 열리지 않았다고 한다. 이때부터 사람
들은 "방회의 진흙(인장) 한 덩어리를 얻어 문에 바르면 문을 영원히 열 수 없
다"고 믿었다.

▶ 독성 없으며 약한 기 치료에 효과

정재서 교수는 "「단(丹)」이라는 국내 소설에도 주인공이 운모를 복용하는
장면이 나온다."라면서 "운모는 한의학 약재로도 쓰이는 것으로 알고 있다"라

고 했다.

실제 한의학에서는 운모를 치료제로 사용한다. 운모를 질그릇에 담아 무연로에서 새빨갛게 될 때까지 데웠다가 꺼내 식힌 후 가루로 만든다. ≪본초강목≫에는 소금물로 달여도 가루로 만들 수 있다고 적혀 있다. 운모 한 근을 소금 한 말에 담가 구리 그릇에 넣어서 하루를 찌고 절구에 찧어 가루로 만든다는 것이다. 이 가루를 약재로 사용하는 것이다.

≪동의보감≫에는 맛이 달고 독성이 없으며 약한 기를 치료한다고 했다. ≪신농본초경≫에는 중풍 – 한열로 인한 차멀미나 배 멀미와 같은 증상을 치료한다고 기록돼 있다. 몸에 나쁜 기를 제거하고 오장을 안정시키며 눈을 맑게 한다고도 했다. ≪명의별록≫에는 단절된 근육을 이어주고 이질을 멎게 한다고 적혀 있다.

이한상 교수는 "옛날 주사는 금단이라고 해서 도사나 왕이 많이 먹었는데 황제들이 먹고 중금속 오염으로 죽기도 했다"고 말한다. 하지만 운모를 먹고 오염으로 죽은 사람이 있는지에 대해서는 밝혀진 바가 없다.

22. 운모 종합자료

운모는 절연성이 뛰어나고 단열효과도 내며 가볍기 때문에 매우 많은 분야에 쓰이고 있다. 운모는 운모광석을 선별하여 운모엽, 운모편, 리튬운모로 나누어 운모엽은 진공관, 전동기의 정류자 재료, 절연재, 단열재, 용광로의 창 등에 사용되고, 운모편은 장식도료, 단열재, 절연재, 경량건축재로, 리튬운모는 금속리튬적출, 특수윤활유, 제조원료로 사용되고 있다. 주요 광물로는 백운모(Muscovite), 금운모(Phlogopite), 흑운모(Biotite), 형광금운모(Fluorophlogopite), 홍운모(Lepidolite), 소다운모(Paragonite), 견운모(Sericite) 등이 있으며 상업적으로는 백운모와 견운모가 널리 사용된다.

〈표 44〉

주요 광물	백운모, 금운모, 흑운모, 형광금운모, 홍운모, 소다운모, 견운모
주요 용도	충전재, 윤활제, 절연재, 단열재, 요업, 화장품
주요 매장국	미국, 캐나다, 한국, 인도, 러시아
주요 생산국	미국, 캐나다, 중국, 한국

1) 물리 · 화학적 특성

다양한 운모들은 화학조성은 매우 다양하지만, 구조적으로는 매우 유사하다. 그들의 특성은 엽상과 판상의 약하고 강한 화학적 결합의 변화로부터 기인한다. 약 1mm 두께의 운모 결정의 개개의 엽상은 하나의 약하게 결합된 레이어를 형성하거나, 세 개의 강하게 결합된 레이어들을 형성한다.

납작하고, 육면의 단사정계의 결정의 모든 운모의 결정이 거의 완벽한 쪼개짐을 가지며, 얇은 엽상으로 쪼개지게 한다. 만들어질 수 있는 가장 얇은 엽상이 역학적인 고려로 인해 필수적으로 결정된다.

백운모, 금운모, 합성 형광금운모가 있다. 일반적으로 자연산 백운모의 전기적, 광학적 특성은 동일한 등급의 자연산 금운모에 비해 뛰어나지만, 금운모는 열적 안정성 면에서는 뛰어나다. 구조 내부에 물이 포함되지 않은 합성 형광금운모는 더욱 큰 열적 안정성을 가지지만, 이것은 금운모에 가깝기보다는 차라리 백운모에 가까운 특성을 가진다.

자연산 운모의 다양한 특성 값의 범위는 자연산 엽상운모결정의 크기와 품질에 대단한 다양성을 반영한다. 운모엽의 노동집약적 과정은 다른 특성을 가진 물질의 등급을 나누어준다.

〈표 45〉 운모의 특성과 화학조성

(단위: %)

화학조성	백운모	금운모	흑운모	플루오르 금운모
SiO_2	46.5	40.0	37.0	
Al_2O_3	34.0	17.0	18.0	
K_2O	10.0	10.0	9.0	
Na_2O	0.8	0.5	1.0	
MgO	0.5	26.0	8.0	
CaO	0.3	−	−	
Fe_2O_3	2.5	0.2	2.0	
FeO	1.0	2.8	21.0	
기타	−	0.5	1.0	
H_2O	4.5	3.0	3.0	
비중	2.77~2.88	2.76~2.90	2.70~3.30	2.8
경도(Moh's)	2.8~3.2	2.5~3.0	2.5~4.0	3.4
비열(@25℃)	0.207	0.207	〃	0.2
비저항(ohms/cm^3)	$2 \times 10^{13} \sim 1 \times 10^{17}$		〃	$1 \times 10^{12} \sim 1 \times 10^{15}$
탄성계수(GPa)	172	172	〃	〃
인장강도(Mpa)	225~297	255~297	〃	310~358
압축강도(Mpa)	221	221	〃	〃
광축각 (2V, optical axial angle)	38~47°	0~10°	0~25°	14.6°

화학조성	백운모	금운모	흑운모	플루오르 금운모
분해온도(℃)	400~500	850~1,000	〃	1,200
유전상수	6.5~9.0	5.0~6.0	〃	6.5
팽창계수				
(벽개에 90°, 20~100℃)	15~25	$1~1×10^{-3}$	〃	〃
(벽개에 평행, 20~100℃)	8~9	13~14.5	〃	〃

* 자료: Industrial Minerals, May 2002.

2) 운모의 이용 현황 및 생산 현황

역사는 4,000여 년 전 이상으로 거슬러 올라간다. 당시 사람들은 이 돌비늘이 신비한 치유능력을 가지고 있다고 믿었다. 운모를 생산하는 한 업체에 따르면, 이 광물의 힌두 방언은 'abrak abhra'이며 함께 말하면 'abracadabra'라는 주문(呪文)의 어원이 된다는 것이다.

지난 18개월간 운모의 시장 성장률은 경미하였으며 가격마저 떨어져 운모 생산업체들은 고전했다. 하지만 현재 미분운모(ground mica)는 다양한 용도에서 신통력을 발휘하고 있는데 자동차 플라스틱과 염료 개발 같은 분야에 있어서 선두자리를 놓치지 않고 있다. 경기침체에도 불구, 생산업체들은 보다 고부가적인 가치창출을 추구하면서 향후시장 전망에도 낙관적이다. 이 글에서는 운모가 이용되는 시장, 미국과 유럽의 주요 생산회사들에 대하여 알아보고, 무역 현황에 대하여 간략하게 언급하고자 한다.

▶ 개요

운모는 복잡한 구조의 함수(含水)광물의 속명(屬名)으로 판상(板狀) 또는 편상(片狀)구조를 하고 있다. 고열과 화학작용에 잘 견디며 온도와 물리적인 면에서도 뛰어난 힘을 가지고 있으며 낮은 습기 흡수율, 화학적 저항성과 비수 중투시성(non-hydroscopic property)들은 운모가 가진 뛰어난 특성에 속한다. 운모는 열과 물, 산, 알칼리, 기체, 용해제, 자외선(Ultraviolet: UV)과 다른 방사능 물질에도 비활성적인 특성을 보인다. 본 기사는 주로 습성 및 건성 미분 백운모(muscovite) 및 금운모(phlogopite mica) 제품에 초점을 맞추고 있다.

운모 산업의 운명은 주 시장인 건설과 자동차 부문과 밀접하게 연결되어 있다. 2001년 전반기, 미국 경제는 건설업계가 한동안 최고치의 이자율로 인해 어려움을 겪으면서 디플레이션은 최저점에 이르게 되었다. 사용 운모량 중 건설업계가 제일 큰 부분을 차지한다. 2000년 기록적인 하락을 거듭한 후 2001년 자동차 생산은 약 14%나 감소함에 따라 자동차업계도 별반 나을 게 없다. 기록적인 판매 수치는 자동차 업계들의 적극적인 가격인하와 0%에 가까운 이자율에 의한 자금지원에 힘입었다. 운모업계의 한 중역은 "이러한 가격인하로 인해 사업 침체에 대한 회복의 토대가 조성되고 있다"라고 언급했다.

자동차 업계는 Ford사와 Chrysler사가 2001 회계연도에 기록적인 손실을 기록한 후 생산 감축을 실시하면서 여전히 혼란의 시기를 겪고 있다. 이상스럽게도 상품 품질(commodity grade)에 대한 압박은 있어도 경제 침체로 인한 가격 요소 변동은 별로 없다고 Georgia Industrial Minerals(GIM) 측은 밝히고 있다. Oglebay Norton Specialty Minerals Inc.(ONSM)사는 2001년에 이전 해보다 더 많은 매출액을 기록했으며 이는 이 기간의 건실한 수요현상을 반영한다고 언급했다. 이 같은 사실은 북미 소재 업계가 총 생산용량의 약 90%선에서 가동되고 있다는 사실로 미루어볼 때 더욱 신빙성이 간다.

호황기가 언제 올지에 대한 업계의 의견은 분분하지만 상황이 좋아질 것이라는 사실은 분명하다. ONSM사의 판매 및 마케팅 담당 부사장인 Mike Minkel 씨는 신중론을 펴면서 2002년 판매량에는 변동이 없을 것이라고 예상하며 "2002년 중반까지는 회복세로 들어서기가 어렵다"라고 말했다. GIM 측은 훨씬 더 낙관적이다. 침체된 시장도 '건실한' 방향에서 급반향으로 돌아서기 시작했다고 말한다. GIM의 사장인 David Avant는 "2002년 1월의 판매량이 그 이전해 대비 25% 상승했다"라고 말하며 이러한 현상이 지속될 것이라는 Engelhard Corp.의 Broyles 씨도 견해를 같이하고 있다.

유럽지역은 북미지역만큼이나 큰 타격을 입은 것 같지는 않다. Microfine Minerals Ltd.의 중역인 Ray Bush 씨는 경제 상황이 상당한 부정적 영향을 받았다는 사실에 의문을 던진다. "상황이 매우 안 좋다는 것은 단지 속설일 뿐입니다. 저희 회사 고객의 판매 현황을 볼 때 2000년과 2001년 별 차이가 없습니다"라고 그는 말했다.

▶ 플라스틱에의 이용

"플라스틱 업종은 자동차 업계에 달려 있다." Zemex Industrial Minerals Inc.(ZIM)의 판매 및 마케팅 담당 부사장인 Bill Rogers 씨는 이렇게 말하고 있다. 이 단순한 한마디는 수많은 운모 생산업체들이 성장세의 미래 산업으로 전망하는 이쪽 시장을 잘 규명해주고 있다. 플라스틱 업계는 최근 상당한 성장세를 이루었는데 이는 자동차 생산 업체들이 무게와 비용을 줄이기 위해 금속

부품을 플라스틱으로 대체하면서 생긴 결과이다. 오늘날, 보통 차들은 250lb의 플라스틱을 사용한다. "만일 플라스틱이 차체의 패널 부분에 대한 시장 진출에 성공한다면 엄청난 양의 플라스틱이 소비될 것이다." Ford Research Labaratory의 재료과학부장인 Jeff Helms 박사와 Ford Motor Co.(FMC)의 재료 생산부 엔지니어인 Mike Masserant 씨는 이같이 언급하며 앞으로의 성장세가 계속될 것으로 전망한다. 이들이 "이쪽 산업의 전성기는 이미 지났다."라고 언급하는 것처럼 미래의 성장률이 과거만큼이나 급속하게 이루어지지는 않을 것이다. 그러나 앞으로 성장가능성에 대한 다른 기회는 얼마든지 있다. 플라스틱 업계는 이미 차체 패널과 프런트 엔드 모듈 쪽에 쓰일 수 있는 분야를 발견했는데 충격에 대하여 금속보다 훨씬 저항력이 강하다. 금속을 대체하기 위한 합성 사용(composite use)은 수십 년간의 실험을 거쳤다. General Motors사가 제조한 '2001 Chevy Silverado' 모델의 합성형 픽업 박스는 반응강화 분사 조절된 폴리우레아(polyurea)가 내재된 운모로 제작한 패널 외부와 뒷문 외부가 특징이다. Ford사는 합성수지 강화 분사 조절된 운모를 자사의 'F－series' 픽업트럭의 패널 부분에 사용하고 있다.

사동차 회사들은 또힌 페인트칠이 필요한 부분에 대한 횟수를 줄이기 위해 내부 조절된 색상의 플라스틱을 이용하는 데 아주 적극적이다. 예를 들어 선호되는 색상을 지닌 부분을 제작하는 데 있어 생산과정의 부차적인 단계를 덜게 되는 것이다.

내구력과 강도, 열저항성이 첨가된 이러한 가공 플라스틱 재료들은 운모처럼 보강성의 충전용 금속이 요구된다. 운모는 충전용 계층에 속하는 물질로서 탄소 섬유나 섬유유리 등도 여기에 속한다. 또한 건성 및 습성 미분 운모와 규회석, 활석, 칼슘 탄소 등도 여기에 포함된다. 금속 부분을 플라스틱으로 대체할 시 제작자들은 필요한 특질을 얻어내기 위해 먼저 최상의(가장 고가의) 충전재를 이용해본다고 Rogers 씨는 말한다. "그렇게 진행해 나갑니다. 고객들은 값비싼 요인들을 대체하길 바라죠. 보다 값이 저렴한 물질들을 사용하길 원합니다." Helms 씨와 Masserant 씨는 Ford사가 충전 합성된 제품이 아닌 완연한 제품으로 작업하는 것을 선호하고 있다고 언급한다.

Helms 씨와 Masserant 씨는 합성혼합물 조제업자들이 자동차용 플라스틱에 쓰이는 활석을 운모로 대체해 달라는 상당한 요구가 있었다고 말한다. 보다 적은 적재수준으로 필요한 성능의 요구사항을 운모가 제공해주기 때문이었다. 플라스틱용 미분운모는 2000년 미국 운모 총 생산의 4.4%이었지만 1999년의 2.9%와 비교해보면 상당한 증가라 할 수 있다.

운모가 선호되는 이유는 비교적 높은 외관비율(Aspect Ratio: AR) 때문인데 이것은 플라스틱에 강도를 더 추가시켜 주게 된다. 또한 변형률과 경화성 면에서도 활석보다 더 우수하고 열저항성(백운모의 경우 섭씨 최고 550~600℃, 금운모의 경우 섭씨 최고 850~1,000℃)도 훨씬 뛰어나다. Polar Minerals Inc.의 사장인 Joseph Keating 씨는 운모가 섬유유리보다 더 선호되는 이유가 쭉 펼쳤을 때의 경화적 요소와 모든 방향에 있어 유용한 특성들이 나타나기 때문이라고 언급한다. "섬유 유리의 경우, 주형(鑄型)의 흐름에 따라 맞춰지는 경향이 있는데 흐르는 방향에 따라 특성이 달라지고 가로축 방향의 경우 모양이 틀어지게 된다." 운모는 RIM(Reaction Injection Moulding)에 쓰이는 규회석을 대체했으며 나일론과 폴리프로필렌에 사용되는 섬유유리의 자리도 대신하고 있다.

Quinto Technology Inc.사는 폴리프로필렌 내 40% 수준의 운모가 경화성을 2배로 올려주며 충격 저항률에 있어서 거의 3배이며 휨 강도 시 거의 손상이 없다. 자동차 제조업자들에게 있어 이 같은 특징은 강도의 손실 없이 부분 두께가 22% 줄어듦을 의미한다. 운모가 강화된 플라스틱은 많은 차들의 펜더(fender)나 차 후미 부분의 패널, 적재 바닥, 계기판, 펜더 라이너(fender liner), 점화 시스템 부분, 에어컨 시스템과 히터 틀 등에 쓰인다. 열저항성이 더 우수한 금운모는 특히 후드 밑 부분의 열과 관련된 쪽에 쓰인다.

그러나 운모는 가공하기가 까다로운 물질이다. 에너지도 많이 소모되며 평삭(平削)과정 중에 외관비율이 손상되지 않도록 처리해야 된다. 그래서 운모는 크기가 325메쉬(mesh) 이상 되는 플라스틱에만 효율적이다. "325메쉬 이하에서는 활석이 어울리죠."라고 Keating 씨는 말한다. GIM은 이 같은 사실이 풍화된 2차적인 운모를 가공하는 것에는 별반 문제될 것이 없는데 작은 판에 손상을 덜 입히면서 보다 적은 노력으로 쉽고 또 용이하게 얇은 조각층으로 가를 수 있기 때문이라고 밝힌다. 플라스틱 제조업자들에게 있어, 운모는 용량이 적게 든다는 장점이 있지만 공구의 마모를 더 가져오고 활석보다 비용도 더 많이 든다.

많은 요인들이 미래 자동차에 이용될 플라스틱에 영향을 미칠 것이다. 재활용에 관한 규제사항 또한 중요한 사안이 되고 있다. 유럽연합(EU)은 2005년까지 자동차의 85%가 재활용 가능하게 만들고 2012년까지 90%까지 끌어올리도록 하는 규제안을 갖고 있다. 이 같은 사실 때문에 Ford사 같은 자동차 선두 제조업체들이 차체부품의 복잡성과 생산 재료의 범위를 줄여 폐차 시 분리작업을 간편하게 하도록 만들고 있다. Ford사는 전기코팅 과정(이 과정을 거쳐 '페인트 칠'이 이루어진다)에서의 열을 견디어내는 열경화성 합성수지 플라스틱 부분을 재활용가능하다는 이유 때문에 열가소성(熱可塑性) 물질로 바꾸길 원한다. 그러나 열과 관련된 문제들이 가장 큰 난제로 떠오르고 있다. 여러 회사들은 동일한 비전을 추구하고 있지만 이용되는 재료에 대한 어떤 기준에 있어서는 동의할 수가 없었다.

이와 병행하여 자동차 제조업자들은 차 제조 시 재활용된 재료를 사용하길 바라고 있다. Ford사는 자사 차의 경우 재활용된 재료를 전체의 25% 정도 사용하는 목표를 정했다. 현 수준은 약 60lb의 플라스틱이 쓰이고 있다. 플라스틱의 분리와 재생을 용이하게 하면서 원상태의 소재로 만드는 것도 용이해지고 있다. Ford사의 글로벌핵심공학(global core engineering)부서 부사장인 Will Boddie Jr. 씨는 플라스틱 엔진니어학회(Society of Plastics Engineers)를 상대로 한 연설에서 Ford사는 합성수지를 이용함에 있어 다음 사항을 요구하고 있다고 언급했다. "흠이나 긁힘에 대한 저항력, 뛰어난 표면 마무리와 결 무늬칠, 충격흡수 같은 안전적인 특성, 저온 파열에 대한 저항력, 메워 넣어 성형된 색깔, 삐걱거리거나 달가닥거리는 소리 등에 대한 저항력, 가벼운 무게, 화학작용에 대한 저항력, 페인트칠이 가능하며 재활용이 가능함" 등이 그것이다.

미국보다는 개발 착수가 다소 늦었지만 유럽 또한 주요한 운모성장 시장이다. Bush 전 미국 대통령은 이렇게 지연된 이유를 역사의 우연으로 설명하고 있다. "역사적으로 볼 때 유럽의 플라스틱산업은 쉽게 이용이 가능한 활석을 충전재로 이용한 반면 미국은 운모가 그러한 경우였다." 유럽의 플라스틱 생산업체들이 보다 뛰어난 성능을 원하면서 이제 운모 쪽으로 관심이 기울고 있다고 그는 말한다.

"플라스틱은 가장 수요가 많은 시장이며 바로 이 시장에 우리의 미래가 달려 있습니다."라고 부시 대통령은 전망했다. 운모 생산업체들은 자동차 플라스틱 생산업자들이 요구하는 순도성(純度性)과 입자 크기 및 입자 크기의 분포에 대한 설계서 내용을 충족시키기 위하여 가공 시스템 분야에 투자를 했다고

Avant 측은 말한다. 높은 수준의 가공과 뛰어난 내구성을 가진 운모가 자동차에 이용된다면 이윤 획득 가능성에 상당한 관심을 보이는 운모 생산업체들은 고부가 가치성의 제품에 착수하게 될 것이다.

자동차용 플라스틱은 여러 플라스틱 생산업체들의 향후계획의 상당 부분을 차지하고 있다. GIM은 "앞으로 작용 사출성형(RIM) 플라스틱 쪽에 고도의 품질을 지닌 제품을 만들어 보다 뛰어난 전문 생산업체가 되고 싶습니다."라고 말했다. Rogers 씨는 "재료의 품질에 초점을 맞추는 정말 수요가 있는 제품들 위주로 갈 겁니다. 품질과 견실성이 판매의 주안점인 사람들과 상대하길 바라기 때문이죠."라고 밝혔다. Bush 대통령은 "보통 품질을 지닌 표준제품보다 전문화된 특정 목적에 맞춘 제품을 개별 고객에게 제공하는 것"이 주요한 기회로 자리 잡아 나갈 것으로 믿는다고 언급했다.

Rogers 씨는 자동차용 플라스틱 분야가 상당한 기회인 반면 자동차 쪽 대기업들이 공급업체들을 상대하는 방식에 대해 경계하고 있다. "자동차 생산업체들의 지시방식과 계속된 가격 인하 정책으로 인해 일련의 부품 공급업체들이 도산하고 있습니다."라고 그는 말했다. 대부분의 생산물의 최종 용도 시장이 여전히 변동 없고 최근의 성장세도 미미한 이러한 상황에서 플라스틱시장이 보여준 강한 성장세는 거의 눈부시다고 할 수 있다.

2002년까지 계속된 구름 낀 경제상황 속에서 과연 자동차용 플라스틱제품들이 한 줄기 무지갯빛으로 빛날 수 있을까? Keating 씨는 냉정한 전망을 내놓고 있다. "운모가 대박을 터뜨릴 그런 광물은 아니다. 많이 이용되는 경우 1,000~2,000톤 되는 시장에 한 번에 5,000톤 이상 되는 사업규모가 추가될 수는 없는 것이다. 이것도 활석이나 칼슘탄소치고는 중소 규모의 수준 정도이다."

▶ 합성 혼합물

미분 운모가 가장 많이 쓰이는 최종 용도시장으로 들 수 있는 국가는 미국이다. 미국 지질조사소(USGS) 보고서에 따르면 합성 혼합물이 2000년 소비량의 44%를 차지한다고 한다. 이쪽 시장은 50%의 운모를 함유하는 낮은 품질사양 재료들(low specification material)을 많이 소비하고 있다.

① 코팅(coating)

플라스틱과 마찬가지로 코팅은 점점 더 기술적인 발전을 거치며 충전재 광물에 있어 수요가 늘어나고 있다. 운모는 충전재 광물과 염료로 둘 다 사용되고 있다. 운모안료(顏料)는 사실상 분리된 시장으로 운모생산업체들보다 염료생산업체들이 공급하고 있다. USGS에 따르면 2000년 코팅이 미분 운모 생산의 30%를 차지하고 있다. 운모 생산업체들은 산업 코팅제의 충전재용 재료를 공급하는 데 화학작용이나 해상 및 고기압지역에서 발생되는 마모를 막아주는 역할을 하고 있다. 주성분이 흰색상태에서 형성되기 때문에 색상은 문제가 아니다. 가격이 선택의 핵심 요인이다. Pacer Corp.는 다른 시장분야가 단지 한계성장세를 보인 반면 코팅 쪽의 성장세는 가시적이었다고 말한다. 시멘트나 철, 목재 같은 주성분에 특정 코팅을 이용하는 것이 특히 성장세가 두드러졌다.

Engelhard사의 가장 큰 운모시장은 무광 페인트, 밀폐제, 착색제용의 보호첨가물에 이것들을 사용하는 것이다. 코팅이나 필름에 공기나 물이 들어가는 것을 막아주는 높은 외관비율 능력 때문이다. 식판이나 용기용 보호 코팅제가 최근 이 회사의 가장 큰 성장분야라는 것은 놀라운 일이다. 운모는 유액 코팅에서도 이용되는데 판지나 섬유판 기질(基質)에 적용된다. 제지업체가 광택이나 마감 칠을 종이편물에 이용하는 것과 똑같은 방식이다.

이러한 방수용 코팅제들은 밀납으로 입힌 제품들과 경합하고 있는데 밀납칠
된 제품들이 선호대상에서 멀어져가고 있다. 생화학적 분해성도 없을뿐더러 재
활용도 불가능하기 때문이다. 유액칠한 보드도 동일한 제품요구사항을 충족시
키지만 재활용될 수는 없다. Broyles 씨는 비록 고객들이 운모가 포함된 유액
을 칠한 보드 쪽으로 전환하기 시작했지만 밀납칠 제품금지의 법제화가 이루어
지면 이쪽 시장은 가속도가 붙을 것이라고 말한다. Georgia - Pacific사는 자칭
혁명적인 석기 접시의 생산을 개시했다. 'Rinse &Reuse'로 불리는 이 제품은
2001년 'Dixie'라는 상표하에 출시되었으며 재이용이 가능하고 식기세척기에
넣을 수도 있다. 이 석기 접시는 전자레인지에 넣어도 무방하며 6파운드의 음
식을 담을 수 있으며 식기 세척기 내에서 20번의 순환작업도 처리할 수 있다.
패스트푸드 체인점들이 이러한 서비스 용기를 이용하게 된다면 수요가 더 늘어
나 운모 산업계는 용량을 더 늘리게 될 것이다.

② 안료(pigment)

안료로서의 운모는 전형적으로 자동차의 마감칠과 기타 코팅 및 플라스틱 제
품에 있어 무지갯빛 효과를 얻기 위해 사용했다. Akzo Nobel사의 산업 코팅
연구개발(R&D) 부장인 Klaus Kruithof 씨에 의하면 이러한 용도로 쓰이는 유
모가 적어도 90%의 수요를 차지하는 최대의 운모안료시장이라고 밝힌다. 운모
의 사용은 1970년대 당시 알루미늄 입자를 이용했던 금속성 마감칠로부터의
진일보라고 할 수 있다. 운모안료는 1980년대 Merke와 Mearle에 의해 개척되
었다. 특정 각도에서 빛을 반사하는 거울역할의 알루미늄 박편과는 달리 운모
는 마치 '비누 거품'처럼 각각 보는 시각에 따라 무지갯빛 효과를 만들어낸다.
"마감 칠에 운모를 사용하는 것은 중요하지만 보통 금속성 물질과 혼합하여 씁
니다. 완연한 효과를 내기 위해 다른 안료를 너무 많이 사용하고 있어요"라고

Kruithof 씨는 말한다.

제조업자들이 생산하는 운모안료의 경우 보통 화학 혼합물로 입혔다. 가령 티타늄 산화물 등을 이용해 방해 패턴을 방해하고자 했다.

은(銀) 유형의 기본 운모안료는 kg당 £5~£6에 팔린다. 무지갯빛이 감도는 제품은 kg당 £20~£60까지 있다고 Eckart UK의 Chris Vickers는 말한다. 운모안료를 플라스틱과 그래픽스에 이용하는 것이 조만간 휴대폰과 같은 제품에 있어 성장 분야로 예상된다.

③ 오일 및 가스생산(oil/gas production)

Pacer Corp.의 사장인 George Kruse 씨는 2001년 9월의 테러사건 이후 관광산업이 급속도로 침체되면서 석유 및 가스 산업 경기도 부진했다고 말한다. 9·11테러사건으로 인해 수요가 감소되고 원유 값도 하락했다. 겨울답지 않은 따뜻한 날씨 또한 이러한 현상에 한몫했는데 난방용 연료기름과 굴착작업에 필요한 전형적인 수요가 이루어지지 않았기 때문이다.

④ 향후 전망

기술적인 측면에서 볼 때 운모는 아마 석면과 가장 유사한 광물일 것이다. 만약 전 세계적으로 석면이 금지된다면 운모가 시장을 장악할 기회는 한층 높아질 것이다. 다른 산업용 광물 시장은 석면이 지닌 건강상 위험한 측면과 잘못 조합되어 나오는 결과에 따른 타격을 입었다. 이러한 현상에 소비자들은 당혹스러웠는데 크리소타일(온석면)이나 석면 비슷한 광물 섬유, 활석도 여기에 포함된다. 운모 생산업체들은 이러한 전철을 밟지 않기 위해 신중한 태도를 가져야 할 것이다. 특히 점점 더 강화되는 규토 제거에 대한 규제와 관련해 더더욱 그렇다. 순수 운모에 대한 문제는 아니지만 화강암에서 나오는 운모의 경우, 규토가 포함될 가능성이 있다. 만일 규토에 대한 편집증적인 우려현상에 운모 또한 휩쓸리게 된다면 모든 운모생산업체들은 상당한 타격을 입을 것이다. 최근 미국의 활석 생산업체들에 타격을 입힌 '크레용 석면' 논쟁의 재발을 막기 위해 효율적인 커뮤니케이션이 필요하다.

▶ 미국의 생산회사들

운모라는 광물이 광범위하게 퍼져 있다는 사실에도 불구, 운모 생산업체들의 수는 비교적 적다. 미국의 경우 주 생산업체는 4곳이며 소규모 회사가 많다. 이들 소규모 회사들은 연간 80,000톤의 백운모와 25,000톤의 금운모를 생산한다. USGS보고서에 따르면 11개의 회사가 미분 운모를 생산하는데 2001년 118,000톤이 소비되었으며 95,000톤의 생산과 106,000톤의 채광, 그리고 22,000톤의 수입이 아울러 이루어졌다. 역사적으로 볼 때 미국의 백운모 생산은 North Carolina에 집중된 장석 생산에 따른 부산물이었다. 이 같은 사실은 운모 생산업자가 되기 위해서 장석 같은 관련 광물을 판매해 추출의 경제성을 이룰 수 있어야 한다는 점을 강조하고 있다. 장석과의 이러한 공생관계는 생산이 거의 위축될 수도, 확대될 수도 없었다는 사실을 의미한다. 미국의 ONSM은 New Mexico와 South Carolina 사업장을 인수해 선두 위치를 차지했다. 이로써 이쪽 시장의 상당량을 담당하게 되었으며 특히 최고급 제품에 대한 역할은 상당하다.

지난 5년 내 GIM사는 미세 조직의 운모제품을 가지고 시장에 뛰어들었다. George 주의 모래 및 자갈, 고령토를 생산하면서 같이 생산되는 부산물을 이용하는 것이었다. 한 시장 관측통에 의하면 조지아 주의 고령토 지대에서 나오는 운모가 '운모업계에 상당히 위협적인 존재'라고 밝히고 있다.

생산용량 90%의 수준으로 작업이 이루어지고 있는 가운데, 투자확장이 필요하기 이전 향후 2∼3년 동안의 생산용량은 충분하다. Zemex사가 그동안 돌리지 않았던 연간 20,000톤 생산용량 수준의 공장을 개선하는 가운데 이쪽 업계에 치열한 경쟁이 도래함을 알리는 전주곡이 되고 있다. Zemex사는 최근 아타펄가이트(attapulgite) 생산업체인 Milwhite Inc.사를 인수하면서 자사의 산업광물에 대한 자산규모를 확장하였다. 이 회사는 성장률 20∼30%에 이르는 발전을 이룰 것이라고 언급했다. 운모에 대한 새로운 활용방안은 발견하기도 어렵고 너무나 많은 작업이 따르며 적은 양으로 한정하기도 더더욱 어렵다. Zemex사가 Spruce Pine에서의 생산을 재개하면서 이러한 성장을 모색하게 될 경우 다른 생산업체들이 보유하고 있던 시장 점유율을 차지함으로써 이룰 수 있을 것이다. 이로 말미암아 ONSM사와 Engelhard사에 대한 경쟁 유발도 일어나게 될 것이다.

① Oglebay Norton Specialty Minerals Inc.

ONSM사는 미국 시장에서 50%의 시장 점유율을 차지하고 있는 백운모 공급 업체로 이쪽에서는 선두를 달리고 있다. 최근 이 회사가 North Carolina의 Kings Mountain과 New Mexico 지역의 Velarde(1999년 12월 Franklin Industrial Minerals사로부터 20백만∼25백만 달러에 인수)의 운모 작업장을 인수하면서 회사의 생산수익규모는 더욱 늘어났다. 이들 공장의 연간 생산용량은 인수 이전엔 각각 연간 26,000톤(short ton)과 16,000톤(short ton)이었다. 이 수치는 작업 효율성 개선과 더 많은 운모를 원광으로부터 분리시켜 주는 중요한 개선 프로그램에 따라 더욱 늘어날 것으로 보인다. 정확한 수치는 회사가 밝히고 있지 않다. 생산품의 약 절반은 건성 가루제이며 나머지 제품은 습성 가루제와 미분화제, 그리고 표면 처리된 제품 등으로 나뉘어 있다.

② Georgia Industrial Minerals Inc.

1995년 창립된 GIM사는 모래와 자갈 생산업체에서 출발한 회사로 이쪽 업계에서는 비교적 신흥주자라 할 수 있다. Avant 씨는 모래와 자갈 생산의 부산물이던 백운모와 고령토를 형성하던 지역을 이용하는 방안을 재빨리 생각해 냈다. 습성 분쇄 특허기술을 이용해 모래의 3~6% 내용물을 차지하던 운모를 경쟁력 있는 제품으로 변모시켰다. GIM사의 출현으로 장석 생산에 의지하던 운모 생산업계는 더욱 확장되었고 풍부한 보유고를 가지게 되었다.

GIM사는 낮은 함유량의 칼륨(통상 10%와 비교해 4% 정도)을 가지고 독특한 혼성의 표면이 까칠한 미세운모(가공 전 60~70mesh)를 가공한다. Avant 씨는 GIM사가 2급성 운모로부터 제품을 만들어내는 유일한 상업적 성격의 공장이며 전통적으로 단단한 암석이나 풍화된 원생(原生) 및 변형암들을 이용했다고 말한다.

Avant 씨는 GIM사 제품이 양질의 접합 혼성물로서 독특한 성질로 인해 화장품에서도 또한 이용되고 있다고 한다. 원래 GIM사의 연간 생산용량 수준은 10,000톤이었는데 지금은 35,000~45,000톤/년을 생산하는 수준에 이르고 있다. 이들 중 90% 이상의 건성 운모 제품이 생산량의 2/3를 차지하며 99% 이상의 습성 미분 운모 제품이 1/3을 차지한다. 모든 운모가 습성상태로 가공되지만 생산되는 주요제품은 건성 가루제품과 유사한 성격을 띠고 있다.

③ Zemex Industrial Minerals

Zemex(ZIM)와 그 자회사들은 톤 수 규모로 볼 때 북미 운모 생산업체 중 두 번째 위치를 차지하지만 현재 백운모 생산은 이루어지지 않고 있다. 1998년 ZIM사는 Aspect Minerals Inc.사를 $2,200,000에 매입했는데 당시 North Carolina의 Spruce Pine에 있는 운모 공장을 인수하였다. 투자로 인해 생산용량 수준은 연간 약 20,000톤에 이르게 되었고 습성 및 건성 분쇄 시설을 이용, 페인트, 플라스틱, 접합 시멘트, 훈련용 진흙시장 등에 쓰이는 운모공급을 맡고 있다. 하지만 Zemex 제품들은 계획한 것처럼 그다지 큰 성과는 보지 못했다. Rogers 씨는 경제 호황기가 거의 끝나갈 무렵에서야 Aspect사 매입이 이루어 졌다고 밝혔다. ZIM사는 간신히 어느 정도의 시장점유율을 획득했지만 경기하 향세가 오기 전 회사의 확실한 입지를 굳히기에는 역부족이었다. 두 개나 되는 습성 미분운모 생산 업체들을 시장 쪽에서 받아들이기는 벅찼고 Zemex사가 ONSM에 자리를 양보해야 했다. "상승세를 타야 됩니다. Zemex사는 타이밍을 잘못 맞췄어요."라고 Rogers 씨는 말한다. 현재 Spruce Plant의 본격적인 가동 은 뒤로 늦춰지고 있는 상황이다. "시기가 좋으면 뛰어들 준비가 되어 있습니 다."라는 의견을 내비쳤다. Zemex사는 여전히 고령토 분야에서는 활발한 활동 을 보이고 있으며 폐(廢)제품을 고객에게 공급해 접합 혼합물에 사용하도록 하 고 있다. 회사의 향후전망에 대해 Rogers 씨는 상당히 낙관적이다. "미래엔 경 쟁사들보다 훨씬 나아질 겁니다. 폐 고령토나 조각들을 이용하는 데 있어선 매 우 큰 규모죠. 적절한 시기에 완성된 운모 제품업계에서 한몫을 담당할 겁니 다."라며 자신의 의견을 피력했다.

　영리성을 지닌 금운모 광상은 지구상에 단 두 곳뿐이다. 하나는 캐나다에 소 재한 Zemex사 자회사인 Suzorite Mica Products Inc.가 운영하는 Lac Letondal 광산으로 퀘벡 주 Boucherville 공장에서 가공을 담당한다. 다른 하나는 핀란 드의 Kemira가 소유한 곳으로서 인산(燐酸) 생산을 하기 위한 인회석을 채광 하면서 나오는 부산물인 금운모를 생산하고 있다. 이것들은 유럽과 일본, 미국 등지의 가공업체들에게 공급된다. 금운모는 백운모보다 색깔도 훨씬 더 짙고 훨씬 더 높은 열저항력을 가지고 있기 때문에 주조(鑄造)코팅 시스템이 화재 관련 제품 등에서 사용하고 있다. 금운모의 가장 중요한 시장은 플라스틱 강화성 제품 쪽인데 상대적으로 높은 열저항성 때문에 백운모보다 더 큰 이점을 가지고 있다.

④ Engelhard Corp.

Engelhard사는 두 가지 개별 제품을 통해 운모 공급을 담당하고 있다. TiO_2로 코팅된 운모효과 안료와 충전재 광물을 강화한 특수제품으로 여기엔 다양한 장벽용 제품, 주물 및 고무과정에서의 주조 방출물, 종자 코팅용에 쓰이는 운모와 화장품 등급 운모제품이 있다.

Engelhard사는 1996년 Mearl Corp.사를 인수하면서 운모 사업체를 가지게 되었다. 생산 설비 시설 이외에도 George주의 Hartwell에 광산을 가지고 있는데 충전재용에 쓰이는 습성 미분운모 생산을 담당하게 되었다. 한국의 인천, South Carolina의 Charleston 및 New York의 Peekskill에 rhdwkddl 있는데 이곳들에서는 효과용 안료(effect pigment)를 생산한다. 운모 공급은 국내 및 국외에서도 이루어진다. 점점 늘어나는 수요 충족을 위해 회사는 연간 15,000톤 규모이던 기존 생산용량 수준을 2000년에 2배로 늘렸다. 하지만 값싼 품목의 시장 공급까지는 담당하지 못하고 있다. Broyles 씨는 Engelhard사가 생산해낸 운모가 색상 면에서도 우수하고 외관비율도 50 : 1～100 : 1까지 상당한 수준이라고 말하고 있다. "이러한 외관 비율수준을 획득하기 위해서 해당 용도에 맞춘 가공 설비시설들이 이용되지만 상당한 집약적 에너지가 소모됩니다." 라고 그는 덧붙였다.

Broyles 씨는 이 회사의 운모 생산제품이 코팅 처리된 안료 제품에 이용되는 동일 품질의 재료를 사용하는 면에서 구별된다고 말한다. "색상도 아주 희고 경쟁 업체들이 통상 제공하는 것들보다 품질이 상당히 좋습니다." 제공되는 제품은 높은 외관 비율과 표면도 상당히 부드러우며 색상이 매우 희고 잔존물과 오염물질도 적게 남기면서 얇은 조각판으로 갈라지는 성질 또한 뛰어나다. Engelhard의 주요 충전재 제품으로는 55μ와 39μ가 있지만 혼합 재료에 쓰이는 10～15¢/lb와 비교해 최고 80¢/lb용으로까지 판매되는 6μ이하의 제품을 주로 생산한다.

⑤ Polar Minerals Inc.

Polar Minerals사는 Ohio River에 소재한 두 공장에서 중국에서 수입한 백운모를 최고급 시장용으로 이용하기 위해 습식 분쇄가공을 한다. 또한 이 회사는 미국 시장용으로 Kemira사가 핀란드에 소재한 공장에서 생산한 금운모를 독점적으로 운영하는 대리점도 가지고 있다. 금운모는 이 회사가 중점적으로 관심을 가지고 있는 대표적 운모제품인 것이다. Keating 씨는 Kemira에서 생산된 제품이 규소 결정체 불순물을 가지지 않으며 마찰성 오염물질도 없어서 판매에 있어 상당한 이점을 가지고 있다고 말한다.

⑥ Pacer Corp.

Pacer는 South Dakota의 Custer에 인접한 대규모의 광상에서 나온 건성 분쇄된 백운모를 95%에서 98% 정도 생산한다. 이 회사는 2001년 12월 사업확장 프로젝트를 완료해 완결 제품의 생산용량 수준을 연간 5,000～6,000톤에서 10,000～12,000톤으로 끌어올렸다. 수준 향상 프로젝트(upgrade project)를 통해 새로운 분류시스템을 설치, 순도 및 입자 크기 분포(Particle Size Distribution; PSD)를 조절하였고 더욱 세밀한 PSD 절단 가공에 필요한 여과 장치도 이용하였다. Pacer사는 비교적 낮은 가치 시장권(low value market)에 운모를 공급하고 있는데 Texas, Oklahoma, Wyoming, Montana 지역의 인 유정(油井)산업을 포함해 방화벽이나 페인트, 산업용 코팅제, 접착제 및 봉인제, 그리고 플라스틱 등에 해당 제품을 공급하고 있다. Pacer사의 운모 제품은 반투명성으로 가시광선의 50%는 반사시키고 나머지 반은 통과시켜 페인트나 플라스틱 제품에서 은은한 색깔을 내게 한다. 앞으로 Pacer사는 현재 특정 규모와 품질, PSD를 지닌 제품을 공급하는 것처럼 자체 자본투자를 통해 신제품의 개발과 코팅제 및 자동차용 플라스틱제품에서의 사업 영역을 늘려나갈 것이다.

⑦ 업계의 신흥 주자들

Azco Mining Inc.는 Arizona주 Black Canyon 광상을 기반으로 지난 몇 년간 운모 시장에의 진출을 시도했다. 이 회사는 습성 미분 운모 생산능력은 있지만 여러 가지 이유로 인해 시장 진출에 어려움을 겪었다. ZIM사의 Spruce Pine 공장처럼 Azco사는 상승세의 호기를 놓치고 말았다. 이미 자리를 잡고 있는 경쟁업체들은 시장 점유율을 내주려 하지 않았고 고객업체들 또한 불황이 언제 닥칠지 모르는 시점에서 위험을 감행하면서까지 공급업체를 바꾸려 하지 않았다. 호황기에 있는 시장으로의 진출은 상당히 어려웠다. 이러한 어려움은 화장품 및 자동차용 플라스틱 제품을 겨냥한 최고급 시장부문에 필요한 오랜 자격 기간과 겹쳐 더해졌다. 비용 문제 또한 큰 장애물처럼 보였다. 막대한 자본 비용 없이는 비용 기반을 확장하거나 공동 광물에 대한 계약을 파기해야 하는 저이윤 사업은 목표 지점과의 거리문제까지 더해져 경쟁력을 갖추기가 상당히 어려웠다.

Quinto Technology Inc.사는 캐나다 British Columbia 주의 Lumby에 인접한 백운모 칼륨 광상을 개발 중이다. 이 광상의 운모는 천연 미분 백운모와 석묵이 혼합된 상태로 플라스틱 충전재와 코팅 첨가제에 사용되는 미분(微粉)운모(분쇄 가공을 전문으로 하는 에너지 집약형태로 생산)에 대한 저비용 대체물로서 판매되고 있다. 시험 규모 제품은 평균 입자 크기가 6μ이며 가장 큰 크기는 13μ이다.

유럽의 분말 및 박편, 미분 제품에 대한 운모시장은 대략 연간 55,000톤 규모라고 CMMP(Comptoir de Mineraux et Matieres Premieres)는 추정한다. 대부분이 백운모 관련 시장이다. 이들 운모의 일부는 유럽에서 생산되고 있는데 프랑스 Brittany의 연간 21,000톤 생산규모의 DAM(Denain‑Anzin Mineraux), 스페인의 연간 8,000톤 가공 수준의 Caolines de Vimianzo와 Arcillas Blancas, 그리고 핀란드의 Kemira에서 주로 생산되고 있다. 유럽 운모 시장제품 대부분은 중국과 인도, 남아프리카 공화국에서 수입하고 있으며, 다른 재료들은 브라질과 아르헨티나, 캐나다에서 오는 것들이다. DAM의 생산량 감소에 따라 5년이나 10년이 지나면 미가공 재료의 수입이 더욱더 필요할 것으로 보인다. 분말 제품의 주 공급업체들은 운모를 자체적으로 채광하지는 않지만 가공에 필요한 미가공재료를 구입하고 있는데 Micofine Minerals Ltd.와 CMMP가 여기에 해당한다.

유럽의 운모 소비는 시장이 아닌 국가별로 구분되는데 이는 주 소비산업체의 위치 때문이다. 예를 들어 영국에서는 건설업계가 큰 소비업체인데 제품 원료 배합과정에서 유럽의 다른 지역에서 규회석을 주로 이용하는 것과는 달리 운모를 사용하기 때문이다. 마찬가지로 독일에서는 표면 코팅제 산업이 가장 중요하다. 플라스틱제품은 지난 10년간에 걸쳐 여러 유럽국가의 성장 분야에 속했지만 CMMP 측에 의하면 현재 성장속도가 둔화되고 있는 분야이다. 화장품업계 쪽은 규모도 작고 틈새시장에 속하지만 립스틱이나 다양한 크림제품에 운모 사용이 증가되면서 성장세를 보이고 있다.

CMMP의 사장인 Joëlle Briot 씨는 유럽의 판매현황은 큰 변동이 없지만 현재 교역 면에서 어려움을 겪고 있다고 말한다. 유럽은 북미 쪽과 운모 교역이 거의 이루어지지 않고 있는데 "해당 시장이 모든 점에서 전적으로 다르기 때문"이라고 Bush는 언급하고 있다. "북미산 운모는 대량의 규모로 고유 특성을 지니고 있으며 유럽 것과 비교해 상대적으로 무거운 편이다." 대부분이 합성혼합물 시장에 진출하면서 시장의 발전 방향이 서로 달라 결국 유럽의 생산업체들은 미국의 동종업체와 경쟁하지 않게 되었다.

① Microfine Minerals Ltd.

영국의 Derby 지역에서의 운모 생산은 150여 년간 이어지고 있는데 가공과정에 필요한 수자원이 방대한 것이 이를 가능케 한다. Microfine사는 중국과 인도, 아프리카, 프랑스, 스페인에서 운모를 수입하고 있으며 건성 및 습성, 미분화 가공을 통해 연간 15,000~20,000톤을 생산한다. 통상 주로 금운모와 백운모가 생산되고 있다고 한다.

Stinnes AG 일부인 Microfine사는 모회사의 물류 업체선을 통해 중국과 인도에서 미가공재료를 피기백(piggyback) 방식으로 수송을 하고 있다. 그러나 제품 유통은 별도로 이루어진다. 96개국에 수출을 하고 있지만 판매량 중 약 75%가 유럽에 치우친다.

② CMMP

CMMP는 프랑스 북동쪽 Saint-Quentin의 가공 공장을 운영하고 있다. 이쪽 지역엔 운하가 위치해 있으며 바지(barge)선을 통한 대규모의 수송이 이루어진다. 이 회사는 DAM사의 제휴업체로서 프랑스의 Ploemeur에서 생산되는 백운모를 가공한다. 합병과정을 통해 규모가 커진 DAM은 연간 21,000톤 규모의 운모를 생산하는데 장석과 석영, 고령토 생산도 함께 이루어진다. CMMP의 공장은 품위단계가 80~1,000에 이르는 연간 8,000톤 규모의 분쇄과정과 하소과정 능력이 있다. CMMP는 유럽뿐만 아니라 일본과 대만, 기타 동남아시아 국가들에 수출을 하고 있다. 이 회사는 페인트와 플라스틱제에 쓰이는 건성 미분 백운모와 플라스틱 강화제와 방출물질에 쓰이는 습식 미분 백운모를 생산하고 있다.

③ Omya

Omya사는 1994년 노르웨이의 Talc사 인수를 통해 소규모 운모업을 획득했다. 중국과 인도의 운모 폐기물을 노르웨이 Knarrevik에 가져와서 미분화과정을 거친 다음 산업용 코팅제에 쓰이는 두 가지 품위의 제품을 생산한다. 하지만 규모는 매우 미약한 수준으로 연간 2,000톤 정도이다. 해당 제품은 톤당 약 £600 정도에 판매되고 있다고 Tony Gadd 씨는 밝히고 있다. 판상 성질이 코팅제의 습기문제를 개선하는 데 이용되고 있다. "외관비율이 미분화 과정을 거친 다음 20:1을 훨씬 웃도는 수준이다."라고 그는 덧붙였다.

④ Eckart - Werke

Kemira Pigments는 1998년 핀란드의 Pori에 근거지를 둔 진주 빛 안료 공장을 Eckart - Werke에 매각했다. Eckart는 기술적인 측면 등에 지속적인 투자를 하여 생산용량 수준을 두 배로 늘렸으며 유럽에서 압도적으로 판매되고 있는 페인트와 플라스틱제, 그리고 잉크 등에 필요한 제품을 연간 700톤 규모 생산하고 있다. 향후 어떤 시점에서 추가 확장의 가능성도 있다.

Eckart는 공장 인수를 통해 특별 효과 금속성 안료의 원스톱 판매를 제공하는 기타 안료의 범위를 늘렸다. 이 회사의 판매 담당자인 Chris Vickers 씨는 현재 사업이 호황기를 맞고 있다고 말한다. "인수과정 이후 재고가 남는 것이 없을 정도입니다." Eckart사는 소규모의 금속성 안료 생산업체로 유럽 시장점유율의 약 5%를 차지하고 있다. Merck KGaA사와 Engelhard사가 이쪽 시장

을 주도하고 있으며, 주력 소비층은 독일과 이탈리아, 프랑스, 그리고 스페인
등이다.

▶ 무역 현황

대부분의 북미 생산업체들은 제품의 약 10% 정도를 수출하며 주로 캐나다
와 멕시코, 또한 아시아 지역권도 그 대상에 포함된다. 특히 이쪽은 앞으로
RIM등급 제품의 성장가능성이 상당하다.

유럽의 중국과 인도산 운모 수입은 앞으로 미국보다 더 늘어날 것으로 전망
된다. 미국 운모 수입의 대부분은 서부 해안지역의 합성혼합물용 시장에 공급
할 중국산 운모이다. ONSM사의 국제 사업 및 판매 부사장인 Michael Holloway
씨는 인도산 운모 구입의 주원인은 일본을 경유해 수입되는 화장품 등급의 운
모(cosmetic grade mica)처럼 특별한 품질이나 특성을 지닌 운모를 얻는 것이
라고 밝혔다.

가공이 거의 이루어지지 않은 운모는 현재 미국 내에서 수입되고 있지만 인
도와 중국산 제품이 미국 시장 내 완성된 운모제품에 대한 경쟁력을 갖추고 있
다고 Rogers 씨는 말한다. 그러나 "물류과정이 너무 복잡한데다 제품의 품질
또한 꾸준하지 못해 그다지 큰 위협존재는 되지 못하고 있다."라고 덧붙였다.

23. 온돌구들 속의 위대한 건강문화

1) 정자방(井字房)

　논산군 가야곡면에 왕암 마을이 있다. 이곳은 궁중내시 도편수(궁중토목목수)들이 경복궁, 경희궁 등 대조전(왕과 왕비의 침실이 있는 건물) 안의 정자방(井字房) 방바닥 온돌구들장을 채석하던 곳인데, 왕암(王岩)마을을 왕암(旺岩)으로 일제가 이름을 변조한 것 같다. 조선조가 망하고 일제시대에 금역(禁域)이었던 이곳이 해금되자 전국 8도의 만석꾼이나 친일파 고관들이 왕암마을 뒷산의 운모편암(운모, 편암)을 채석하여 온돌용 구들장을 만들었다. 석공들이 몇 짐만 채석하여 내다팔아도 몇 섬지기 논을 장만할 정도로 짭짤한 재미를 보았다고 한다. 대조전의 정자방은 중심부에 왕의 침실이 있고, 사방에 방이 연결되어 있는 구조일 뿐 아니라 옛동이 9족(族)을 주도하는 임금의 방이란 뜻도 내포되어 있어서 삼한시대 고려시대를 이어 몽고퉁구스권(몽고로이드 반점)의 핵심주도 조선조정의 상징적 비밀이 스며 있다.

2) 온돌의 내력

　온돌은 우리 겨레 4천 년 이상의 역사 속에 숨어 있는 주택문화의 핵심으로, 서양의 '본만'이 3백 년 전에 중앙난방식 방법을 발견하기 이전 영하 25도를 내려가는 혹한에서도 우리 조상들이 따뜻한 봄날 같은 방을 누리게 한 난방구조이다.

고구려 후기 만주 집안 소재 동대자 유적에서는 온돌구들골의 폭이 2m여서 그 위에서 사람들이 생활했음을 보여준다. 방 구들골의 높이도 20~25㎝의 얕은 연기 통로가 있었다. 중국 삼국지 기사 속 '거처초옥토실'에는 우리 겨레의 생활상이 묘사되어 있는데, 부여 부루족이 황토 토방에 짚이나 갈대잎 지붕을 짓고 살았던 내용이 명확하다. 1950년대 이후 연탄아궁이가 보급되기 시작하면서 돌구들방이 자취를 감추고 1960년대 이래로 시멘트, 콘크리트 건축 문화가 오늘날까지 지배적으로 이어왔다. 김치가 일본으로 건너가고 고려인삼이 중국 길림성으로 옮겨가 대량 재배되고 있듯이 온돌도 일본으로 건너가 다시 유럽으로 수출되고 있다.

3) 약석(藥石)인 온돌구들장들

1950년대 이전 장작 같은 나무로 난방하던 시절 일반 서민은 화강암을 떠내어 구들장을 만들었고 왕족이나 사대부들은 흑운모돌로 구들장을 만들었다.

《증류본초》, 《동의보감》, 《본초강목》 등 고전한방의학서에는 약재(藥材)를 논함에 있어 옥석(玉石)을 제일 먼저 다루어 해설했고, 그다음으로 주사(朱砂), 즉 경면주사, 9전영사, 운모(돌비늘), 옥, 석유황 등 순서를 매기고, 다음이 초재(草材) 약초이었으며, 이어서 목(木)부, 과부(果部), 소채부 등 순서로 이어지고, 돌을 약으로 다룰 때 암석에서 용출하는 암반수 같은 '물'을 설명하며 물 중에 지장수, 흙 중에 황토를 으뜸으로 여겼다. 화강암 구들장을 서민들이 구들돌로 사용했던 이면에는 화강암 속에 운모성분이 다소 섞여 있었기에 부분적 운모가 구들돌 속에서 열을 받으면 생육광선(生育光線)인 원적외선을 방출한다는 것을 겨레과학이 4천 년 전에 알고 있었던 것이다.

4) 약구들돌의 원적외선과 약 미네랄

세계적 광산왕인 일본의 나가이(永井) 씨가 그의 소유 브라질 광산에서 산출되는 트루마린광석을 경이로운 신소재로 파악, 선전하면서 트루말린 광석이 환경 혁명을 일으킨다고까지 말하고 있다. 여기서 환경 혁명이란 건강 혁명을 말한다(트루말린은 규소 성분이 다량 함유되는 등 운모와 구성 성분이 유사하다).

트루말린 보석을 환경 친화적 생명활성 건강물질로 재발견하게 된 계기는 브라질 소재 트루말린 광산은 다른 광산보다 극단적으로 의료비가 적기 때문이다. 다른 광산에 비하여 한 광산에서 12분의 1, 또 다른 광산에서 6분의 1이여서 그 광산에서 일하는 광산노동자들이 열악한 환경과 엄한 노동조건에 처해 있으면서 밝고 활력이 있었으며 거친 식사 내용하에서도 체력이 일본인의 2배 강했다는 데 핵심이 있었다는 것이다. 태초에 화산용암이 풍화 도중 다시 화산의 열에너지를 흡수하여 화성암(火成岩)으로 변했고 다시 풍화되어 황토라는 점토광물을 형성시켰다. 황토를 분석하면 암석의 풍화체에 불과해서 황토가 풍화되기 이전의 모체는 규석, 납석, 석영, 운모 등 다층 광석이었다. 인간의 뼈, 혈관, 머리카락의 주성분 중 하나인 규소와 칼륨, 마그네슘, 알루미나 등등이 알려져 인간은 바위의 풍화체인 흙에서 태어났다고 말하는 것이다. 이런 암석과 황토는 수억 년 동안 태양광선 에너지의 일종인 원적외선을 흡수하여 비축하고 있어서 열과 같은 환경조건을 가하면 비축된 원적외선을 조금씩 방출한

다. 원적외선은 암석 속의 25종 이상의 미네랄 원소와 함께 인간, 동물, 식물의
성장대사에 필수불가결하다. 세종시대 한증막의 설치는 4천 년의 겨레 구들장
돌과 함께 원적외선을 획기적으로 활용한 과학사의 한 페이지이다. 원적외선은
6~14미크론 파장대의 열에너지를 전달할 뿐 아니라 세포의 생리작용을 활성
화시킴으로써 ① 혈액의 흐름 촉진, ② 발한작용(노폐물방출) 촉진, ③ 신경통,
관절염, 요통 등의 통증 완화, ④ 진정, 안면효과, ⑤ 탈취, 방균효과, ⑥ 습기
제거, ⑦ 물을 연수화시킴, ⑧ 공기를 청정케 하는 등 다양한 작용을 한다.

24. 동의보감(東醫寶鑑)에서 약으로 쓰는 돌[石部]

동의보감(東醫寶鑑)에서 약으로 쓰는 돌[石部]은 모두 55가지이다.

▶ 주사(朱砂)

성질은 약간 차괴[微寒](서늘하다고도 한다) 맛은 달괴[甘] 독이 없다(약간
독이 있다고도 한다). 모든 병을 낫게 하며 정신을 좋게 하고 안정시키며 눈을
밝게 하고 얼굴에 윤기가 돌게 한다. 또한 혈맥을 잘 돌게 하며 마음을 진정시
키고 정신을 흐리게 하는 사기와 가위 눌리는 것, 악귀를 몰아낸다. 중 악, 명
치 아래가 아픈 것, 옴, 여러 가지 헌데를 낫게 하고 군살을 없애며 심과 폐를
눅여 준다. 오래 먹으면 정신을 좋게 하며 늙지 않게 하고 몸이 가벼워진다.
  - 일명 단사(丹砂)라고도 하는데 부릉산(符陵山)에서 나며 또 진주에서도

나기 때문에 진사(辰砂)라고도 한다. 아무 때나 캔다. 주사는 광택이 있고 투명하며 깨뜨리면 격지 벽처럼 되어 있다. 또한 운모조각 같고 잘 꺾어지는 것이 좋다. 대개 주사 중에서 좋은 것을 광명사(光明砂)라고 한다.

- 생으로 쓰는 것이 좋으며 다시 구워서 먹을 때는 조금 먹어야 병이 나지 않는다. 옛날에 어떤 사람이 불에 구운 단사를 몇 알 먹고 며칠 밤 심한 열이 나다가 죽었다고 한다. 생주사는 갓난아이에게도 먹일 수 있다. 그러나 불에 의하여 주사의 성질이 변해서 독이 생기면 사람이 죽을 수 있으므로 반드시 주의해야 한다[본초].

- 보드랍게 가루 내어 수비한 뒤에 재를 넣은 사발에 두터운 종이를 깔고 그 종이 위에 수비한 주사를 놓아 습기를 빨아낸 다음 말려서 쓴다[입문].

- 천지의 기운이 쌓여서 1천 년에 처음 어울린 것이 현수(玄水)이고 2천 년이 된 것은 현주(玄珠)이며 3천 년에야 수은(水銀)이 된다. 수은은 푸른 빛을 띠었기 때문에 목(木)에 속하고 4천 년이 되면 주사가 되는데 빛이 붉기 때문에 화(火)에 속한다. 또 6천 년 내지 7천 년이 되면 덩어리가 된다[오행상류].

▶ 운모(雲母, 돌비늘)

성질은 평(平)하고 맛은 달며[甘] 독이 없다. 5로 7상, 허손으로 숨결이 약하고 기운이 없는 것을 낫게 한다. 오장을 편안하게 하고 정액을 보충하고 눈을 밝게 하며 중초를 보하고 이질을 멎게 한다.

- 곳곳에 있으며 빛이 희고 투명하며 엷고 가벼워 매미 날개[蟬翼]와 같은 것이 좋다[본초].

– 불에 빨갛게 달구어 식초에 담그기를 일곱 번 반복하여 수비해서 햇볕에 말린 다음 다시 분같이 갈아 약에 쓴다[입문].

▶ 석종유(石鍾乳)

성질은 따뜻하고[溫] 맛은 달며[甘] 독이 없다. 5로 7상을 보하며 오장을 편안하게 하고 9규를 잘 통하게 하며 허손을 보하고 눈을 밝게 한다. 또 정을 돕고 성욕을 세게 하며 하초가 손상되어 다리가 약해지고 아프고 시린 데 쓴다.

– 깊은 산 동굴 속에 있으며 그 생김새는 겨울에 처마 끝에 달린 고드름 같고 투명하며 가벼운 것이 거위 깃의 대롱 같으면서 빛이 흰 것이 좋다.

– 보드랍게 가루 내어 수비하고 다시 밤낮 3일 동안 갈아서 옷좀가루와 같이 되어야 약에 쓸 수 있다[본초].

– 돌로 된 약은 차거나 덥거나 다 독이 있다. 잘 짐작하여 써야 한다. ≪내경≫에 돌로 된 약은 약 기운이 맹렬하다고 하였으므로 오래 먹어서는 안 된다고 하였다.

– 보통 돌로 된 약이라고 말하는 것은 즉 석종유이며 옛사람들이 많이 먹었다[입문].

▶ 반석(礬石, 백반)

성질은 차며[寒](서늘하다고도 한다) 맛은 시고[酸] 떫으며[澁] 독이 없다. 담을 삭이고 이질을 멎게 하며 음식창과 악창을 낫게 하고 코의 군살을 없애고 갑자기 목구멍이 막힌 것을 낫게 한다. 뼈와 이빨을 든든하게 하며 나력, 서루(鼠瘻), 옴 등을 낫게 한다.

- 즉, 지금의 백반(白礬)이다. 빛이 희고 광택이 있고 말간 것이 좋다. 보드랍게 갈아서 질그릇에 넣고 한나절 동안 불에 달구어 빛이 분같이 희게 된 것을 고백반[枯礬]이라고 한다. 여러 가지 헌 데를 낫게 하는데 궂은 것은 없애고 새살이 살아나게 하는 좋은 약이다. 다만 가래를 삭이는 데는 생것을 쓴다. 또한 녹반(綠礬), 흑반(黑礬), 홍반(紅礬) 등이 있다.
- 백반을 물에 풀어 종이에 글을 쓰면 그 물기가 마를 때부터 거기에 물이 묻지 않는다. 이것으로 백반의 성질이 습한 것을 없앤다는 것을 알 수 있다. 그러므로 담연을 치료하는 데 쓴다[본초].

▶ 녹반(綠礬)

성질은 서늘하고 독이 없다. 후비증, 벌레 먹은 이빨, 입이 헌 것, 악창, 옴과 버짐 등을 낫게 하며 목구멍, 입, 이빨에 생긴 병에 많이 넣어 쓴다.

- 일명 청반(青礬)이라고도 하는데 이는 구리의 정액이다. 불에 달구어 식초에 담그기를 세 번 반복하여 쓴다. 이 약은 간기를 억제하고 비를 돕는 약이다. 또한 식초에 법제하여 쓰면 간기를 고르게 한다고 한다[입문]. **흑반(黑礬) 또는 조반(礬)**이라고도 한다. 감닉창(疳 瘡)을 낫게 하며 수염과 머리털을 물들이는 데 쓴다[입문]. **홍반(紅礬)**, 즉 청반을 불에 달군 것이다. 또한 반홍(礬紅)이라고 하며 황달을 낫게 한다[입문].

▶ 공청(空青)

성질은 차며[寒] 맛은 달고[甘] 시며[酸] 독이 없다. 청맹과 귀머거리를 낫게 하며 간기를 보하고 눈에 열기로 피가 지고 아픈 것을 낫게 하며 부예(膚)를 없애며 눈물이 나는 것을 멈춘다. 내장과 예장을 치료하는 데 매우 중요한 약이다. 눈동자가 상한 것도 다시 볼 수 있게 한다.

- 공청은 빛이 푸르며 큰 것은 달걀만 하거나 양매(楊梅)만 하다. 때문에 별명을 양매청(楊梅靑)이라고 하였다. 그 껍데기는 두텁기가 여지껍질[枝皮] 같고 속에는 물이 있는데 맛이 시고[酸] 달다[甘]. 오래된 청맹과 내장 때에 눈에 넣어 낫게 한다. 그 껍데기는 또한 예를 갈아서 없앨 수 있다.
- 그 속은 비었는데 깨뜨려 보아 속에 물이 들어 있는 것은 매우 얻기 어렵다[본초].

▶ 증청(曾靑)

성질은 조금 차며[小寒] 맛은 시고[酸] 독이 없다. 간담을 보하고 추웠다 열이 났다 하는 것을 낫게 하고 눈이 아픈 것을 낫게 하며 눈물이 나는 것을 멈추게 한다. 공청과 같이 산에서 나며 약효도 서로 비슷하다. 그 생김새는 작은 구슬이 서로 꿰어서 엉키어 있는 것 같고 속이 비지 않았다[본초].

▶ 석담(石膽)

성질은 차며[寒] 맛은 시고[酸] 매우며[辛] 독이 있다. 쇠붙이에 다친 것과 음식창을 낫게 하며 석림(石淋)을 나오게 하고 적을 해친다. 또 충치, 군살, 서루, 악창을 낫게 하며 열독을 풀어준다.

- 일명 담반(膽礬)이라고도 하며 진한 푸른색으로 투명하고 맑은 것이 가장 좋은 것이며 풍담을 토하게 하는 데 가장 빠르다[본초].

▶ 웅황(雄黃, 석웅황)

성질은 평(平)하고 차며[寒] 맛은 달고[甘] 쓰며[苦] 독이 있다. 중악, 복통, 귀주를 낫게 하며 헛것에 들린 것, 나쁜 사기를 없앤다. 또 서루, 악창, 옹저, 치질, 궂은 살, 옴과 버짐, 익창을 낫게 하고 콧속의 군살, 힘줄이 끊어졌거나 뼈가 부서진 것을 낫게 하고 온갖 벌레독을 없애며 다섯 가지 병기의 독과 박새뿌리독[藜蘆毒]을 풀 뿐 아니라 독사의 독을 잘 풀어준다.

- 석웅황을 차고 다니면 헛것이 가까이 오지 못하며 산속으로 들어가면 호랑이도 숨어 버리며 큰물이나 독한 물건에도 상하지 않는다고 했다.
- 순순하여[純] 잡질[雜]이 섞이지 않고 닭의 볏같이 붉으면서 번쩍번쩍한 것이라야 쓸 수 있다. 또한 불에 태우면 근처의 벌레가 죽는 것이 진짜이다.
- 깨끗하고 투명한 것은 석웅황이고 겉이 검은 것은 훈황(熏黃)이라 하는데 헌데와 옴에 쓴대[본초].
- 산의 양지쪽에서 캔 것은 석웅황이고 음지쪽에서 캔 것은 자황(雌黃)이다. 그 빛이 닭의 볏처럼 붉고 투명한 것이 좋은 것이다. 보드랍게 가루 내어 수비하여 약에 넣어 쓴다. 자황(紫黃) 악창, 옴, 문둥병을 낫게 한다. 불에 달구어 식은 다음 보드랍게 가루 내어 쓴대[입문].

▶ 활석(滑石, 곱돌)

성질은 차며[寒] 맛은 달고[甘] 독이 없다. 설사와 이질, 젖이 잘 나오지 않는 데, 오줌이 막힌 증을 낫게 한다. 오줌을 잘 나가게 하고 위(胃) 속의 적취를 확 씻어내며 또한 9규와 육부의 진액을 잘 통하게 하여 몰리지 않게 하며 갈증을 멈추고 번열이 나고 속이 마르는 감을 낫게 한다. 오림과 난산, 유옹을 낮게 하며 진액을 잘 돌게 한다.

- 대개 곱돌은 얼음 같고 희고 푸른빛이며 돌에다 그으면 희고 번지르르한 금이 그어지는 것이 진짜이다[본초].
- 족태양경에 들어가며 오줌이 잘 나가지 않는 것을 낫게 하며 미끄러워서 구멍을 잘 통하게 한다[탕액].
- 족양명경에 들어간다. 빛이 흰 것이 좋으며 보드랍게 갈아 수비하여 쓴다. 대개 쓸 때는 반드시 감초와 함께 쓴다[입문].
- 우리나라에는 충주에서 나는 것이 쓸 만하다[속방].

▶ 우여량(禹餘粮)

성질은 차고[寒] 평(平)하며 맛은 달고[甘] 독이 없다. 적백이질, 월경이 중단된 것, 징가, 아랫배가 아픈 증, 붕루와 치루 등 증을 낫게 한다.

- 일명 태일여량(太一餘粮)이라고도 하는데 생김새는 거위[鵝]나 오리의 알 비슷하면서 겉에는 껍질이 겹겹이 싸여 있고 속에는 부들 꽃같이 누르고 보드라운 가루가 있는데 약간 다쳐도 곧 부서진다. 그리고 겹겹이 쌓인 것은 마치 엽자자황(葉子雌黃)과 같다. 불에 달구었다가 식초에 담그기를 일곱 번 반복하여 보드랍게 가루 내서 수비하여 쓴다[본초].

▶ 자석영(紫石英)

성질은 따뜻하며[溫] 맛은 달고[甘] 매우며[辛] 독이 없다. 심기(心氣)가 부족한 것을 보하고 경계증을 멎게 하며 정신을 안정하게 하고 폐기(肺氣)를 좋게 하며 하초를 안정시키며 소갈을 멎게 한다. 또 임신 못 하던 것을 하게 하며 옹종을 삭이고 얼굴에 윤기가 나게 한다.

- 그 빛은 연한 자줏빛이며 투명하고 작으나 크나 다 모가 5개 났으며 두 끝이 살촉 같다. 곳곳에 있다. 끓여서 물을 마시면 더우면서도 독이 없다. 백석영(白石英)에 비하여 약 힘이 곱이나 세다[본초].
- 수소음경, 족궐음경에 들어간다. 불에 달구어 식초에 담그기를 일곱 번 반복한 다음 보드랍게 가루 내서 수비하여 쓴다. 석영에는 다섯 가지 색이 있는데 오직 흰빛과 자줏빛 나는 두 가지만을 약으로 쓴대[입문].

▶ 적석지(赤石脂)

성질은 몹시 따뜻하며[大溫] 맛은 달고[甘] 시고[酸] 매우며[辛] 독이 없다. 복통과 적백이질을 낫게 하며 오줌이 많이 나오는 것을 멈춘다. 또 오장이 허약한 것을 보하고 심기를 도우며[養] 눈을 밝게 한다. 정을 돕고 옹저, 치질, 붕루를 낫게 하고 난산과 태반이 나오지 않는 것을 나오게 한다.

- 빛과 결이 곱고 풀기가 있어서 혀를 대면 붙는 것이 좋다[본초].
- 붉은 것과 흰 것 두 가지가 있는데 붉은 것은 소장에 들어가고 흰 것은 대장에 들어간다. ≪경(經)≫에 "삽제[澁]는 빠져나가는 것을 멎게 한다"고 하였는데 적석지는 수렴하는 약[收之劑]이다[단심].
- 불에 빨갛게 달구었다가 식혀서 보드랍게 가루 내서 세 번 수비하여 햇볕에 말려 쓴대[입문].

▶ 석류황(石硫黃, 유황)

성질은 몹시 열하며[大熱] 맛은 시고[酸] 독이 있다. 명치 밑에 있는 적취,

사기, 냉벽(冷癖)과 허리와 신의 오랜 냉증[腰腎久冷], 냉풍으로 전혀 감각이 없는 것, 다리가 냉으로 아프고 약하며 힘이 없는 것을 낫게 한다. 또한 힘줄과 뼈를 든든하게 하며 성기능을 세게 하고 머리털이 빠지는 것, 악창, 음부에 생긴 익창(瘡) 등을 낫게 하고 옴과 버짐이 생기게 하는 충을 죽인다.

- 빛은 거위 새끼가 알 속에서 처음 나온 것 같은 것이 진짜이다. 이런 것을 곤륜황(崑崙黃)이라 하며 붉은 것은 석정지(石亭脂)라고 한다[본초].
- 빛이 누르고 광택이 있으며 맑은 것이 좋다. 대체로 녹여서 참기름 속에 넣어두든가 혹은 동변에 담가 7일 동안 두었다가 보드랍게 가루 내서 수비하여 쓴다. 참새의 골과 같이 개면[拌] 냄새가 나지 않는다[입문].

▶ 석고(石膏)

성질은 차며[寒] 맛은 맵고[辛] 독이 없다. 돌림병으로 머리가 아프고 몸에 열이 나는 것과 3초로 열이 몹시 나는 것, 피부열, 입이 마르고 혀가 타며 목구멍이 다는 증을 낫게 한다. 또 소갈증을 낫게 하고 해기(解肌)해서 땀을 내게 하고 위의 화[胃火]를 사한다.

- 석고는 바위 곁에서 나며 바둑 씨 같고 안팎이 온통 흰 것이 가장 좋다. 본래 옥같이 말갛고 결이 가늘며 희고 윤택한 것이 좋다. 누른 것은 임병을 생기게 한다[본초].
- 수태음경과 수소양경, 족양명경에 들어간다. 위 속에 열이 있는 것, 열이 나는 것, 열을 싫어하는 것, 조열(燥熱), 오후마다 나는 조열, 저절로 땀이 나는 증 등을 낫게 한다[탕액].
- 부스러뜨리고 갈아서 가루 내어 생감초 달인 물에 수비하며 햇볕에 말리

어 쓰거나 불에 달구어 갈아서 수비하여 쓴다[입문].

▶ 방해석(方解石, 차돌)

성질은 몹시 차며[大寒] 맛은 쓰고[苦] 매우며[辛] 독이 없다. 위 속에 머물러 있는 열과 황달을 치료한다. 이 돌은 성질이 차므로 열을 없애는 데는 석고만 못하지 않다.

- 석고와 대체 비슷하나 차돌은 바위 곁에 있지 않고 홀로 있는데 큰 것은 됫박만 하고 작은 것은 주먹 같으며 깨뜨리면 다 모가 진다. 풍증을 낫게 하고 열을 내리는 데는 석고와 비슷하나 해기하여 땀을 내는 데는 석고만 못하다.
- 보드랍게 갈아서 수비하여 쓰거나 불에 달구어 갈아 쓴다[본초].

▶ 자석(磁石, 지남석)

성질은 차며[寒] 맛은 맵고[辛] 짜며[] 독이 없다. 신(腎)을 보하며 뼈의 기운을 든든하게 하며 정을 돕고 답답한 증[煩]을 없애며 귀머거리를 낫게 하고 뼈마디를 잘 놀리게 한다. 또 옹종, 서루, 목에 생긴 멍울, 목구멍이 아픈 것을 낫게 한다. 불에 달궈 담갔던 물을 마시면 임신하게 한다.

- 빛이 검고 굳으며 무거운 것은 바늘을 끌어당기게 하는데 바늘이 3∼4개 연단 것이 좋다. 쇠붙이를 잡아당기는데 10여 개의 바늘이나 600∼1,200g 되는 칼이 서로 연달게 하여 쥐고 내둘러도 떨어지지 않는 것이 진짜이다[본초].
- 불에 빨갛게 달궈 식초에 담그기를 아홉 번 반복하여 가루 내서 수비하여 쓴다. 혹은 불에 달궈 담근 물을 마신다[입문].

– 자석의 힘이 온전한 것은 몇kg의 쇠를 그릇 밖에서 잡아당기는데 이것은
서로 기운이 통하기 때문이다[정리].

▶ 자석모(磁石毛, 지남석털)

자석 가운데 구멍이 있고 구멍 속은 노라발간 빛이고 그 위에 가는 털이 있
다. 이것의 약성은 따뜻하며[溫] 맛은 짜고[鹹] 독이 없다. 털빛이 연한 자줏빛
이며 자석의 위가 갈라지고 깔깔하여 바늘과 쇠를 연달아 당기는 것을 민간에
서는 협철석(鐵石)이라고 한다. 신을 보하며 기를 돕고 정수를 불리어 주며 신
이 허하여 생긴 귀머거리, 눈이 어두운 증을 낫게 하는 데 효능이 더욱 좋다.
 – 자석모는 쇠의 어미이다. 쇠붙이를 당기는 것은 어미가 자식을 부르는 것
   과 같다고 했다. 빨갛게 달궈 식초에 담갔다가 보드랍게 가루 내어 수비하
   여 쓴다[본초].

▶ 양기석(陽起石)

성질은 따뜻하고[溫] 맛은 짜며 독이 없다. 자궁 속의 어혈, 징가, 결괴(結
塊)로 배가 아프고 임신 못 하는 것, 음위증으로 일어서지 않는 것을 낫게 하
며 남자의 음경 끝이 차고 음낭 밑이 축축하고 가려운 것을 낫게 한다. 또한
냄새 나는 땀을 거두며 부종을 내리고 임신을 하게 한다[본초].
 – 양기를 도와준다. 그 생김새가 짚신나물(낭아) 비슷하고 빛이 희며 말간
   것이 좋다. 불에 달궈 식초에 담그기를 일곱 번 반복하여 가루 낸 다음 수
   비하여 쓴다. 이는 운모의 밑동이다[입문].

▶ 한수석(寒水石)

성질은 차고[寒] 맛은 맵고[辛] 달며[甘] 독이 없다. 오장에 있는 열, 위(胃)에 있는 열, 몸에 있는 열, 답답하고 그득한 증, 피부 속이 불같이 뜨거운 증 등을 낮게 하고 갈증을 멈추고 부종을 내린다.

- 일명 응수석(凝水石) 또는 작석(鵲石)이라고도 하며 그 빛은 운모 비슷하고 잘 꺾어지는 것이 좋은데 이것은 소금의 정기[鹽之精]이다[본초].
- 불에 달구어 가루 낸 다음 수비하여 쓴다[입문].

▶ 밀타승(密陀僧)

성질은 평(平)하고 맛은 짜고 매우며[辛] 조금 독이 있다. 오랜 이질, 다섯 가지 치질, 쇠붙이에 다친 데, 얼굴에 생긴 흠집과 주근깨를 낮게 한다.

- 은광석을 제련한 재무더기 가운데 있으며 망치로 깨뜨리면 금빛 같은 것이 좋다[본초].
- 외용[外付]에는 생것을 쓰고 내복(內服)에는 불에 달구어 누렇게 된 것을 보드랍게 가루 내어 쓴다[입문].

▶ 박초(朴硝)

성질은 몹시 차고[大寒] 맛은 쓰며[苦] 조금 독이 잇다. 배가 팽팽하게 불러오른 것, 대소변이 나오지 않는 것, 월경이 중단된 것을 낮게 한다. 오장의 온갖 병과 육부의 적취를 치료할 때 설사시킨다.

- 일명 초석박(硝石朴)이라고도 한다. 지상(地霜, 초석)을 쓸어 모아 한 번 달

여 내었을 뿐 다시 제련하지 않았기 때문에 박초라고 한다. 그 맛이 몹시 떫
어서 소나 말가죽을 이기는 데 쓴다. 그렇기 때문에 피초(皮硝)라도 한다.

- 72가지 돌을 녹여 물이 되게 하기 때문에 초석이라고 한대[본초].

- 초석이라 하는 것은 초의 총칭이다. 불에 법제하지 않은 것을 생초(生硝),
박초라고 하고 불에 법제한 것을 분초(盆硝), 망초(芒硝)라고 한다. 옛사
람들은 매운 것을 알고 썼고 지금 사람들은 짠 것으로 알고 쓴대[탕액].

▶ 망초(芒硝)

성질은 몹시 차며[大寒] 맛은 짜고 조금 독이 있다. 오장의 적취와 징가를
해치며 오림을 낫게 하고 대소변을 잘 나가게 하며 뱃속에 담이 찬 것, 상한에
서 속에 열이 있는 것, 위가 막힌 증과 황달을 낫게 한다. 또한 나력, 옻이 오
른 것을 낫게 하고 어혈을 헤치며 유산시키고 월경이 중단된 것을 하게 한다.

- 박초를 더운물로 녹여 걸러서 그 물을 절반쯤 졸여 그릇에 담아 하룻밤 두면
가는 결정체로 된다. 이것이 즉 망초이다. 또한 분초(盆硝)라고도 한대[본초].

▶ 마아초(馬牙硝)

성질은 몹시 차며[大寒] 맛은 달고[甘] 독이 없다. 오장에 쌓인 열, 잠복된
기를 없애며 눈에 피가 지면서 부은 것과 예장이 생겨서 깔깔하고 아픈 것을
낫게 한다.

- 역시 박초를 달여 법제한 것이며 깨뜨리면 4∼5개의 모가 나고 빛은 희고
투명하며 그 생김새가 말의 이빨과 비슷하다고 하여 마아초라고 하고 또
영초(英硝)라고도 한대[본초].

▶ 현명분(玄明粉)

성질은 서늘하며[凉] 맛은 맵고[辛] 달며[甘] 독이 없다. 심열로 번조한 것과 가슴에 허열이 있는 것을 낫게 하며 오장의 오랜 체기나 징결을 헤친다[본초].
- 법제하는 법은 겨울에 박초와 무 각각 600g을 무가 익을 때까지 같이 삶는다. 이것을 꺼내어 종이에 밭아서 하룻밤 밖에 놓아두면 푸르고 흰빛의 덩어리가 된다. 이것을 매 600g에 감초 생것, 익은 것을 합하여 80g을 가루 내서 넣고 저어서 고르게 섞어 쓴다[입문].
- 그 성질이 완화하기 때문에 늙고 약한 사람에게 꼭 박초를 써야 할 사람은 현명분을 대신 쓴다[탕액].

▶ 풍화초(風化硝)

담화로 생긴 여러 가지 병을 낫게 한다. 박초를 끓는 물에 담가 녹여서 비단천으로 밭아 사기그릇에 넣어 우물 가운데 하룻밤 달아 매두었다가 엉켜서 이빨같이 되고 투명하여 수정같이 희면 쓸 수 있고 그렇지 않으면 다시 녹여 밭아서 투명하고 희게 될 때까지 한다. 또한 박초를 가루 내어 대로 만든 키 안에 담고 얇은 비단 천을 덮어 바람이 잘 통하는 곳에 2달가량 놓아두면 풍화된다. 이것을 다시 갈아서 가루 내어 약에 넣는다[입문].

▶ 염초(焰硝)

박초를 법제하여 그 정기를 다 뽑은 뒤에 그 밑에 응결되어 있는 돌 같은 것이다. 즉, 정기는 다 빠지고 남은 찌꺼기이기 때문에 효능이 또한 완만하다.

다만 태우면 연기가 나는 불이 일어난다[본초].

- 태우면 불꽃이 일어나 연기가 나는 불이 붙기 때문에 염초라고 한다. 세 가지 초류[硝]가 본래 한 가지 물질이므로 주로 치료하는 것도 서로 같다.
- 초류를 달임 약과 같이 쓸 때는 먼저 약탕관에 약을 넣고 달여서 뜨거울 때에 넣고 저어서 먹는다[입문]. 붕사(鵬砂) 성질은 더우며[煖](따뜻하고 [溫] 평(平)하다고도 한다) 맛은 쓰고[苦] 매우며[辛] 독이 없다. 담을 삭이고 기침을 멈추며 징결을 헤치고 후비증을 낫게 한다.
- 일명 봉사(蓬砂)라고도 하는데 인후병 치료에 가장 중요한 약이다. 그 생김새가 몹시 광택이 있고 투명하며 또한 큰 덩어리도 있다. 남번(南蕃)에서 나는 것은 밤색이고 맛은 심심하고[和] 효과가 빠르고 서융(西戎)에서 나는 것은 빛이 희고 맛은 탄내가 나고[焦] 효능은 완만하다[본초].

▶ **식염(食鹽)**

성질은 따뜻하며[溫] 맛은 짜고 독이 없다. 귀주, 고독, 사주, 독기를 없애며 중악으로 가슴이 아픈 것, 곽란으로 명치 밑이 갑자기 아픈 것, 하부의 익창을 낫게 한다. 또한 가슴속에 있는 담벽과 음식이 소화되지 않고 위장에 남아 있는 것을 토하게 하며 또 양념의 간을 맞춘다. 많이 먹으면 폐를 상하여 기침이 나게 한다. 소금을 두고 끓인 물로 모든 헌데를 씻으면 종독이 삭는다.

- 바닷물을 졸여서 만든 것으로 눈같이 흰 것이 좋다.
- 서북쪽 사람들은 적게 먹어서 흔히 오래 살고 병이 적으며 동남쪽 사람들은 소금 먹기를 좋아하여 오래 살지 못하고 병이 많다. 그러나 물고기와 고기를 절이면 오래가도 상하지 않으며 베나 비단에 적시면 쉽게 썩고 헤

어진다. 그러므로 각기 적당한 것이 따로 있대[본초].

- 양념에 소금이 없어서는 안 된다. 그러나 적게 먹거나 먹지 않는 것이 좋다. 만일 기침이나 부종이 있는 사람은 절대로 먹지 말아야 한다. 소금은 빨갛게 닦거나 혹은 수비하여 쓰는데 너무 많이 써서는 안 된대[입문].

▶ **염정(鹽精)**

성질은 차고[寒] 맛은 짜면서[咸] 쓰고[苦] 독이 없다. 풍과 냉을 없애고 가루 내어 종독에 바르고 끓는 물에 풀어 눈을 씻으면 다 효과가 있다. 소금을 쌓아 놓은 창고 속에 검푸른 빛이 생기는데 이것이 염정이다. 일명 이정(泥精)이라고도 하는데 대개 태음현정석의 종류이대[본초]. 태음현정석(太陰玄精石) 성질은 차며[寒] 맛은 짜고[咸] 독이 없다. 명치 밑의 모든 병을 낫게 하며 기를 내리고 열을 풀리게[除] 한다.

- 빛은 푸르고 생김새는 거북의 등 같은 것이 좋다. 보드랍게 가루 내어 수비한 다음 햇볕에 말려 쓴다[입문].

▶ **청염(靑鹽)**

성질은 차고[寒] 맛은 짜며[咸] 독이 없다. 명치 밑이 아픈 것을 낫게 하고 신을 도와주며 정기를 보충하고 여러 가지 혈로 생긴 병을 낫게 한다.

- 빛은 검푸르고 생김새는 덩어리가 지고 모가 났으며 투명한 것이 좋다. 가루 내서 수비한 다음 햇볕에 말려 쓴다[입문]. 청몽석(靑石) 식적(食積)이 없어지지 않고 장부에 머물러 있는 것, 오랜 식체, 징괴(塊), 어린이가 식적으로 여위는 것을 낫게 한다. 이 약에 노사, 파두, 대황, 삼릉을 더 넣어

쓰면 좋다[본초].

- 빛은 푸르고 굳으며 작은 금별 같은 것이 있다. 이는 잘 가라앉는 성질이 있으므로 염초와 같이 쓰면 습열과 담적을 대장으로 잘 몰아낸다. 청몽석과 염초를 각각 같은 양으로 약탕관에 넣고 소금을 두고 이긴 진흙으로 아가리 틈 사이를 잘 봉하고 하루 동안 불에 달구어 꺼내서 분같이 보드랍게 가루를 내어 쓴다[입문].

▶ 화예석(花蘂石)

쇠붙이에 다친 것을 낫게 하고 출혈을 멈추며 해산한 부인의 혈훈과 어혈을 낫게 한다.

- 일명 화유석(花乳石)이라고도 하며 생김새는 굳고 무거우며 빛이 유황 비슷하다. 누른 돌 가운데 연한 흰 점이 있기 때문에 꽃이란 이름을 붙인 것이 다. 또 이 약은 피를 물이 되게 한다[본초].
- 쇠붙이에 다친 것을 낫게 하고 어혈을 헤친다. 유황과 합하여 구워서 먹는다. 혹은 센 불에 달구어 물에 담가 따로 아주 보드랍게 가루 내어 쓴다. 만일 급하게 쓰려면 긁어서 가루 내어 붙인다[입문].

▶ 망사(砂, 노사)

성질은 열(熱)하며 맛은 맵고 시며[辛酸] 독이 있다. 징가, 적취, 어혈을 헤치며 태(胎)를 물크러지게[爛] 하고 오랜 냉을 없애며 궂은 살[惡肉]을 썩히고 새 살이 살아나게 한다. 또 금과 은을 무르게 하기 때문에 땜하는 약(藥)으로 쓴다.

- 일명 북정사(北庭砂)라고도 하며 빛은 황백색이고 그 생김새는 마아초 비

숫하고 말간 것이 좋다. 이 약은 본래 적취를 삭이는 약이지만 성질이 열(熱)하고 독이 있으므로 많이 먹으면 장위를 상하고 물크러지게 한다. 생것을 쓰면 심장의 피를 잘 돌지 못하게 하므로 오래 먹을 것이 못 된다[본초].

- 대개 보드랍게 가루 내서 수비하여 사기그릇에 넣어 중탕으로 졸인 다음 절로 마르게 해서 독을 없애고 쓴다[입문].

▶ 비상(砒)

성질은 더우며[煖] 맛은 쓰고 시며[苦酸] 독이 있다. 여러 가지 학질과 풍담이 가슴에 있는 것을 낫게 하는데 토하게 하는 약으로 쓸 수 있다. 또한 후합증을 낫게 하고 담학을 낫게 한다. 그러나 독이 심하므로 경솔하게 먹어서는 안 된다.

- 일명 신석(信石)이라고도 하며 벼룩과 이를 없앤다. 약으로 쓰는 데는 반드시 식초에 끓여 독을 없애야 쓸 수 있다[본초].
- 빛이 노라발간 빛이고 투명하며 젖꼭지같이 뾰족한 것이 좋다. 질그릇 약탕관에 넣고 잘 봉하여 한나절 동안 불에 달군 다음 꺼내어 감초물에 한나절 담갔다가 물기를 훔치고 말려 갈아 쓴다[입문].

▶ 대자석[代裏石]

성질은 차며[寒](평(平)하다고도 한다) 맛은 쓰고 달며[苦甘] 독이 없다. 헛것과 꿈에 성교하는 것을 낫게 하며 여자의 누하(漏下), 적백대하와 온갖 병을 낫게 하며 피를 토하는 것과 코피를 멎게 하고 장풍, 치루, 월경이 멎지 않는 증, 붕루를 낫게 한다. 또한 혈비(血痹), 어혈, 설사, 이질, 오줌에 피가 섞여

나오는 것, 오줌 나가는 줄 모르는 것을 낫게 하며 음위증을 낫게 하고 쇠붙이
에 다친 것을 낫게 한다. 또 살이 살아나게 하며 유산시킨다.

- 일명 혈사(血師)라고도 하는데 대군(代郡)에서 난다. 붉고 푸른빛인데 닭
  의 볏과 비슷하고 윤기가 나며 손톱에 물들이면 지지 않는다. 덩이 위에
  무늬가 문고리 쇠와 같은 것을 정두대자[丁頭代]라 하며 가장 좋다.
- 소와 말에 바르면 돌림병을 예방한다[본초].
- 수소음경, 족궐음경에 들어간다. 이것은 지금의 좋은 적토(赤土, 빛이 붉
  은 흙)다. 불에 달구어 식초에 담그기를 일곱 번 반복하여 가루 낸 다음
  수비하여 햇볕에 말려 쓴대[입문].

▶ **불회목(不灰木)**

성질은 몹시 차대[大寒]. 열비창[熱痱瘡]을 낫게 한다. 빛은 푸르스름한 빛이
며 썩은 나무 같으나 태우면 불이 붙지 않는 돌 종류이다. 혹은 활석밑동[滑石
根]이라고도 한다. 태워 재를 만들려면 도끼로 쪼개어 소젖과 같이 삶아 다시
태우면 곧 재가 된대[본초].

▶ **석회(石灰)**

성질은 따뜻하며[溫] 맛은 맵고[辛] 독이 있다. 저창(疽瘡), 옴, 가렴증, 악
창, 문둥병, 와창(瘑), 버짐, 백반(白癜), 역양풍, 흉터, 치루, 혹, 사마귀와 여러
가지 헌데를 낫게 하며 수골저(髓骨疽)를 낫게 하고 치질을 생기게 하는 충을
죽인다. 또한 검은 사마귀를 없애며 굳은 살[惡肉]을 썩히고 분자를 낫게 한다.
또 몸 푼 뒤에 음문이 상한 것을 아물게 하고 쇠붙이에 다친 것을 낫게 하며

피를 멎게 하고 새살을 살아나게 하며 유산시킨다.

- 일명 악회(惡灰)라고도 한다. 푸르스름한 빛의 돌을 깨어 석회 굽는 가마에 넣고 구워 물에 끼얹으면 곧 뜨거운 김이 나면서 풀려 가루가 된다[본초].
- 돌을 불에 달궈 회를 만든 것인데 물에 풀리는 것은 약의 효력이 떨어지고 공기 가운데서 저절로 풀린 것은 약의 효력이 세다. 뇌공(雷公)이 "식초에 담가 하룻밤 지난 뒤에 불에 달궈 비린내와 더러운 냄새를 없애고 약성이 남게 하여 보드랍게 가루 낸 다음 쓴다."라고 하였다[입문].

▶ 석연(石燕)

성질은 서늘하며[凉] 독이 없다. 소갈과 임병을 낫게 하며 몸 풀기 힘들어할 때 이것을 손에 쥐면 곧 낳는다.

- 생김새는 가막조개 비슷한데 단단히 엉키어 돌 같다. 불에 달궈 식초에 담가 보드랍게 가루 내어 쓴다[본초].

▶ 석해(石蟹)

옹종, 칠창(漆瘡), 청맹, 눈에 군살과 예막이 생긴 것을 낫게 한다.

- 바다의 게의 물거품이 여러 해 지나는 동안 서로 엉켜서 돌이 된 것이다. 이것은 바다 조수와 바람 물결에 밀려 나온 것을 주은 것이다. 보드랍게 가루 내어 수비하여 쓴다[입문].

▶ 노감석(爐甘石)

눈병을 낫게 하는 데 주약으로 쓰인다.
- 가볍고 희며 양의 골 같은데 돌이 섞이지 않는 것이 좋다. 사기약탕관에
  넣고서 뚜껑을 덮고 숯불에 달구어 빨갛게 된 뒤에 동변에 담그기를 아홉
  번 반복한 다음 보드랍게 가루 내서 수비하여 쓴대[입문].

▶ 아관석(鵝管石)

주로 폐가 차서 오랫동안 기침하는 것과 담기가 옹체된 것을 낫게 한다.
- 성질은 평(平)하며 맛은 달고[감(甘)] 독이 없다. 생김새는 거위 깃처럼 속
  이 비고 빛은 희다. 불에 달구어 보드랍게 가루 내어 쓴대[입문].

▶ 사함석(蛇含石)

성질은 차며[冷] 맛은 달고[甘] 독이 없다. 가슴앓이, 시주, 객오, 석림, 난산
과 어린이의 경간을 낫게 한다.
- 일명 사황(蛇黃)이라고도 하는데 뱀이 겨울을 지낼 때에 입에 물고 있던
  누른 흙이다. 불에 달구어 식초에 담가 수비하여 쓴대[입문].

▶ 수포석(水泡石, 속돌)

성질은 평(平)하며 독이 없다. 갈증을 멎게 하고 임병을 낫게 하며 눈의 예
막을 없앤다.

- 일명 부석(浮石)이라고도 하는데 물거품이 오래되어 돌이 된 것이다. 보드
  랍게 갈아 수비하여 쓴다[본초].

▶ **임석(淋石)**

성질은 따뜻하고[煖] 독이 없다. 석림, 먹은 것이 막힌 것, 먹은 것을 토하는
것을 낫게 한다. 이것은 석림을 앓는 환자의 오줌 속에서 나온 것이다. 모양은
모래 같은 것인데 다른 물건은 아니다. 나온 것을 거두어두었다가 병이 나면
물에 갈아 먹인다[본초]. 무명이(無名異, 무명석) 맛은 달며[甘] 독이 없다. 쇠
붙이에 다친 데, 다쳐서 속이 상한 것을 낫게 하 며 통증을 멎게 하고 새살을
살아나게 한다.
  - 생김새는 검은 석탄 같으며 씹으면 엿 같다[본초].

▶ **오고미(烏古尾, 오고와)**

성질은 차며[寒] 독이 없다. 소갈증을 멎게 한다. 지붕에서 오래된 것이 좋다
[본초].
  - 지금 사람들은 천 년 된 기와를 달구어 냉비(冷痺)에 찜질하는 데 효과가
    있다[속방].

▶ **백자설(白磁屑, 사기 부스러기)**

성질은 평(平)하며 독이 없다. 대하와 백붕(白崩)을 낫게 하며 흉터를 없앤
다[본초].

▶ 고전(古塼, 오랜 벽돌)

주로 오랜 백리로 고름을 누는 것, 부인의 5색 대하를 낫게 하고 아랫배의 냉증을 낫게 하는데 불에 달구어 찜질하면 좋다[본초].

▶ 백맥반석(白麥飯石)

결이 거친 누른 돌인데 지금 맷돌 만드는 돌이다. 불에 달구어서 식초에 담그면 부스러기가 식초에 떨어진다. 이것을 갈아서 등창[背癰]에 바르면 잘 낫는다[외과].
 - 대개 모난 돌 부스러기가 흔히 옹저를 낫게 한다[본초].

▶ 수중석자(水中石子, 물속의 자갈)

물고기회를 먹고 배가 팽팽하게 불러 오르고 그득한 것, 징가가 되어 아프고 답답한 것, 음식이 내리지 않고 몸이 점점 여위는 것을 낫게 한다. 돌을 불에 달구어 물에 담근 다음 그 물을 마신다[본초].

IX

황토와 관련된 발전 내용

1. 황토용어

▶ 조심황토(竈心黃土)

부뚜막의 흙으로 온중(溫中), 화위(和胃), 자구(止嘔), 지혈(止血), 지사(止瀉), 소종(消腫), 호태(護胎), 최생(催生), 거습(祛濕)하는 효능이 있는 약재이다.

▶ 진황토(眞黃土)

황토(loess)로, 중초(中焦)를 조화롭게 하고 해독(解毒)하며 위(胃)를 잘 통하게 하고 비(脾)를 튼튼하게 하며 소화를 잘 되게 하고 습(濕)을 이롭게 하는 효능을 가진 약재이다.

▶ 호황토(好黃土)

≪동의보감≫상 약으로 사용하는 흙이다. 지면으로부터 약 90㎝ 깊이 아래에 있는 거름기가 없는 참흙을 취하여 물기가 스며들지 않도록 한 흙을 말한다. 좋은 황토라는 의미를 가진 흙으로, 지장수는 이 흙으로 만든다. 성질은 평

범하고, 맛이 달며, 독이 없기 때문에 설사와 적리, 열로 인한 독으로 인하여 몸이 쑤시고, 뱃속이 비틀리는 것처럼 아픈 증세를 치료한다. 또한 모든 약을 먹고 중독된 것과 고기를 먹고 중독된 것, 입이 벌어지지 않은 조피열매를 먹고 중독된 것, 버섯에 중독된 것, 야채독에 중독된 것 등을 풀어준다. 독에 중독되었을 경우에는 호황토에 물을 넘칠 정도로 넣고 5차례 정도 끓여서 가라앉은 찌꺼기는 버린 후 따뜻한 물을 1~2되 천천히 마신다. ≪본초강목≫에 의하면 큰 종기와 갑자기 생긴 병, 급성 황달, 열이 많이 나는 경우의 증세도 치료하는 것으로 알려져 있다. ≪의방유취≫에 의하면 피를 토하거나 하혈이 있을 때 호황토를 볶아서 가루를 내어 물에 타서 복용하면 치료할 수 있다고 한다.

▶ **토황토**

대자연이 사람에게 준 큰 혜택인 황토를 이용한 전문기업으로 브랜드네임한 토황토는 황토와 기능성 흙을 이용한다는 황토건강전문기업이 한 번 더 강조하기 위하여 황토(黃土)의 토(土)를 황토 앞에 덧붙여 토황토라는 브랜드가 만들어진 것이다. 누구라도 쉽게 알 수 있는 기능성 있는 황토제품의 새로운 이름이다. 이제는 단순한 황토만으로 무늬만 내는 시대는 지났다. 고객은 보다 더 큰 효용 가치 있는 황토제품을 원하고 있다. 기능성 있는 황토, 기능성황토제품을 만들기 위한 노력은 이렇게 시작되었다. 황토 하면 건강을 이야기하는 말이지만 이제 단순한 황토에만 머물지 않고 보다 큰 효과가 있는 기능성 황토제품으로 고객을 만족시켜 나갈 것이다. 황토와 세라믹분야에 이제 새로운 출발을 한다는 의미를 가지고 있다. 그동안 인체에 유익한 황토를 위시한 맥반석,

게르마늄석, 일라이트, 페그마타이트, 토루마린 등 기능성소재를 활용하여 다양한 분야에 적용해온 사업체가 많았으며, 어떻게 하면 사람들이 사용하는 제품에 효과적으로 이용하여 건강한 생명체로 도움을 줄 수 있을 것인가에 노력하여야 한다. 우리나라에서 황토 관련 제품이 선보인 지 20여 년 동안 괄목할 만한 성장을 이룬 감이 있지만 아직까지도 너무 한정된 시장규모와 단발성에 그쳐버린 상품으로 일상생활에 다양하게 적용될 수 있는 고품질의 기능성 황토제품이 협소한 것이 현실이다. 현대인이 처한 생활환경은 문명의 이기로 상대적으로 예전에 비해 건강성은 날로 열악해지고 있는 시점에서, 대자연이 준 생명력 넘치는 선물인 황토를 이용하여 건강함이 넘치는 생활을 체험하며 혜택을 누릴 수 있도록 해야겠다. 앞으로는 토황토제품에 있어서는 프리미엄 마인드를 가지고 쓸 수가 있을 때가 온 것 같다(참고 http://www.tohwangto.com).

▶ 신이 내린 흙 황토는 어떤 효능이 있나?

앞에서 설명한 바와 같이 **황토**라고 모두 다 좋은 흙인가 하면 아니다. 우리가 말하는 효능 있는 **황토**란 지표면에서 최소 2~3m 정도는 파 내려간 수백 년 된 **황토**라야 진정한 신이 내린 **황토**이다. 배가 아플 때 쓴 민간요법으로 쓰인 기와, 부엌일을 하던 부인들에게 부인병을 없애주는 아궁이, 열전도율이 높은 80배의 효과가 있는 약탕기, 독을 인체에서 제거하기 위하여 선조들의 응급처방으로 쓰인 황토, 황토를 무명 자루에 5kg 정도 넣어 아랫목에 묻어 둔다. 시간이 지나 자루가 뜨거워지면 꺼내서 팔, 다리, 등 부분과 같이 아픈 곳에 갖다 대거나 베고 누워도 좋다. 한번 만든 황토자루는 일주일 정도 쓸 수 있으며, 감기가 걸렸을 때에도 황토자루를 만들어 등에 대고 하룻밤을 자고 나면 몸이 가벼워지는 황토자루 찜질 요법, 황토마사지, 좋은 황토(지장대: 지표에서 60~80㎝ 아래 초록색 띠 아래의 깨끗한 황토)로 황토 300~500g에 물 13ℓ 를 부어 일주일 정도 후에 얻어지는 황토지장수 등이다. 요즘은 좋은 황토를 찾기가 어렵지만 대체로 산에 있는 황토가 좋으며 만져보아 점성이 강하고 미세하며, 끈적이는 느낌이 있는 것이 좋은 황토이다.

▶ **변질풍적황토(變質風積黃土, modified loess, へんしつふうせきこうど)**

일시적인 침수 침식과 퇴적 입자 간의 접착력 소멸로 인한 결합파괴 또는 장석과 같이 풍화되기 쉬운 성분의 화학적 분해 등의 작용에 의하여 본래의 특성을 잃어버린 황토이다.

▶ **황토산(黃土散)**

아이에게 갑자기 생긴 객오(客忤)를 치료하는 처방이다.

▶ **황토주(黃土酒)**

산후의 풍경(風痙)을 치료하는 처방이다.

▶ **닭황토구이**

충청북도 황토음식으로 토종닭을 한지와 짚으로 싸서 초벌구이한 황토용기에 넣어 굽기 때문에 훈제효과가 나며, 한지가 닭의 지방을 흡수하기 때문에 느끼하지 않고 담백하다. 토종닭은 일반닭보다 육질이 질기지만 지방이 적고 단백질 함량이 높아 느끼하지 않고 맛이 담백하다. 닭고기는 고단백 저칼로리 식품으로 다른 육류에 비해 소화·흡수가 잘되어 여름철 보양식으로 즐겨 먹는다. 특히 닭고기에는 필수 아미노산의 함량이 쇠고기보다 높으며, 불포화지방산이 많이 들어 있어 혈중 콜레스테롤의 증가를 억제한다. 또한 닭고기에는 비타민A의 함량이 비교적 높고 내장과 껍질에는 단백질, 지방, 비타민이 풍부하게 함유되어 있다. 닭은 생후 6개월이면 알을 낳는데 알을 낳기 전의 닭을 영계라 하여 보양식으로 많이 먹는다. 닭은 너무 어리거나 알을 낳으면 육질이 질기고 영양가도 떨어지므로 식육으로 먹을 때에는 거세된 닭이나 영계를 먹는 것이 육질이 연하고 부드럽다. 깨끗이 손질한 토종닭의 뱃속에 밤, 대추, 인삼을 넣고 여민다. 한지로 닭을 싼 다음 짚으로 동여맨 뒤에 다시 한지로 싸서 초벌구이한 황토용기에 넣어 400℃ 온도에서 구워낸다. 닭고기가 다 익으면 겨자 소스를 곁들여낸다.

▶ **황토끈적버섯(담자균류 주름버섯목 끈적버섯과)**

가을철 혼합림에 자란다. 버섯갓은 지름 3~11㎝이고 처음에 호빵처럼 생겼다가 나중에 편평해진다. 갓 표면은 황토색이고 가운데가 갈색인데 비늘조각이 약간 있으며 축축하면 끈적끈적해진다. 살은 처음에 흰색이다가 나중에 노란색으로 변한다. 주름살은 올린주름살이나 홈파진주름살이고 처음에 담자색이지만 나중에 육계갈색으로 변한다.

버섯대는 6~13.8㎝×5~13㎜이고 아랫부분이 곤봉처럼 불룩하다. 버섯대 표면은 황백색이나 진흙색이고 꼭대기는 담자색이며 섬유처럼 보인다. 거미집막 하부에 노란색이나 황갈색의 외피막 조각이 불완전한 고리를 여러 층 이룬다. 홀씨는 9~13×5~7.1㎛이고 타원 또는 아몬드를 닮았으며 가는 사마귀로 덮여 있다. 한국, 일본, 러시아, 유럽 등에 분포한다.

▶ **황토볏짚버섯(담자균류 주름버섯목 소똥버섯과)**

북한명은 항토볏짚버섯이다. 봄에서 가을까지 밭, 길가, 목장 등 유기물이 많은 땅 위나 썩은 짚 위에 자란다. 버섯갓은 지름 6~18㎜이고 처음에 둥근 산처럼 생겼다가 편평해진다. 갓 표면은 황토색이고 밋밋하며 축축할 때는 점성이 있다. 주름살은 어두운 갈색의 바른주름살이다. 버섯대는 길이 3~4㎝이고 밑부분은 불룩하며 흰색 균사다발이 있다. 버섯대 표면은 윗부분이 흰색이고 아랫부분이 황토색이며 가는 섬유처럼 생긴 비늘 조각으로 덮여 있다. 버섯대 속은 비어 있다. 홀씨는 11~14.5×7.5~8.5㎛이며 뚜렷한 발아공이 보인다. 식용할 수 있다. 한국 등 전 세계에 분포한다.

▶ **약황토**

[명사], [옛말]아주 고운 황토. 好黃土…약황토 ≪물명고(1800?) 5:1≫

▶ **황토물[黃土]**

[명사]<한의학> = 지장(地漿)

2. 황토유골함의 기능과 제조처

요즘 시중에 유통되고 있는 유골함을 보면 크게 실망할 수밖에 없다. 왜냐하면 고인의 영혼의 안식처이자 사후의 주택이라고 보아야 할 유골함을 가지고 지나친 영리목적으로 오염된 상행위들을 도처에서 볼 수 있기 때문이다. 그나마 황토유골함 정도는 그 기능성에서 많이 검증되었기 때문에 안심하고 사용해도 되겠는데 가짜가 너무 판을 치고 있어 조심하여야 할 것이다. 순수황토를 가지고 유골함(도자기)을 제작하기란 매우 어려운 공정을 거쳐야 하는 것으로 그 이유는 점력과 가소성이 일반점토에 비해 아주 낮다는 것이다. **순수 황토유골함**을 수소문한 결과 네이버 사이트에서 '비천궁'이란 유골함 전문제조업체가 있다.

국내산 순수황토만을 재료로 하여 제작하는데 이미 국내에 엄청 많은 공급실적을 올렸고 가격도 상상할 수 없을 정도로 경제적인 점이 역시 직접 생산하는 공장이라서 그런 것 같다. 시중가격이 30만~40만 원대의 황토유골함을 6만~8만 원대에 구입할 수 있다.

3. 황토불판이 좋다고 하는데 일반금속이나 돌구이판과의 차이점

불판은 알루미늄, 무쇠. 황동, 옥, 돌, 맥반석, 화산석, 각섬석, 황토 등 다양한 소재로 만들어진다. 이 소재들의 가장 큰 차이점은 열전도율이다. 돌판이나 황토판은 금속에 비해 열전도율이 매우 낮다(예, 알루미늄 53, 철 18, 황토 2.6……). 그래서 육류가 직접 닿는 부분도 쉽게 타지 않는다. 특히 황토는 원적외선이 80℃에서 80%나 방사되므로 겉과 속이 동시에 익어서 맛이 쫄깃하고 담백해진다. 돌구이판은 흡수율이 2~3%이고 황토판은 흡수율이 약 14%인데 재사용을 하면 과거의 찌든 기름들을 계속 만난다.

황토불판은 일반금속이나 돌구이판에 비해 열의 전도가 천천히 되므로 짧은 시간에 고기가 타거나 하지 않는다. 원적외선이 다량 방출되므로 고기의 겉과 속이 동시에 익으므로 더 맛이 있다고 알고 있다. 황토불판이나 금속 돌불판도 사용하다 보면 세척 관리 등의 문제가 발생되는데 이때 불판을 코팅해 쓰면 원적외선 등의 효과는 그대로 나온다.

또한 황토불판이 돌판이나 솥뚜껑불판에 비하여 좋다고 하는데 어떤 면에서 그러한지, 그러나 맛에서는 돌판이나 솥뚜껑불판에 비하여 많이 떨어진다.

4. 비육우에 대한 황토 및 점토광물 급여효과

1) 황토 및 점토광물의 종류 및 이화학적 특성

▶ 황토: 위에서 설명한 바와 같이 황토란 암석이 화학적인 풍화작용을 받아 형성된 황갈색 내지 적갈색 잔토로 토양 단면의 B층 토양에 해당되고 거의 전국적으로 분포되어 있지만 모암에 따라 구성성분이 다소 상이하며, 주로 중국의 황화유역과 같은 대륙에서 바람에 날려 와 퇴적한 미세한 입자(loess)로 구성된 퇴적물, 즉 학술적인 용어의 황토와는 근본적으로 다르다. 황토는 석영과 장석 이외에 대부분이 점토광물로 조성되어 있고 황토중의 점토광물 함량은 약 10~60%의 범위로 다양하며 점토광물은 주로 카오린, 일라이트 및 버미큘라이트 등으로 구성되어 있다.

▶ 점토광물(clay minerals)

① 물리화학적 특성

점토광물이란 토양의 생성과정에서 모암광물이 풍화된 후 재합성된 2차 광물이며 크기가 0.002㎜ 이하인 작은 입자로, 활성표면적이 매우 커서 각종 성분의 흡착, 방출, 고정, 산도(pH), 통기성, 통수성 등 물리화학적 성질을 크게 좌우하는데 규산염계(silicate)에 속하는 점토광물들은 일반적으로 이온치환용량(ion exchange capacity)이 높고, 동물이 섭취하였을 때 미량무기물을 비롯한 영양소 이용성을 개선하며 장내 유해가스의 흡착 및 연변방지 등의 효과가 인정된다. 국내산 주요 점토광물로는 벤토나이트(Bento-nite), 일라이트(Illite), 지오라이트(Zeolite), 고령토(Kaolin) 등을 들 수 있다. 점토광물은 모두가 층간구조와 튜브구조를 이루고 있고, 이러한 구조 특성상 입자의 내부에도 H_2O가 출입하는 현상이 일어나기 때문에 외부표면과 내부표면을 둘 다 포함하는 단위 질량당 표면적이 대단히 커서 1g당 표면적이 500~1,000㎡에 달한다. 이들의 표면은 (-) 또는 (+)의 전하를 갖고 있고 반대부호의 전하를 가진 이온을 끌어당기는 등 각종 현상을 일으킨다.

② 반추영양생리학적 특성

점토광물은 넓은 표면과 표면기능에 의해 여러 가지 화학적 물리적 특성을 나타내게 되는데, 화학적 친화성이라고 일컬어지는 이온치환성, 흡착성, 화학약품과의 반응성, 유기·무기복합체의 형성능, 촉매능, 팽윤성, 점성, 가소성 등을 갖는가 하면 물속에서는 점토의 미세입자가 분산·현탁하는 콜로이드적 성질을 나타내기도 한다. 이러한 여러 성질 중에서 점토광물의 산업적인 응용을 가능케 하는 것은 주로 높은 이온치환능력(Ion Exchange Capacity)에 근거하며 치환가능한 층간의 양이온이 유기·무기물과 반응하기에 매우 용이한데, 치환

가능한 양이온의 조성비와 화학조성의 변화 범위는 점토광물의 종류나 원산지에 따라 다르다. 점토광물 중 벤토나이트 및 맥반석의 pH가 평균 9 이상이었고, 입자가 고와질수록 pH가 다소 높아지는데, 이는 이온치환능력이 입자표면적과 비례적으로 작용하기 때문인 것으로 해석되며, 이러한 결과들은 결국 이들 광물들이 가축에 급여되었을 때 반추위내 산성도의 급격한 증가를 막아줄 수 있는 완충기능을 할 수 있음을 시사해준다. 이것은 입자도가 고와지면서 표면적이 상대적으로 넓어져 이들 광물들을 구성하고 있는 무기물 등에 의해 영향을 받은 것으로 사료된다. 국내의 경우 비육우를 농후사료 위주로 사육을 하고 있어 이들 점토광물들을 사료에 일부 완충제로 첨가 급여하게 되면 반추위내 급격한 산도의 저하로 인해 미생물 활동을 제한함으로써 일어나는 여러 가지 대사장해 등을 방지할 수 있으며, 그 밖에 이들 점토광물들은 비록 소량이지만 다양한 무기물을 함유하고 있어 일부 무기물 공급제로서의 역할도 기대할 수 있다.

2) 황토 및 점토광물 가축급여효과

▶ 어린송아지

생후 3개월령(체중 74㎏)에 이유된 한우 수송아지 30두를 대상으로 항병성 증진물질 투여종류에 따라 6개 처리(T1: 관행사육, T2: 황토 2% 첨가, T3: Illite 2% 첨가, T4: 올리고당 0.04%, T5: 활성탄 2%, T6: 크롬 0.1%)를 두고 120일간 사양시험을 수행하였다(<표 46>).

<표 46> 어린 송아지에 대한 항병성 증진물질 급여효과

구분	T1(대조구)	T2(황토 2%)	T3(일라이트 2%)	T4(올리당 4%)	T5(활성탄 2%)	T6(크롬 0.1%)
체중(kg)						
개시 시	74.9	75.0	74.3	73.4	72.2	74.6
120일 후	173.2	174.2	184.6	184.6	177.9	183.0
일당증체량(kg)	0.819	0.827	0.919	0.903	0.881	0.903
혈액 내 면역물질 (mg/ml)						
이유 전 어미소	11.3	10.9	11.3	12.2	11.3	10.9
이유 전 송아지(A)	10.8	11.6	10.2	10.8	10.7	10.9
이유 90일 후 송아지(B)	10.9	10.8	10.9	10.7	11.0	10.7
차이(B - A)/A, %	0.9	△6.9	6.9	△0.9	2.8	△1.8

일당증체량은 T3, T6, T4, T5, T2 및 T1이 각각 0.919, 0.903, 0.903, 0.881, 0.827 및 0.819 kg으로 일라이트 및 크롬은 이유직후 송아지의 성장발육 및 사료 이용성을 개선시켰으나 가공되지 않은 황토급여는 성장발육에 뚜렷한 효과가 없었다.

시험기간 중 ZST(zinc sulfate urbidity) 법에 의해 측정된 혈청 중 IgG 농도는 처리구별로 10.2~11.6 mg/ml 내에서 변화하여 정상축에서 볼 수 있는 범위 내에 있었지 만일 라이트 급여구에서는 개시 시에 비해 6.9%가 증가하였으며, 질병발생은 처리구별로 뚜렷한 차이가 없었는바, 조기이유 한우 수송아지에 대한 일라이트(점토광물) 급여는 어린 송아지의 성장발육을 개선시켜 주며 올리고당이나 크롬 등 시판되고 있는 항병력 증진물질들을 대체할 수 있을 것으로 판단된다.

▶ 비육우

① 황토

거세 한우 송아지 36두를 대상을 6개월령부터 24개월령까지 540일간 황토 급여유무에 따라 2개 처리(T1: 황토 무급여, T2: 황토 자유채식) 및 급여수준 에 따라 4개 처리(T3: 황토 무 급여, T4: 황토 농후사료급여량의 2%, T5: 황 토농후사료급여량의 5%, T6: 황토자유채식)를 사양시험 후 도체조사를 하였다 (<표 47>). 그 결과 전 기간의 일당증체량은 황토급여유무 및 급여수준에 따른 뚜렷한 차이가 없었다. 그러나 1kg 증체에 소요된 TDN 양, 육량 및 육질특성 이 다소 개선되기는 하지만 그 효과는 그리 크지 않은 것으로 나타났다.

〈표 47〉 황토급여유무 및 급여수준에 따른 생산성

구분	급여유무		급여수준			
	T1	T2	T3	T4	T5	T6
공시두수(두)	5	5	4	4	4	4
체중변화(kg)						
개시 시(6개월령)	148.1	141.3	161.6	156.4	160.9	158.4
540일 후(24개월령)	563.4	554.7	579.7	567.1	577.7	566.6
총 증체량	415.3	413.4	418.1	410.7	416.8	408.2
일당증체량	0.769	0.766	0.774	0.761	0.772	0.756
1kg 증체당 TDN 양(kg)	8.440	8.381	7.637	7.517	7.543	7.517
육량특성						

구분	급여유무 [1]		급여수준			
등심단면적(cm^2)	78.4	85.0	79.3	72.4	70.1	77.5
육량지수	69.0	70.1	67.8	66.9	67.3	68.5
등급 [2]	1.8	1.0	1.7	2.2	2.0	1.5
육질특성						
근내지방도	3.3	3.2	3.4	2.2	4.1	3.6
등급 [3]	2.0	2.0	2.0	2.2	1.5	1.5
소득(천 원/두)	825.1	826.3	1,133.0	890.4	1,205.9	1,308.4

주: 1) T1: 황토(무급여, T2: 황토자유채식, T3: 황토무급여, T4: 황토 농후사료의 2%, T5: 황토 농후사료의 5%, T6: 황토 자유채식
    2) 1=A, 2=B, 3=C
    3) 1+=0, 1=1, 2=2, 3=3

② 점토광물

거세한우 송아지 24두(평균체중: 167.7kg)를 대상으로 육성비육 시 점토광물 종류가 육량 및 육질에 미치는 효과를 구명하기 위해 4개 처리(T1: 관행사, T2: Kaolinite, T3: Bentonite, T4: Illite)를 두어 6개월령부터 24개월령까지 18개월 간 사양시험 후 도체조사 한 결과, 전 기간의 일당증체량은 벤토나이트 및 일라이트 급여구가 관행사육에 비해 각각 5.2 및 2.7%가 증가하였고, 1kg 증체에 소요된 TDN 양도 각각 3.6 및 1.9%가 적게 소요되었다. 그 밖에 근내 지방도가 25.7 및 28.6% 개선되었고, 소득도 32.5 및 28.7% 증가되었다<표 48>.

<표 48> 점토광물 급여에 따른 비육우 생산성

구분	T1	T2	T3	T4
처리 [1]				
공시두수(두)	10	10	10	10
체중변화(kg)				
개시 시(6개월령)	164.5	162.5	165.4	164.8
종료 시(24개월령)	545.5	535.6	566.4	556.2
일당증체량	0.706	0.691	0.743	0.725
1kg 증체당 TDN 양(kg)	7.988	7.865	7.701	7.839
육량특성				
등심단면적(cm²)	77.3	79.8	81.6	83.2
육량지수	68.7	67.1	67.5	68.3
등급 [2]	1.5	1.4	1.6	1.6
육질특성				
근내지방도	3.5	4.1	4.4	4.5
등급 [3]	1.7	1.4	1.2	1.1
소득(천 원/두)	1,607.1 (100)	1,128.0 (106)	1,414.4 (133)	1,373.3 (129)

주: 1) T1＝관행, T2＝카올린나이트, T3＝벤토나이트, T4＝일라이트
   2) 1＝A, 2＝B, 3＝C
   3) 1＋＝0, 1＝1, 2＝2, 3＝3

3) 황토 영양란

산란계 사료에 미생물제재나 키토산, 황토, 숯 등의 첨가급여 방법을 이용하여 산란계의 면역강화 또는 장내 유해 미생물을 억제하여 신선하고 안전한 계란이 생산되도록 하는 방법도 있을 수 있겠다.

▶ 황토누룩 사료 농법

황토누룩 사료를 제조해 산란계를 사육하는 농법으로 사료 절감은 물론 각종 질병 예방과 고품질 축산물 생산에 효과가 있는 것으로 나타났다. 사료 조제는 황토에 발효 톱밥을 섞어 만드는데 동물에게 황토를 먹이면 피를 새롭게 생성케 하는 데 좋다는 것이다.

산란계에 황토누룩 사료를 먹일 경우 산란율이 91% 수준으로 일반 사료를 먹일 때 산란율 85%보다 높으며 생산된 달걀은 질이 좋아 백화점 등에서 일반 달걀보다 1개에 20원 이상 비싸게 팔리고 있다.

황토누룩 사료를 먹여 생산한 달걀은 일반 달걀보다 고소함이 더하고 생달걀로 먹어도 느끼함이 없다. 산란기도 보통 12～14개월보다 긴 18개월에 이른다.

또한 황토와 발효 톱밥에서 발생하는 곰팡이의 효과로 닭에서 가장 많이 발생하는 설사병 등을 예방할 수 있어 사료가 항생제 역할도 한다. 부가 사료화를 활용하여 사료 효율 제고 및 생산비 절감과 각종 질병 예방은 물론 품질도 높일 수 있다.

4) 황토 및 점토광물의 이용성 증진방안

▶ 황토

황토에는 가축에게 급여 시 유익한 광물과 불리한 광물이 혼합되어 있는데, 석영과 장석 등은 불리한 광물로 주로 자갈과 모래에 많이 함유되어 있다. 산야에서 채취한 황토를 가축에게 직접 또는 2㎜ 체로 쳐서 급여할 때 전체 황토 중에서 모래와 자갈의 비율이 각각 47.2% 및 37.5%로 이들의 함량을 낮추는 방법이 요구된다. 황토급여 농가에서는 황토에 함유되어 있는 미세입자만 급여하기 위하여 지장수(황토현탁액)를 제조하여 가축에게 급여하고 있는데, 황토는 pH가 낮아 증류수에 현탁시키면 수십 분 이내로 대부분의 입자가 응집되어 침전되므로 목적하는 바를 손쉽게 달성할 수 없었다. 그러나 최근에 축산연에서 개발된 기술, 즉 물 1ℓ + 황토 100g + 탄산나트륨 1.56g(또는 인산나트륨 1.0g) 첨가할 때 탄산나트륨은 6시간 경과까지, 인산나트륨은 40시간까지 현탁성을 유지하여 오랫동안 가축에게 황토의 미세입자를 급여할 수 있는 것으로 나타났다. 따라서 황토의 활용도를 개선하기 위해서는 황토를 그대로 사용하는 것보다 제시된 새로운 방법으로 지장수를 만들어 미세토나 점토 등을 급여하면 황토의 가소성, 흡착성, 흡수 및 탈수성, 현탁성, 이온교환성 등 특성을 극대화할 수 있다.

▶ **점토광물**

토광물이란 토양생성과정에서 생성된 2차 광물을 말하며 합성될 때의 환경조건에 따라 여러 종류가 형성된다.

점토광물은 입경이 0.002㎜ 이하인 소립자이므로 활성표면적이 매우 크다. 흔히 규산염계(silicate)에 속하는 점토광물들은 일반적으로 이온치환용량(ion exchange capacity)이 높고, 동물이 섭취하였을 때 미량무기물을 비롯한 영양소 이용성을 개선하며 장내 유해가스의 흡착 및 연변방지 등의 효과가 있는데, 이러한 측면에서 이용가치가 높은 국내산 점토광물로 경북 포항산의 벤토나이트(sodium bentonite)와 충북 영동산의 일라이트(Illite) 등을 들 수 있다. 이들 점토광물들은 입자도가 적을수록 그 고유의 특성에 대한 발현도가 높으므로 시판되는 제품을 활용할 경우 최소한 200~230메쉬 정도의 것을 사용하도록 해야 된다.

5. 금강레미콘·아세아시멘트 공동 연구 쾌거

　새집증후군 예방에 대한 일반인들의 관심이 증가되고 있는 가운데 황토를 이용한 콘크리트가 세계 최초로 개발돼 눈길을 끌고 있다. 제천지역의 금강레미콘과 아세아시멘트 등은 ㈜클라이맥스와 공동연구를 통해 황토를 활용한 레미콘을 생산, 건축계의 관심을 집중시키고 있다. 이번 황토레미콘의 개발로 인해 건설 및 건축자재 시장에는 일대 혁명까지 일 정도로 막대한 영향력이 예상되고 있다. 이들 업체는 콘크리트를 인체에 무해하고 친환경적인 제품으로 개발하고자 이번 연구를 시작했다.

　㈜클라이맥스의 학문적 연구와 금강레미콘 및 아세아시멘트의 설비 및 현장 경험이 조화를 이루며 활성황토 상용화가 결국 결실을 맺게 됐다. 업체 관계자 등에 따르면 이번에 개발된 제품은 구조재로서도 필요한 내구성을 갖추고 황토의 장점을 살린 신개념 웰빙 건설자재이다. 지구 지표면의 10%를 덮고 있는 황토는 한 스푼에 약 2억 마리의 미생물이 살고 있을 정도로 다양한 효소들이 순환작용을 일으키고 있는 것으로 알려져 있다. 특히 황토는 예부터 살아 있는 생명체라 해 엄청난 약성을 가진 무병장수의 흙으로 꾸준히 인기를 끌고 있다.

　이러한 탁월한 효능에도 불구하고 사용법 부진으로 설자리를 잃고 있는 황토에 대한 이들 업체의 연구 · 노력으로 태어난 것이 바로 활성황토 시멘트 · 레미콘이다. 이 제품의 압축강도 실험결과 대부분의 수치가 기존 시멘트에 비해 좋거나 동등한 것으로 나타났으며 대단히 안정적인 구조체를 형성하는 것으로 분석됐다. 이에 따라 현재 아세아시멘트는 80억 원의 사업비를 들여 이 제품에 대한 대량생산 시설체제를 구축하고 본격적인 제품생산에 나서고 있다. 또 제천지역 최대 규모의 금강레미콘은 아세아시멘트에서 생산된 활성황토 시멘트를 이용, 최적 배합에 성공해 황토의 효능을 그대로 유지되는 활성황토 레미콘을 세계 최초로 개발하는 데 성공했다. 이 업체의 관계자는 "그동안 황토를 이용한 건설 · 건축용 자재들의 개발은 미장 및 도포, 첨가제에 그치는 등 한계성을 가졌었다"며 "이번 활성황토레미콘의 개발은 세계 최초 직접 타설용이라는 점에서 상당한 가치를 인정받고 있다."라고 말했다.

특히 그는 "이번 제품은 국내 시멘트 산업의 중심지와 다름없는 제천지역의 향토기업이 어려운 여건 속에서 일궈낸 쾌거"라며 "이 같은 제품개발에 대해 지역적 측면의 관심과 지원을 절실히 기대한다."라고 강조했다.

6. 향토기업들의 컨소시엄 결정체 '황토 콘크리트' 개발

아세아시멘트, 금강레미콘, 클레이맥스 친환경 건설자재 생산.
흙은 생명탄생의 원천인 동시 인간의 마지막 휴식처 착안.
오늘날의 건축문화가 낳은 부작용 특히, 각종 질병에서 탈출 할 수는 없을까?
아토피 등 피부질환에서부터 호흡기 계통의 각종 질병들의 원인 중 하나로

꼽히는 새집증후군 이 모든 것들을 해결해보자는 취지에서 지역의 향토기업들이 컨소시엄을 구성 황토를 이용한 콘크리트 개발로 건축계에서 주목을 받고 있다.

흙은 생명이 움트는 바탕이며 동시에 인간이 마지막으로 휴식을 취할 수 있는 안식처로 대변되고 있다. 자연치료제로 불릴 만큼 효능이 뛰어난 황토를 우리의 주거공간인 건축물에 적용하여, 건강하고 쾌적한 삶을 영위할 수 있는 황토레미콘은 21세기 건축문화를 이끌 미래로까지 불려 질 정도로 관심을 모으고 있다.

▶ **활성황토란?**

㈜클레니맥스 기술연구소에서 개발한 활성황토는 황토가 외부 재료와 화학적 결합을 하는 데 유리한 상태로 만들기 위해 450~1,000℃로 가열해 급냉(활성화) 처리과정을 거친 황토를 말한다.

일반 황토는 압축강도가 낮고 건조 시 수축되는 특성이 있기 때문에 이를 개선해 포졸란 반응(자체에는 수경성이 없지만 습기를 만나면 수산화칼슘과 서서히 화합해 경화하는 반응)을 발생하기 위한 필수 과정으로 황토의 활성화가 필요하다는 것이다. 이를 응용해 만든 활성황토시멘트는 건축자재 전문기업인 아세아시멘트㈜에서 제조한 친환경 시멘트인 셈이다.

활성황토는 비중이 낮고 분말도가 높아 레미콘에 직접 투입해 사용하는 것이 어려운 만큼 활성황토시멘트는 이를 개선한 것으로 활성황토와 시멘트 기능 향상재를 최적 비율로 균일하게 혼합해 황토콘크리트를 제조한다. 이를 위해 아세아시멘트는 약 80억 원을 투자해 세계 최고 성능의 고효율믹서와 자동화된 생산설비를 갖추고 고품질 활성황토시멘트를 생산하고 있다.

황토의 우수함과 흙의 효능을 그대로 살리면서 건축물의 필수요건인 강도와 내구성을 유지할 수 있는 실용화 연구개발에 매진해온 클레이맥스와 아세아시멘트, 금강레미콘은 마침내 최적의 배합에 성공, 황토의 효능이 유지되는 활성황토 콘크리트를 국내 최초로 개발했다.

시멘트의 수화반응과 황토의 포졸란 반응 등으로 콘크리트 조직을 더욱 치밀하게 해 강도 및 내구성이 향상돼 어떠한 건축물에도 적용이 가능하며 설비투자를 통한 공전단축으로 가격을 대폭 낮췄다.

1) 활성황토시멘트의 효과

선조들의 지혜와 슬기가 담겨 있는 황토를 이용해 건축재를 생산하자는 데서 출발한 연구는 시멘트가 불안정한 결정체로 존재하다가 물과 결합하는 순간 강력한 수화반응으로 단단하게 굳어지는 원리에서 해답을 찾았다.

이들 향토기업은 황토를 활성화해 외부재와 결합하기 유리한 상태로 만드는 방법을 찾는 데 노력을 기울였고 현대도시의 회색빛 콘크리트 문화가 우리 고유의 황토색상을 띠도록 함으로써 시각적으로도 온화한 느낌의 친환경적 변화를 주고자 구슬땀을 흘렸다.

황토는 한 스푼에 약 2억 마리의 미생물이 살고 있을 정도로 다양한 효소들이 순환작용을 일으키고 있다. 예부터 황토는 살아 있는 생명체로 일컬어질 만큼 큰 약성을 가진 무병장수의 흙으로 알려져 왔다. 우리나라 황토는 다량의 실리카와 알루미나가 결합한 할로이사이트계 점토광물로 구성돼 있다. 실리카

30～50%, 알루미나 20～40%, 철분 3～15%, 산화마그네슘·나트륨 2% 내외 등으로 구성된 황토는 카탈리아, 디페놀, 옥시디아, 사카라아제 등 인체에 유익한 효소들이 다량 함유되어 있는 것으로 알려지고 있다.

이 가운데 카탈라아제는 흙이 갖고 있는 효소 가운데 가장 높은 활성을 보이면서 노화현상을 불러오는 과산화지질이라는 체내 독소를 중화 내지 희석시킴으로써 노화를 억제하고 젊음을 유지시켜 주는 효능을 발휘하는 중요한 효소라는 것이다.

뿐만 아니라 황토에서 발생하는 원적외선은 세포의 생리작용을 활발히 하고 열에너지를 발생시켜 유해물질을 방출하는 광전효과를 보이며, 각종 질환의 원인이 되는 세균의 작용을 약화시키고 혈액순환이나 세포조직 생성을 촉진시켜 주는 효과가 있다.

이같이 탁월한 효능을 가진 황토에 대해 클레이맥스, 아세아시멘트, 금강레미콘 등 세 개 업체는 컨소시엄을 구성, 현대 건축기술과 접목을 연구한 결과 활성황토, 활성황토시멘트, 활성황토레미콘을 생산하기에 이르렀다.

2) 기존 콘크리트 강도 유지는 물론 한방 건축재료로 손색없어

활성황토레미콘은 자연치료제로 불릴 만큼 효능이 뛰어난 황토를 주거공간인 건축물에 적용하며, 건강하고 쾌적한 삶을 영위할 수 있도록 개발된 한방건축 재료로 볼 수 있다. 이들 삼사가 개발한 활성황토레미콘은 기존의 미장용 개념을 벗어나 일반 콘크리트와 마찬가지로 타설용을 목적으로 개발, 건설·건축자재 시장의 획기적 변화를 예고하고 있다.

그동안 황토의 효능과 가치가 인정되어 왔으면서도 상용, 보편화가 되지 못했던 것은 압축강도와 내구성 등의 기본 물성이 충족되지 못함으로써 간단히 바르는 마감재료만으로 집중되어 왔기 때문이다.

활성황토시멘트 연구과정에서의 결과는 압축강도를 시험한 결과 플라이에쉬와 자연황토 치환 시보다 강도가 월등하고 고로슬래그 치환 시와 유사한 강도를 유지하고 있는 것으로 분석됐다.

기존 시멘트가 갖고 있는 취약점 가운데 하나인 열에 의한 길이 변화는 활성황토레미콘의 경우 포졸란 반응에 의한 조직 치밀화와 최밀 충전효과 등으로 인해 변화가 낮게 나타나는 등 안정적 구조체를 형성하고 있는 것으로 나타났다.

3) 아세아시멘트 대량생산 금강레미콘 상용화

아세아시멘트가 대량생산 체제에 들어간 활성황토 시멘트는 친환경시멘트라고 보면 쉽게 이해할 수 있다. 금강레미콘이 상용화에 나선 황토시멘트는 활성황토와 시멘트기능향상제를 최적 비율로 균일하게 혼합해 누구나 쉽게 황토콘크리트를 만들 수 있도록 했다.

제천지역 최대 생산규모를 자랑하는 금강레미콘은 아세아시멘트에서 생산하는 활성황토시멘트를 사용, 최적의 배합에 성공해 황토의 효능이 유지되는 활성황토콘크리트를 국내는 물론 세계 최초 개발했다.

금강레미콘이 개발한 활성황토레미콘은 시멘트의 수화반응과 황토의 포졸란 반응 등으로 조직을 더욱 치밀하게 해 강도와 내구성이 한층 향상돼 어떠한 건축물에도 적용이 가능한 획기적 한방 건축재로 인정받고 있다.

 건강과 해독작용에 좋은 황토(흙)에 대하여

기존 황토제품은 가격이 비싸 일부 단층의 전원주택용으로만 사용했지만 활성황토레미콘은 1㎡당 11만 원 선으로 낮춰 가격의 대중화에 노력했다. 노출이 가능한 고강도 활성황토를 벽체에 사용할 경우 기타 외장재를 별도로 시공하지 않아도 돼 전체 공사비는 오히려 줄일 수 있는 장점이 있다.

특히 황토색 컬러 노출이 가능한 친환경 건축재로 주택, 아파트, 병원, 요양원, 어린이집, 산책로, 도로포장에 적합한 친환경 건축·건설 재료다.

7. 국내 황토 분포 상황

황토는 우리나라 전국에 걸쳐 골고루 분포돼 있으나, 주로 남부 해안지방과 서부 해안지방 산지(山地)에 많이 퇴적돼 있으며, 경주 토함산 황토와 경남 고성·김해·산청지방과 전남 고흥·화순지방, 충남 부여·논산·익산지방, 강원도 홍천의 일부지방과 강화도 지역까지, 태백산맥을 경계로 한 서남지역에 골고루 분포돼 있다. 즉 황토의 산지분포를 보면 태백산맥 줄기를 넘지 않는 서쪽에 주로 몰려 있어, 상당량은 중국에서 날아온 황사가 퇴적한 것임을 알 수 있다[윤원태(2004), 『황토집 따라 짓기』, 전우문화사·월간 전원주택라이프].

1) 화강암성 규석성분이 많은 황토

- 경기도 포천군 신북면 만세교지 서향(西向) 산록 일대

- 충북 충주시 살미면 솔밭 서향 일대
- 전남 강진군 강진읍 옹기가마터 부근 동향(東向) 언덕
- 충남 당진군 송산면 서향 솔밭 산록 일대

2) 석영맥질 규석성분이 많은 황토

- 경기도 동두천시 생연동 야산 서향 언덕
- 충북 제원군 봉양읍 규석광산 부근 서향 송림 언덕
- 경북 영덕군 창수면 규석광산 부근 동향 송림 언덕
- 충남 당진군 송산면 규석광산터 부근 서향 송림 언덕

3) 동벽토(동쪽 태양광선을 많이 흡수한 호황토)

- 경북 경주시 토함산자락 사등이(마동) 언덕
- 경남 하동군 청학동입구 악양 일대 동향 절벽
- 경남 양산군 하북면 통도사 부근 동향 송림 언덕
- 경남 언양군 자수정광산 → **양산 쪽으로 가는 길 옆 동황토 언덕**
- 전북 진안군 동향면 솔밭 동향 언덕 일대
- 전남 강진군 도암면 솔밭 동향 언덕
- 강원도 춘천시 서면 의암호 쪽 동향 송림 언덕

 건강과 해독작용에 좋은 황토(흙)에 대하여

4) 서벽토(서쪽 태양광선을 많이 흡수한 황토)

- 경기도 파주군 교하면 서향 소나무야산 언덕
- 충남 홍성군 홍동면 수란리 야산 서향 잡목림 언덕
- 전북 정읍시 입암면 진등이[삼신산하] 서향 언덕
- 경기도 여주군 북내면 서향 소나무야산 언덕
- 충남 홍성군 구항면 서향 소나무야산 언덕
- 충남 서천군 비인면 서향 소나무야산 언덕
- 충남 서천군 마산면 서향 소나무야산 언덕
- 충남 당진군 송악면 서향 소나무야산 언덕
- 전북 장수군 산서면 서향 소나무야산 언덕

쑥이나 잔솔(어린 소나무)이 잘 자라는 곳은 좋은 황토가 있다는 표시이기도 하며, 더불어 양지 바른 곳의 황토가 좋은 황토이다. 또한, 송림 숲속이 아닌 송림 부근 야산 양지 바른 언덕의 황토가 약황토이다.

5) 기 타

- 전남 보성군 낙안읍성 고가(古家) 고벽 흙
- 경북 안동시 하회마을 고가 황토벽 흙
- 위의 특수 호황토 중 하동 악양
- 남한산성에서 동쪽으로 바라본 적송림 부근의 양지 바른 곳의 황토
- 변산반도 송림 부근의 양지 바른 곳의 지는 태양광선을 직각으로 받은 황토

- 안면도 중장리 송림 부근의 양지 바른 곳의 황토
- **<u>경남 고성군의 황토 역시 우수한 품질로 평가받고 있다.</u>**
- 부여, 백제권, 계룡산 자락, 금강하구 고창 일대 등의 황토도 약성이 풍부
  하다. 특히 지장수용으로 좋음.
- 중국의 경우, 서북부나 화북[華北] 등의 황토가 약성이 풍부함

8. 풍수지리에서 명당자리는 반드시 황토가 되어 있어야

풍수지리학에서는 좌청룡(左靑龍), 우백호(右白虎), 남주작(南朱雀), 북현무 (北玄武)를 갖추고, 명당혈(明堂穴)에 황토(黃土)가 조성되어 있어야 그것이 명당이라 했는데 그 이유는 무엇일까, 왜 하필이면 황토가 조성되어 있는 것일 까 하는 것에 대한 의문을 아직까지 풀지 못하고 있다. 좌청룡, 우백호, 남주작, 북현무가 형성되어 있고 그 가운데 황토가 되어 있는 그곳이 왜 명당이 되는 것인가? 도대체 명당이란 무엇인가?

여러 매스컴에서 수없이 추적을 해보아도 아직 명쾌한 답을 내어놓지 못하고 있으면서도, 그 답을 얻을 수 있을까 하여 추적은 계속되고 있다. 그러나 그런 식으로 언제나 추적을 해서는 기를 알아내기란 요원한 일이다. 명당에 대한 추 적을 하면서 풍수들이나 관계자들은 동기감응으로 설명하고 있는데, 이는 중대 한 실수다. 이유인즉 명당의 기운이 동기감응으로 후손에게 뻗쳐서 후손들의 번영을 이룬다고 믿고 있는 것은 명당의 기운이 그 자손들의 기운을 돕기 때문 이라고 생각하고 있는 이것이 잘못이다. 명당(明堂)이란 한 영혼(靈魂)이 환생

(還生)하기까지 그 영혼(靈魂)의 집인데, 이 집에서 뻗히는 기운(氣運)이 자손(子孫)들에게 뻗쳐서 그 자손(子孫)들이 동기감응(同氣感應)하여 흥(興)하는 것이 아니고, 여기에 조성(造成)되어 있는 음양오행(陰陽五行)의 기(氣)가 제대로 구성(構成)되어 시신(屍身)의 영혼(靈魂)이 환생(還生)하기 전까지 좋은 기(氣)를 받고 있고, 또 황토가 그 기(氣)를 보호하고 있기 때문에 그 속에서 은거(隱居)하고 있는 시신(屍身)의 영혼(靈魂)이 다른 어떤 영혼들보다 강(强)하게 되어 자손(子孫)을 도울 능력(能力)이 생겨서 그 영혼(靈魂)이 환생(還生)할 때까지 걸리는 약 60년 동안 그 자손(子孫)들을 돌보고 있기에 자손(子孫)들이 흥(興)하는 것이지, 동기감응(同氣感應)으로 인해서 그 자손(子孫)들이 흥(興)하는 것은 아니다. 흙에서도 황토(黃土)는 토기(土氣)를 잔뜩 담고 있는 흙으로 이 속에 들어 있는 것은 그 어떠한 것도 생명력(生命力)을 보호(保護)받고 있어서 그 생명(生命)이 오래토록 유지(維持)된다. 이렇게 주장(主張)을 하면 아마 여러분들은 이 주장에 반기(反旗)를 들것은 뻔한 이치다. 그러나 여러분들은 모든 식물(植物)에서 그 열매가 썩지 아니하고 오래토록 보관(保管)되어 번식(繁殖)을 하는 '씨앗의 껍질'과 '열매의 껍질'이 토기(土氣)로 되어 있다는 것을 모르기 때문인데, 이는 만물(萬物)의 형성원리(形成原理)에 나와 있는 것과 같이 토(土)는 음양오행(陰陽五行)을 함유(含有)하고 오행(五行)의 기(氣)의 상생(相生)을 도우고 있는 이치(理致)가 있기 때문이다. 한마디로 죽은 영혼(靈魂)이 이런 곳에서 좋은 기(氣)를 받으면서 환생(還生)할 때까지 그 명(命)을 잘 유지(維持)하게 되면 제대로 된 기(氣)를 유지(維持)하지 못하여 전전긍긍(戰戰兢兢)하면서 자손(子孫)들의 몸에 들어가 자신(自身)들의 기(氣)를 유지(維持)하려는 영혼(靈婚)들과는 달리 여유(餘裕)가 있게 되어 자연히 자손(子孫)들을 살펴 보호(保護)하려하기 때문에 그 자손(子孫)들이

흥(興)하게 되는 것이다. 아마도 지금까지 여러분들은 이런 설명을 들어 본 적이 없을 것이다. 그 이유는 기(氣)에 대한 정확(正確)한 지식(知識)이 없고, 또 영혼(靈魂)에 대하여도 제대로 믿지 못하고 영혼(靈魂)이 무엇으로 되어 있는지에 대하여도 모르고 있기 때문이다. *** 명당(明堂)에 대한 정의(定義)는 입지조건(立地條件)이 이와 같이 좌청룡, 우백호, 남주작, 북현무로 조성이 되어 있고 명당혈(明堂穴)이 반드시 순수(純粹)한 황토(黃土)로 조성되어 있어야 한다. 이런 명당(明堂)은 상기의 그림과 같은 음양오행(陰陽五行)의 기과학(氣科學)이 담겨 있음을 밝혀놓는다.

다음은 여러분들의 노고를 덜어주기 위해서 명당에 대한 백과사전의 설명을 실어놓으니 참고하시기 바란다.

양택(陽宅: 집터)인 경우에는 주 건물(主建物)의 전방이고, 음택(陰宅: 묏자리)인 경우에는 무덤 앞에서 안산(案山)과의 사이 공간을 말하며, 좌청룡(左靑龍)·우백호(右白虎)에 둘러싸인 부분이다. 명당은 다시 내명당과 외명당으로 구분되는데 내명당은 무덤이나 건물의 바로 앞을 말하고, 외명당은 내명당 밖에 있는 넓고 평탄한 곳을 말한다. 내명당은 임금이 신하들의 조회(朝會)를 받는 정전(正殿)인 명당을 상징하고, 외명당은 곡식 창고를 뜻하여, 넓고도 앞이 활짝 트인 것을 좋은 것으로 본다. 자손이 복을 받게 된다는 묏자리나 집터를 표현하는 말에 쓰이기도 한다. 그렇기 때문에 좋은 집터나 묏자리를 명당자리, 집안이 번성하거나 부귀영화를 누리는 사람들을 명당자손이라 부른다.

X

결론

　　황토는 지구생성 후 수십만 년 동안 대류 풍화작용에 의하여 퇴적된 천연물질 성분으로 모래와 점토의 중간 굵기인 흙의 입자들로 이루어져 있는 연황색의 퇴적물이며 순수하고 좋은 황토는 지표의 4자 이하의 것을 순수 황토라고 볼 수 있다. 황토는 비옥한 토양의 특성 때문에 농업에 적합하기 때문에 인구가 밀집된 황토 지역의 농업 인구들이 많이 발달되어 왔다. 지구지표의 10%를 뒤덮고 있고 원적외선을 다량 방사하는데, 이는 지구의 동식물에게 꼭 필요한 역할을 한다. 그래서 황토는 살아 숨 쉬는 생명에너지라고 일컬어지기도 한다. 황토는 오랜 세월 동안 태양에너지를 흡수, 저장하고 발산하는 태양에너지 저장고라고 말할 수 있다. 가시광선보다 파장이 긴 적외선 쪽에서도 가장 파장대가 넓은 빛을 **원적외선**이라고 말한다. 지구상의 모든 물질이 원적외선을 방출하지만 그중에서도 황토는 흡수한 원적외선 에너지를 가장 많이 방출한다. 에너지 방출 시 물체의 분자활동을 자극함으로 생명체의 경우 생체 기능이 되살아난다고 한다. 원적외선을 많이 간직한 황토의 주변에 있을 경우 방출된 에너지로 분자활동에 자극을 받게 되고 그로 인해 체온상승과 같은 효과가 나타난다. 이러한 생체활성화 능력 때문에 원적외선은 생육광선 또는 생명의 빛이라고 볼 수 있다. 이처럼 황토에 흡수된 원적외선은 인체에 무한한 생명력을 불어넣어 주기 때문에 중요한 요소라고 볼 수 있다. 원적외선이라는 것은, 파장이 $25\,\mu m$ 이상인 적외선을 말하는 것으로서, 세균을 없애는 데 도움이 되고, 모세혈관을 확장시켜 혈액순환과 세포조직 생성에 도움을 준다. 또 세포를 구성하는 수분과 단백질 분자에 닿으면 세포를 1분에 2,000번씩 미세하게 흔들어줌으로써 세포조직을 활성화하여 **노화 방지, 신진대사 촉진, 만성피로** 등 각종 성인병 예방에 효과가 있다. 방사선 이야기가 나오는데, 일반적으로 방사선이라 함은 파장이 매우 짧은 것을 이야기한다. 원적외선은 물분자를 진동시켜서 따뜻하게 하는 작용이 있다. 인간의 신체도 많은 수분(약70%)을 포함하고 있다. 원적외선 진동에너지가 열에너지가 되고 신체 내부 온도를 상승시켜서 혈액순환을 좋게 하고 신진대사를 촉진하는 것으로 알려지고 있다. 이러한 작용원리로 쾌적하고 기분이 좋은 따스함을 느끼고 또는 적당한 수분을 유지하므로 너무 건조하게 되는 일은 없다. 인체에 좋다고 얘기되는 원적외선의 파장이 높고 안전하게 방사되는 것을 알 수 있다. 실내 공기 분포도를 조사해 보면 평당 전기의 **Wh**가 높을수록 실내온도가 잘 올라간다. 평당 **280Wh**의 경구 절약형이지만 오피스텔의 경우 −5℃일 경우 문을 열고 들어가면 온도조절기의 필름온도가 37℃에서(60℃까지 올릴 수 있음) 실내공기가 훈훈하고 바닥이 따뜻하다. 필름온도를 50℃로 올렸을 경우는 찜질방 효과를 실생활에서 느끼실 수 있다. 원적외선은 약 40℃에서 **88%** 이상 방출되는 것이 인체에 제일 좋은 것으로 알려져 있다. 장기간 사용하실 때 질병을 예방하고, 자신의 저항력을 강하게 하는 에너지이다. 그리고 각종 물리치료와 치료기기 분야에서 수없이 사용되고 있고 또 효과를 봄으로써 입증되었다. 또한 고가의 건강매트와 같은 효능을 체험할 수 있다. 황토의 원적외선 효과로는 황토 1g에 2억~3억 마리 1,300여 종의 미생물 존재, 원적외선 방사(5~15미크론)로 인체 중심부 체온유지 및 혈류량 증가로 신진대사 촉진, 원적외선 방출로 해독력, 흡수력, 자정력, 생명력 등 유익한 해독, 정화능력이 탁월하여 인체의 자생 활성독(毒)의 자연 해독, 바다 적조균에 황토를 살포 시 미생물에 의한 해독 등이다.

　황토를 걸러서 나온 물로서 황토가 물에 용해된 지장수는 이온교환(CEC)이 탁월하고 정수효과가 뛰어나며 물을 연수로 바꾸며 육각수로 된다. 지장수에는 각종 미네랄과 인체에 유익한 성분인 탄산칼슘 및 칼리, 마그네슘이 다량 함유되어 있어 살아 있는 약수일 뿐만 아니라, 제독작용이 뛰어나 각종 농약이나, 중금속, 불순물 등의 해독작용을 하며, 식생활 변화로 산성체질로 변한 인체세포를 해독하여 중화시키는 효과가 있어서 예부터 치료용으로 사용할 만큼 약리효과가 뛰어난 신비의 물이다. 원적외선 방사물질과 미네랄이 풍부한 음이온을 띠고 있는 물로서 음용 시 체내세포와 혈액을 재생시키고 신진대사를 활발하게 도와 자연치유력을 극대화시키는 태양수, 즉 원적외선 방사수라고 할 수 있다. **고서(동의보감)에는 지장수를** "누런 흙물을 말한다. 성질은 차고 독은 없다. 중독되어 안타깝게 답답한 것을 푼다. 또한 여러 가지 중독도 푼다. 산에는 독버섯이 있는데 이것을 모르고 삶아 먹으면 반드시 생명이 위험하다. 이런 때에도 쓰면 해독시킨다. 또한 단풍나무 버섯을 먹으면 계속 웃다가 죽을 수 있다. 이런 때에는 오직 이 물을 마셔야 낫지 다른 약으로는 살릴 수 없다." "누런 흙이 있는 땅에 구덩이를 파고 그 속에 물을 붓고 흐리게 휘저은 다음 조금 있다가 윗물을 떠서 마신다."라고 적고 있다. 특히 건강에서는 궤양성대장염의 재발 없는 근치를 이루려면 자연치유력의 증강 효능이 가장 뛰어난 황토면역증강요법에 의하여 마련되는 식이요법을 2달 정도 실행하면 된다. 대장내시경과 정밀 혈액검사를 통하여 100% 완벽한 자연치유가 이루어졌음을 확인할 수 있을 것이다. 인체가 스스로 최상의 건강을 지켜나가는 원천은 인체에서 자연치유력이 존재하기 때문이고 인체의 면역력은 자연치유력에 있어서 가장 중요한 요소인 것이다. 이렇게 유용한 황토로 전통 한옥을 지어서 삶을 영유한다면 인간의 수명을 넘어 천수의 생을 마감할 것이다.

XI

황토연구 자료

1. 단행본

▶ 국어대사전<남광우 · 이응백 · 이을환, 민중서관, 1992>.

▶ 새국어대사전<한갑수, 삼성문화사, 1982>.

▶ 내 손으로 하는 천연염색<정옥기, 들녘, 2005>.

▶ 비방(秘方) 황토건강법<이원섭, 동방미디어, 1999>.

▶ 섬진강 황톳물 들이는 여자<류숙, 평단문화사, 2001>.

▶ 신토불이 웰빙건강 전원주택 황토집 따라짓기<윤원태, 전우문화사 · 월간 전원주택라이프, 2004>.

▶ 솔잎 민간요법<미스즈 우에하라[上原美鈴] 저 · 유혜순 옮김 · 유태종 감수, 국일미디어, 1999>.

▶ 우리가 정말 알아야 할 우리 소나무<전영우, 현암사, 2004>.

▶ 우리가 정말 알아야 할 천연염색<이종남, 현암사, 2004>.

▶ 우리 겨레의 삶과 소나무<배상원 엮음, 수문출판사, 2004>.

▶ 자연염색<이승철, 학고재, 2001>.

▶ 전통 옷감[빛깔있는 책들 NO.201]<민길자, 대원사, 2000>.

▶ 점토광물학<문희수, 민음사, 1996>.

- ▶ 천연물화학<김병옥, 진명출판사, 1979>.
- ▶ 천연염색의 이론과 실제<남성우, 보성문화사, 2000>.
- ▶ 한옥으로 다시 읽는 집 이야기<최성호, 전우문화사 · 월간 전원주택라이프, 2004>.
- ▶ 황토요법<이원섭, 동방미디어, 1996>.
- ▶ 黃土의 神秘<柳道鈺, 행림출판, 1995>.
- ▶ 황토집 짓고 전통 먹거리로 살아온 김정덕할머니의 황토건강법<김정덕, 경향신문사, 1997>.
- ▶ 황토침대 그리고 전원주택<김명태, 예가, 1995>.

2. 논 문

- ▶ 국내산 황토를 이용한 수용액 중의 Pb(Ⅱ), Cu(Ⅱ), Cr(Ⅲ) 및 Zn(Ⅱ)이온의 흡착특성
  <정의덕 · 김호성 · 원미숙 · 윤장희 · 박경원 · 백우현, 한국환경과학회지 제8권 제4호, 1999>.
- ▶ 동치미의 발효숙성에 미치는 황토성분의 영향<제외권, 동명전문대학논문집 제20권 제1호, 1998>.
- ▶ 무기물을 이용한 면 편성물 염색성 ― 황토, 머드를 중심으로 ―<신인수 외 2명, 한국의류학회지 제26권 9/10호, 2002>.
- ▶ 섬유제품의 냄새제거 및 억제가공<섬유개발연구 섬유기술정보 제14권 제

8호, 2000>.

- ▶ 의령 황토의 특성<문종수 · 강종봉, 경남대학교부설 신소재연구소 신소재연구 제12권, 2000>.
- ▶ 의복 상표충성도의 차원과 관련변인에 관한 연구 — 속옷을 중심으로 — <정미실, 한국의류학회지 21권 1호, 1997>.
- ▶ 인터넷쇼핑몰에서의 의류제품 구매행동에 관한 연구 — 위험지각을 중심으로 — <조영주 · 임숙자 · 이승희, 한국의류학회지 25권 7호, 2001>.
- ▶ 천연염색에 사용되는 천연매염제에 관한 연구<주영주 · 남성우, 한국염색가공학회지 9(6), 1997>.
- ▶ 콩즙을 이용한 면직물의 황토염색 — 면직물에 부착된 황토의 성분분석을 중심으로 — <김수정 · 유효선, 한국의류학회지 제25권 제10호, 2001>.
- ▶ 하동군 옥종 지역에서 산출되는 황토의 구리 흡착특성<조현구 · 양도열 · 김영호, 한국광물학회지 제16권 제4호, 2003>.
- ▶ 환경보호관심도기 환경보호적 의복구매행동에 미치는 영향<시은연 · 유태순, 한국의류학회지 23권 8호, 1999>.
- ▶ 黃土를 사용한 바닥모르터의 특성(特性) 및 균열발생(龜裂發生)에 관한 실험적(實驗的) 연구(研究)<유택동, 안양과학대학논문집 제24집, 2001>.
- ▶ 황토를 이용한 응집제 개발에 관한 연구(The study for coagulant development uses Loess)<김환기 · 박찬수 · 김호열 · 정성운 · 이창훈 · 윤일중, 전북대학교 토목환경공학부>.
- ▶ 황토를 이용한 면직물의 염색<유혜자 · 이혜자 · 변성례, 한국의류학회지

21권 3호, 1997>.

▶ 황토를 이용한 모직물의 염색에 관한 연구<지동선 · 김현성, 단대산업기술연구소 산업기술연구 제1권, 1999>.

▶ 황토를 이용한 모직물의 천연염색<황규은, 성균관대학교대학원 석사학위논문, 1998>.

▶ 황토를 이용한 수중의 인 제거에 관한 기초연구<김원기 · 강선홍, 한국물환경학회지[水質保全] 제16권 제5호, 2000>.

▶ 黃土를 利用한 天然染色의 堅牢度에 관한 硏究<양순희, 상주대학교산업대학원 석사학위논문, 2002>.

▶ 황토를 이용한 청자유약 발색효과에 관한 연구<김광길, 서남대학교논문집 제2집, 1995>.

▶ 황토를 이용한 한지의 염색성<김애순, 한국의류학회지 24권 5호, 2000>.

▶ 황토를 지역특산품으로 ― 충북 보은군 ―<地方財政 제21권 제6호[통권 119호], 2002>.

▶ 황토 모르타르를 적용한 공동주택 바닥 난방 구조체의 열성능 평가 <송승영 · 최정민, 대한건축학회논문집: 계획계[計劃系] 15권 4호, 1999>.

▶ 황토벽재의 기초물성에 관한 연구<현철, 경성대학교논문집 20집 1권, 1999>.

▶ 황토에 의한 견직물의 염색<김상률 · 최미성, 한국의류산업학회지 2권 2호, 2000>.

▶ 황토염색 면직물의 점착성분처리 효과<김성신 · 조현옥 · 장정대, 부산대학교 생산기술연구소논문집 제60집, 2001>.

▶ 황토 염색직물의 최대침관통력<장정대, 한국의류학회지 제23권 제7호,

1999>.

- ▶ 황토와 석회의 혼합처리에 의한 정수 슬러지의 개질화에 관한 연구<임성진·조재준·이재복, 대한상하수도학회지 14권 4호, 2000>.
- ▶ 황토와 점토류에 의한 Cochlodinium polykrikoides 적조생물 제거 및 영양염 흡착<최희구 외, 국립수산진흥원 연구보고 57권, 1999>.
- ▶ 황토요법: 지장수[地漿水]의 의료적 효능<이원섭, 한국정신과학 학술대회논문집, 14회, 2001>.
- ▶ 황토의 구리와 카드뮴에 대한 흡착능력과 분배에 관한 연구<이군자, 동명전문대학논문집 제20권 제1호, 1998>.
- ▶ 황토의 유해성 적조생물 Cochlodinium 종의 제거효과<최희구·김평중·이원찬 외, 한국수산학회지 31권 1호, 1998>.
- ▶ 황토의 인 흡착특성<이군자, 동명전문대학논문집 제19권 제1호, 1997>.
- ▶ 황토의 일반적 특성에 관한 고찰<정환옥·최희용·황혜주·홍명희·김문한, 대한건축학회 학술발표논문집 제17권 제2호, 1997>
- ▶ 황토[적갈색 풍화토]의 입도분리와 물리화학적 특성<박현진, 부산대학교 대학원 석사학위논문, 2001>.
- ▶ 황토첨가 사료가 조피볼락의 성장에 미치는 영향<강동수·배태진, 여수대학교 수산과학연구소논문집 제9권, 2000>.
- ▶ 황토처리 면직물의 역학 및 물리적 특성 변화<김성신, 부산대학교대학원 의류학과 석사학위논문, 2000>.
- ▶ 황토 현탁액에 의한 남조류 Microcystis sp.의 제거실험<나기환·남정배·박경대·이진애, 한국물환경학회지 제14권 제4호, 1998>.
- ▶ Silane Coupling제를 이용한 면직물의 황토염색<김성우·남성우·김인

회, 한국염색가공학회지, 제13권 제5호, 2001>.

▶ 국내 황토 산업에서 광물학적 지식의 필요성<조현구, 경상대학교 지구환경과학과>.

▶ 우리나라 황토(풍화토)의 구성광물 및 화학성분 Mineralogy and Chemical Composition of the Residual Soils(Hwangto) from South Korea
<황진연(Jin Yeon Hwang)·장명익(Myeong Ik Jang)·김준식(Jun Sik Kim)·조원모(Won Mo Cho)·안병석(Beong Seok Ahn)·강수원(Su Won Kang),
부산대학교 지구환경시스템학부 지질학과, 농림수산부 축산기술연구소,
National Livestock Research Institute, Cheonan, Chungnam 330－800>.

▶ 콩나물의 생장과 품질에 미치는 황토 지장수의 효과<한국농화학회지 제43권 제4호, 강정렬, 강선철, 박신 대구대학교 농화학과, 대구대학교 생물공학과>.

▶ 황토의 일반적 특성 및 산화철 함량
(General Properties and Ferric Oxide Content of Hwangtoh[Yellow Ochre])
<김인규·서성훈·강진양, 식품의약품안전청, 경희대학교, 삼육대학교 05년 5월 15일>

▶ 연구문제, 천연접착제·도료제를 이용한 황토벽의 온도 및 습도 조절력은 어떠할까?

▶ 우리나라 황토(적황색 토양)의 산상, 구성강물 및 화학성분
<장명익, 황진연, 윤지해 부산대학교 지질학과>.

▶ 황토를 이용한 축산폐수의 처리에 관한 연구

(A study on Treatment Livestock Wastewater with Coagulant - Loess)

<원찬희 · 김보국 · 박진희, 전북대학교 환경공학과>

3. 방송

제목	방송일	내용	방송사[프로그램]	비 고
흙	2007.11.17	1부: 천년초의 비밀 2부: 슈발츠발트의 경고 우포늪, 대왕암과 감은사지, 응애 · 지렁이 · 금풍뎅이 그리고 미생물 등을 통한 흙 보고서!	대구MBC[앙코르 창사특집]	—
황토는 내운명 [최차란 할머니]	2006.10.18	경북 경주사80세의 최차란 할머니! 의[衣] · 식[食] · 쥐[住]…… 그녀의 일상은 모두 황토에 의한다.	KBS[무한지대 큐!] 무한특종 리얼스토리!	383회 녹화테이프 보관
흙	2005.06.22	살아 있는 생명체로서의 흙을 조명. 즉 생물학적인 관점에서 지렁이 · 두더지 · 세균 등 땅 속 생명체들의 성장과정과 흙의 상관관계를 살펴봄. 이로써 생명체와 흙의 공존을 확인함	EBS 공사창립 5주년 기념 특별기획 [자연 다큐멘터리]	녹화테이프 보관
생태건축, 생명을 살린다	2005.05.11	흙 · 목구조의 집과 콘크리트집의 비교 분석. 주거환경의 변화는 삶을 바꾼다. 특히 흙집(황토집)의 적정 온 · 습도 유지 및 아토피피부염에의 효과 등을 분석한다. 더불어 프랑스와 한국의 생태건축 경향을 분석한다.	KBS[환경스페셜]	219회
황사	2004.04.23	중국의 황사발생 원인분석, 한반도의 황사퇴적층과 우리 토양과의 상관관계 분석. 황사의 인체에 미치는 영향분석, 중국의 오염황사가 우리나라에 미치는 영향분석. 황사억제를 위한 중국의 정책	MBC[특집 다큐멘터리]	20회

제목	방송일	내용	방송사[프로그램]	비고
적조, 황토가 대안인가	2004.04.20	황토의 적조방지효과와 해저생태계에 미치는 영향분석, 일본의 적조방지기술 등 소개	MBC[특선 다큐멘터리]	–
한국의 소나무	2003.04.29	백두산 미인송과 안면도·양백지간(소백산맥과 태백산맥이 만나는 지점) 영주·울진 소광리·울릉도·제주도 등의 소나무 소개, 그리고 무관심에 의해 사라져가는 소나무의 현황 소개	MBC[특집 다큐멘터리]	185회
〈흙의 건강학〉 제1부: 흙을 입다 〈흙의 건강학〉 제2부: 흙을 먹다 〈흙의 건강학〉 제3부: 흙에 살다	2003.01.27 2003.01.28 2003.01.29	한국원적외선협회의 황토 원적외선실험과 탈취·항균효과 실험, 한국생명공학연구원의 황토미생물 연구, 황토목욕과 황토속옷 착용에 의한 아토피피부염 치료 외	MBC[심야스페셜]	131회 133회 134회
황토	2001.11.12	도편수 심완수, 황혜주·류숙·김정덕·최차란 여사 등이 말하는 황토의 효능! 더불어 체험과 옛 문헌 및 과학적 검증을 통한 황토의 효능분석	SBS 엔포다큐 [아는 것이 힘이다]	72회

참고문헌

엄명호, 엄기태, 임형식(1992a), 한국의 주요 모암에서 발달된 토양점토광물의 특성과 생성학적 연구. Ⅲ. 모래와 미사중에 점토광물의 특성비교. 한국토양비료학회지, 25, pp.1 - 7.

엄명호, 임형식, 김태순(1992b), 한국의 주요 모암에서 발달된 토양점토광물의 특성과 생성학적 연구. Ⅳ. 토양점토광물의 분포 및 생성. 한국토양비료학회지, 25, pp.202 - 212.

한국어사편찬위원회, 1986, 국어대사전. 삼성문화사, 1849.

황진연(1997), 맥반석과 황토으 특성과 활용. 한국광물학회 창립 10주년 기념 심포지엄 논문집, pp.89 - 99.

황진연, 장명익, 김준식, 조원모, 안병석, 강수원(2000), 우리나라 황토(풍화토)의 구성광물 및 화학성분. 한국광물학회지, 13권 3호.

Allison, J. D., Brown. D. S. and Novo - Gradac, K. J., 1991, MINTRQA2/PRODEF2, A Geochemical Assessment Model for Enviromental Systems: Version 3.0 User's Manual. Washington, DC: US Enviromental Protection Agency.

Bates, R. L. and Jackson, J. A.(1987) Glossary of Geology(3rd Ed). Amer. Geol. Inst., Alexandrial, 387.

Herbelin, A. L. and Westall, J. C.(1996), FITRQL - A computer program for determination of chemical equilibrium constants from experimental data. Report 96 - 01, Department of Chemistry, Oregon State University, Corvallis, OR 97311.

Jeong, G. Y. and Kim, S. J.(1990), Iron oxide minerals in the Sancheong kaolin deposits. J. Miner. Soc. Korea, 3, pp.79 - 88.

Simonson, R. W.(1978), A multiple - process model of soil genesis. In: Mahaney, W.C.(ed) Quaternary Soils. Geo Abstracts, University of East Anglia, Norwich, England, pp.1 - 25.

Taylor, J. C. and Clapp. R. A., 1992, New features and advacned applications of

SIROQUANT: a personal computer XRD full profile quantitative analysis software package, Advanced in X－ray Analysis 35, 49.

김기현, 김세현, 최영천(1996), 중금속의 토양오염; 한국중부지역의 농경지를 중심으로. 자원환경지질, 29(6), 725－732.

김복영, 정변간, 최정원, 윤율선, 최선(1995), 우리나라 논 토양중 중금속 자연함량. 한국토양비료학회지, 28(4), pp.295－300.

남기상, 조규성(1993), 암석의 풍화에 따르는 주요성분의 상대적 이동. 광산지질, 26, 1, pp.67－81.

농업기술연구소(1988), 토양화학분석법 － 토양, 식물체, 토양미생물 －, 농촌진흥청 농업기술연구소, pp.117－124.

동화기술 편집부(1993), 수질오염 폐기물 공정시험방법. 동화기술 출판사, pp.313－325.

박종진, 김명균, 전효택(1997), 금왕 금·은광산 주변 지구화학적 환경에서의 중금속 원소들의 분산, 자원환경지질, 30(5), pp.407－416.

小山正忠, 竹原秀雄(1999), 標凖土色帖. 일본색연사업주식회사.

岩生周一 외 6인(1985), 粘土의事典. 朝倉書店, pp.457－458.

엄명호, 임형식, 김영호, 엄기태(1991), 한국의 주요 모암에서 발달된 토양점토 광물의 특성과 생성학적 연구. Ⅰ. 조암광물과 광물학적 특성. 한국토양비료학회지, 24(1), pp.1－9.

엄명호, 엄기태, 임형식(1992a), 한국의 주요 모암에서 발달된 토양점토광물의 특성과 생성학적 연구. Ⅲ. 모래와 미사 중에 토양광물의 특성비교. 한국토양비료학회지, 25, 1, pp.1－7.

엄명호, 임형식, 김태순(1992b), 한국의 주요 모암에서 발달된 토양점토광물의 특성과 생성학적 연구. Ⅳ. 토양점토광물의 분포 및 생성. 한국토양비료학회지, 25, 3, pp.202－212.

엄명호, 정필균, 엄기태, 임형식(1993), 회색혈암에서 유래된 토양점토 광물의 특성. 한국토양비료학회지, 26, 1, pp.1－9.

이찬희, 이현구, 이종창(1998), 나림광산 수계의 토양과 퇴적물에 관한 지구화학적 특성; 중금속 원소의 분산, 부화 및 기원, 자원환경지질, 31(4), pp.297－310.

전효택, 안수성(1996), 수도권 위성도시의 토양과 분진의 중금속 오염에 관한 연구. 자원환경지질, 29(1), pp.87－100.

정영욱, 민정식, 김인기, 김옥환, 이승길, 우종한, 최광호(1997), 다덕광산 주변 토양에서의 금속 및 시안의 분포와 산성침출수 생성. 토양환경학회지, 2(3), pp.39－47.

황진연(1997), 맥반석과 황토의 특성과 활용. 한국광물학회 창립 10주년 기념 심포지엄 논문집, pp.89－99.

황진연, 장명익(1994), 부산시 구월산의 풍화토중 점토 광물의 특성 및 성인, 한국토양비료학회지 27(3), pp.158 - 167.

Barnhisel, R. I. and Bertsh. P. M.(1989), Cholorites and hydroxy interlayered vermiculite and smectite, In. J.B. Dixon and S. B. Weed eds, Minerals in Soil Environments. Soil Sci. Soc. Am. Madison, wisconsin, USA. pp.729 - 788.

Brady, N. C. and Weil, R. R.(1996), The nature and propertiesof soil. Prentice Hall, pp.1 - 24.

Chung, F. H.(1974), Quatitative interpretation of X - ray differaction patterns of mixtures. I. Matrix flushing method for quatitative multicomponent analysis. J. Appl. Cryst., 7, pp.519 - 525.

Churchman, G. J., Whittion, J. S Clardge, G. G. G. and Theng, B. K. G.(1984), International method using formide for differentiating halloysite from kaolinite, Clay and Clay Minerals, 32, pp.241 - 248.

Douglas, L. A.(1977), Vermiculite: in minerals in Soil Enviroment(J. B. Dixon and S. B Weed, Eds.), Soil Science Society of America, pp.259 - 292.

Jackson, M. L., Tyler, S. A., Willis, A. L., Borubeau, G. A., and Pennington, R. P.(1948), weathering sequence of clay - size minerals in soil and sediments. I. Fundamental generalization. Jour. Phys. Colloid. Chem., 52, pp.1237 - 1260.

Loughman, F. C.(1969), Chemical weathering of the silicate minerals. Elsevier, New York, p.154.

Reymond, R. C. and Reynold Ⅲ, R. C.(1996), NEW - MOD for WINDOW. The calculation of one dimensional X - ray diffraction patterns of mixed - layered clay minerals. 8 Brook Road, Hanover New Hampshire, pp.1 - 25.

Velde, B.(1992), Introduction to clay minerals, Chapman and Hall, p.198.

White, D. E., Hem, J. D. and Waring, G. A.(1963), Chemical composition of subsurface waters, Chap F in Data of Geochemistry. 6th ed., U.S Geol. Survey Prof. Paper, pp.440 - 470.

(한국광물학회지 제13권 제3호(2000).

Myung, I. S.(1987), The Causes of soybean Sprouts Rot and its Control. Master Thesis, Korea University. Seoul. Korea.

Kim, J.H. and Kim, M. H.(1989), Determination of residual pesticides in bean sprout. Kor. J. Food Sci. Technol. 21, pp.224 - 228.

Lee, Y. S. and Rhee, C. O.(1999), Changes of free sugars, lipoxygenase activity and effects of chitosan treatment during cultivation of soybean sprouts. Kor. J. Food

Sci. Technol. 31, pp.115 - 121.

Hsu, S. H., Hadley, H. H. and Hymowitz, T.(1973), Changes in carbohydrate contents of germination soybean seeds. Crop Sci. 13, pp.407 - 410.

Yang, C. B., Park, S. K. and Yoon, S. K.(1984), Changes of protein during growth of soybean sprout. Kor. J. Food Sci. Technol. 16, pp.472 - 474.

Lee, S. H. and Chung, D. H.(1982), Studies on the effects of plant growth regulator on growth and nutrient compositions in soybean sprout. J. Kor. Soc. Agric. Chem. Biotechnol. 25, pp.75 - 82.

Shin, D. H. and Choi, U.(1996), Comparison of growth characteristics of soybean sprouts cultivated by thee method. Kor. J. Food Sci. Technol. 28, pp.240 - 245.

Kim, J. M., Choi, Y. B. and Yang D. K.(1997), Development of soybean sprouter using principle of siphoning. Kor. J. Food Sci. Technol. 29, pp.460 - 463.

Lee, Y. S. Park, R. D. and Rhee, C. O.(1999), Effect of chitosan treatment on growing characteristics of soybean sprouts. Kor. J. Food Sci. Technol. 31, 153 - 157.

Assoc. of Korea Food Industrial.(1991), In "Food Industrial Dictionary: Minerals", pp.853 - 858, Hanil Publisher, Seoul, Korea.

Ha, T. Y., Chun, H. S., Lee, C., Kim, Y. H. and Han, O.(1999), Changes in physicochemical properties of steamed rice for Soong - Neung during roasting. Kor. J. Soc. Food Sci. Technol. 31, pp.171 - 175.

Meilgard, M.(1990), In "Sensory Eval!!uation Techniques", CRC Press. Inc., Boca Raton, Fl, U.S.A.

SAS(1985), In "SAS User's Guide: Statistics", 5th Ed., SAS Institute Inc., Cray, NC, U.S.A.

Duncan, D. B.(1957), Multiple range test for correlated and heteroscedastic means. Biometrics 13, pp.164 - 176.

곽종운 · 최정환(1996), "1차 처리장에 응집제를 이용한 하수의 화학적 처리", 한국수질보건학회지, 제12권 제1호, pp.47 - 55.

이수구 · 박상헌 · 손철묵(1992), "돈사 폐기물의 탈수 및 응집처리에 관한 연구", 한국폐기물학회지, 제9권 제1호, pp.73 - 81.

이진우 · 최의소 · 어성욱(1996), "돈사 폐수의 생물학적 영양소 제거 특성에 따른 처리효율 향상 방안에 관한 연구", 한국수질보전학회 학술연구발표회 논문초록집.

양상용 · 구연봉 · 최지혁 · 이인선(1997), "황토와 응집제를 혼합 사용한 조류 제거", 한국수질보전학회 추계학술발표회 논문초록집.

나기환 · 박경대 · 최우정 · 박영철(1997), "황토살포에 의한 Cochlodinium polykrikoides 적조제어 기술개발", 한국수질보전학회 학술연구발표회 논문초록집.

강수기 외(1995), 맥반석 가공제품의 식품저장, 가공 활용을 위한 기초조사 연구. 한국식품개발연구원, p.91.

최태섭(1997), 천연광물의 원적외선 방사특성과 이용기술. 한국광물학회 창립 10주년 기념 산업광물 심포지엄, pp.46 – 73.

황진연 외(2000), 우리나라 황토의 구성광물 및 화학성분. 한국광물학회지 pp.147 – 163.

황진연(1997), 맥반석 및 황토의 특성과 활용. 한국광물학회 창립 10주년 기념 산업광물 심포지엄, pp.89 – 99.

최희구 외(1998), 황토의 유해성 적조생물 Cochlodinium 종의 제거효과, 한국수산학회지 31권 1호.

정환옥 · 최희용 · 황혜주 · 홍명희 · 김문한(1997), 황토의 일반적 특성에 관한 고찰, 대한건축학회 학술발표논문집 제17권 제2호.

최희구 외(1999), 황토와 점토류에 의한 Cochlodinium polykrikoides 적조생물 제거 및 영양염 흡착, 국립수산진흥원 연구보고 57권.

나기환 · 남정배 · 박경대 · 이진애(1998), 황토 현탁액에 의한 남조류 Microcystis sp.의 제거실험, 한국물환경학회지[水質保全] 제14권 제4호.

강동수 · 배태진(2000), 황토첨가 사료가 조피볼락의 성장에 미치는 영향. 여수대학교 수산과학연구소논문집 제9권.

조원모 · 정하연 · 문진산 · 강수원 · 김준식 · 김용국 · 이인덕(2000), 황토 첨가가 Holstein 송아지의 증체량 및 면역기능에 미치는 영향, 한국동물자원과학회지 제42권 제6호.

최성호(2004), 한옥으로 다시 읽는 집 이야기. 전우문화사 · 월간 전원주택라이프.

최희용 · 황혜주 · 김문한(1997), 황토빈응의 메가니즘에 관한 실험적 연구. 대한건축학회 하술발표논문집 제17권 제2호.

임성진 · 조재준 · 이재복(2000), 황토와 석회의 혼합처리에 의한 정수 슬러지의 개질화에 관한 연구. 대한상하수도학회지 14권 4호.

신세희(2008), 황토 처리가 고등어의 조직감 및 관능적 품질에 미치는 영향. 서울산업대 산업대학원.

김인규, 서성훈, 강진양(2005), 황토의 일반적 특성 및 산화철 함량. 식품의약품안전청, 경희대학교, 삼육대학교.

최희구 외(1998), 황토의 유해성 적조생물 Cochlodinium 종의 제거효과. 한국수산학회지 31권 1호.

최희구 외(1999), 황토와 점토류에 의한 Cochlodinium polykrikoides 적조생물 제거 및 영양염 흡착; 국립수산진흥원 연구보고 57권.

나기환 · 남정배 · 박경대 · 이진애(1998), 황토 현탁액에 의한 남조류 Microcystis sp.의 제거 실험 한국물환경학회지[水質保全] 제14권 제4호.

강동수 · 배태진(2000), 황토첨가 사료가 조피볼락의 성장에 미치는 영향. 여수대학교 수산과학연구소논문집 제9권.

조원모 · 정하연 · 문진산 · 강수원 · 김준식 · 김용국 · 이인덕(2000), 황토 첨가가 Holstein 송아지의 증체량 및 면역기능에 미치는 영향. 한국동물자원과학회지 제42권 제6호.

유택동(2001), 황토를 사용한 바닥모르터의 특성 및 균열발생에 관한 실험적 연구, 안양과학대학논문집 제24집.

최성호(2004), 한옥으로 다시 읽는 집 이야기. 전우문화사 · 월간 전원주택라이프.

최희용 · 황혜주 · 김문한(1997), 황토반응의 메카니즘에 관한 실험적 연구. 대한건축학회 학술발표논문집 제17권 제2호

임성진 · 조재준 · 이재복(2000), 황토와 석회의 혼합처리에 의한 정수 슬러지의 개질화에 관한 연구대한상하수도학회지 14권 4호.

박현진(2001), 황토[적갈색 풍화토]의 입도분리와 물리화학적 특성. 부산대학교대학원 석사학위논문.

조현구 · 양도열 · 김영호(2003), 하동군 옥종 지역에서 산출되는 황토의 구리 흡착특성. 한국광물학회지 제16권 제4호.

이원섭(1999), 비방황토건강법. 동방미디어.

문종수 · 강종봉(2000), 의령 황토의 특성.경남대학교부설 신소재연구소 신소재연구 제12권.

남광우 · 이응백 · 이을환(1992), 국어대사전. 민중서관.

한갑수(1982), 새국어대사전. 삼성문화사.

류도옥(1995), 황토의 신비. 행림출판.

윤원태(2004), 황토집 따라짓기. 전우문화사 · 월간 전원주택라이프.

박현진(2001), 황토[적갈색 풍화토]의 입도분리와 물리화학적 특성. 부산대학교대학원 석사학위논문.

황훈영(1999), 우리 조상들은 얼마나 과학적으로 살았을까. 청년사.

김현원(2005), 생명의 물 우리 몸을 살린다. 고려원북스.

이원섭(1997), 가는 허리 미인만들기(이원섭의 의식동원 다이어트 비법). 동방미디어.

곽동해(2002), 한국의 단청. 학연문화사.

과학향기(2004), 한국과학기술정보연구원 메일진 과학향기, 북로드.

이태근(2008), 밥상혁명. 더난출판.

정옥기(2001), 내 손으로 하는 천연염색. 들녘.

최민희(2009), 굿바이 아토피. 21세기북스.

김소형(2004), 한의사 김소형의 아토피 아가 애기똥풀 엄마. 이미지박스.

노춘배(2007), 지구와 토양 생성, 월간 황토 09 창간호.

박충선 외(2007), 한국 뢰스 연구의 성과 및 논의, 한국지형학회지.

박충선 외(2007), 전북 부안 화강암지역 뢰스 ─ 고토양 연속층의 퇴적물 특성과 기원지, 대
한지리학회지 제42권 제6호.

오경섭(1992), 황사현상의 진원지를 가다, 동아일보사.

MBC다큐 한중수교 15주년 특별기획 황하 제6부 황토고원.

강수원 외(1999), 한우 교잡우에 대한 점토광물 급여효과. 축산시설환경 학회지.

농림부(2001), 황토를 이용한 저비용 한우사료 개발에 관한 연구.

농림부 · 전국한우협회(2001), 한우고급육 기술교육 교재.

농림부 · 축산연구소 · 농협중앙회(2001), 한우 고급육생산기술.

농촌진흥청(1999), 생산비절감을 위한 새로운 한우사육기술. 축산연구소.

황훈영, 우리 조상들은 얼마나 과학적으로 살았을까? (청년사).

가정동의대전(1993), 동의과학원 편.

이창복(1964), 야생식용 식물도감. 임업시험장.

신민교(1996), 우리집 한약방.

이원춘(1993), 중국한방처방집.

김정덕(1997), 김정덕할머니의 황토건강법. 경향신문사.

김정덕(2000), 김정덕의 황토집과 자연건강법 인간사랑.

윤원태(1999), 2000년대에는 황토집에서 건강하게 삽시다. 자작나무.

현대과학대사전(한국과학문화재단).

황도의 비밀(KBS 녹화 데이프).

이광묵 ───

■ 약력

ROTC#5기 육군 소령 예편
농학박사(영양학 전공)
전) 동의대학교, 동의공업대학, 경북전문대학 교수, 한농식품 대표
현) 주식회사 유트랜스 대표이사

■ 주요 논저

『식양법에 대한 지식』(1996)
『청소년기의 식행동과 건강』(1997)
『노년기의 식행동과 건강』(1997)
『식이섬유의 기능과 영양』(1997)
『물의 이야기』(2001)
『영양의 보고 우리 민족수 소나무』(2003)
『소나무발효원액 효소와 프로폴리스』(2004)
『식이요소에 대한 일반 상식과 소나무 가치』(2006)
『소나무의 신비』(2006)
『말과 행동의 의미』(2006)
『아름다운 살결 보존과 소나무』(2006)
『소나무로 제조된 식초』(2006)
『일상생활 속에서 성경의 진리』(2007)
『소나무와 청매실이 어우러지면』(2008)
『성경말씀을 인용한 부부생활 해결하기』(2009)
『건강과 해독작용에 좋은 황토(흙)의 역활』(2010)

『Urease 특성과 저해물질(沮害物質)에 관한 연구』(석사학위논문)
『곡류(穀類)의 가공방법(加工方法)이 전분(澱粉)의 특성 및 이용효율에 미치는 영향』(박사학위논문)
『혼합배양이 유산균의 생육에 미치는 영향』(1988)
『Microcomputer를 이용한 양파건조 특성』(1991)
『곡류의 가공방법이 전분 분해속도에 미치는 영향』(1990)
『Effect of intake level and particle size on starch digestion in steer animal』(1991)
『X - 선 회절도에 의한 곡류의 호화도 측정에 관한 연구』(1991)
『효소이용 가스 생성법에 의한 곡류사료 가치 평가방법에 관한 연구』(1993)
『Cellulase - amyloglucosidase와 효모의 가스생성법에 의한 사료의 에너지가 측정에 관한 연구』(1993)
『견육(犬肉) 식용(食用)의 역사와 개소주의 영양성분에 관한 연구』(1995)
『식품위생 접객업소의 경쟁력 향상을 위한 방안』(1995)
『모발과 피부관리』(1996)
『피부관리와 식행동』(1997)
『꿀벌의 진위 판별에 관한 연구』(1997)
『소나무 추출물을 함유한 기능성 식품의 개발에 대한 연구』(2001)
『소나무를 이용한 식초산 발효에 관한 연구』(2001)
『소나무효소생즙의 Free-redical 소거작용에 관한 고찰』(2002)
『소나무 추출물의 첨가가 김치의 발효숙성에 미치는 영향』(2002)

■ 특허

특허출원번호 제37956호
발명특허 번호 제0198506호
발명 명: 소나무의 송절을 이용한 과일음료 가공방법

■ 개발

개발 명: 청송음료 제조 폐기물의 사료자원화 기술개발

건강과 해독작용에 좋은

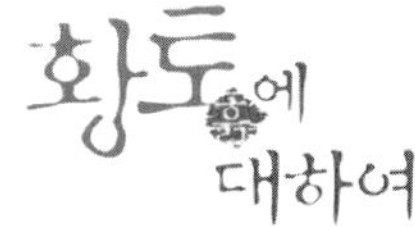

황도에
대하여

초판인쇄 | 2010년 9월 24일
초판발행 | 2010년 9월 24일

지 은 이 | 이광묵
펴 낸 이 | 채종준
펴 낸 곳 | 한국학술정보㈜
주   소 | 경기도 파주시 교하읍 문발리 파주출판문화정보산업단지 513-5
전   화 | 031) 908-3181(대표)
팩   스 | 031) 908-3189
홈페이지 | http://ebook.kstudy.com
E-mail | 출판사업부 publish@kstudy.com
등   록 | 제일산-115호(2000. 6. 19)

ISBN   978-89-268-1486-4 03510 (Paper Book)
          978-89-268-1487-1 08510 (e-Book)

이담 Books 는 한국학술정보(주)의 지식실용서 브랜드입니다.